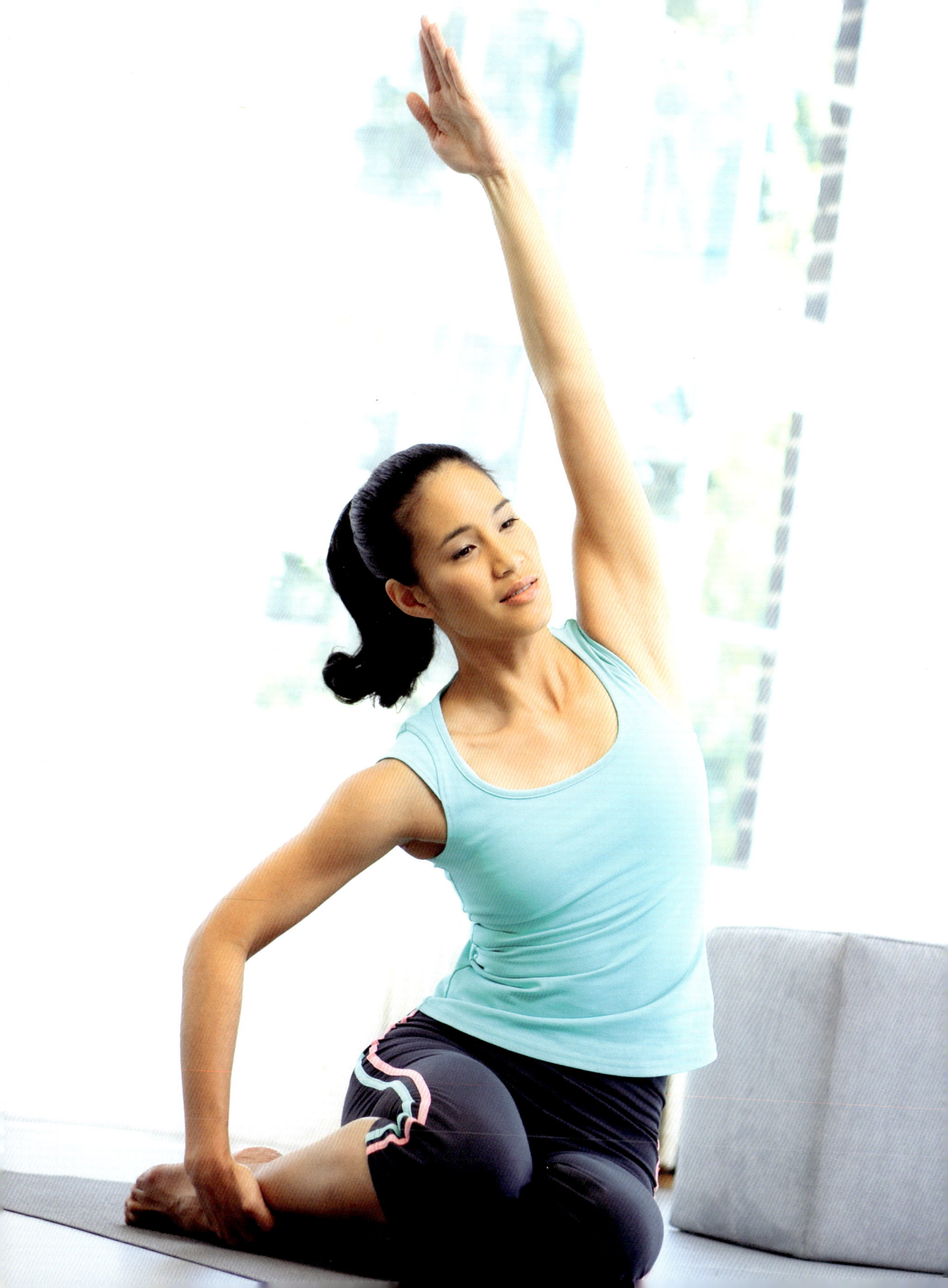

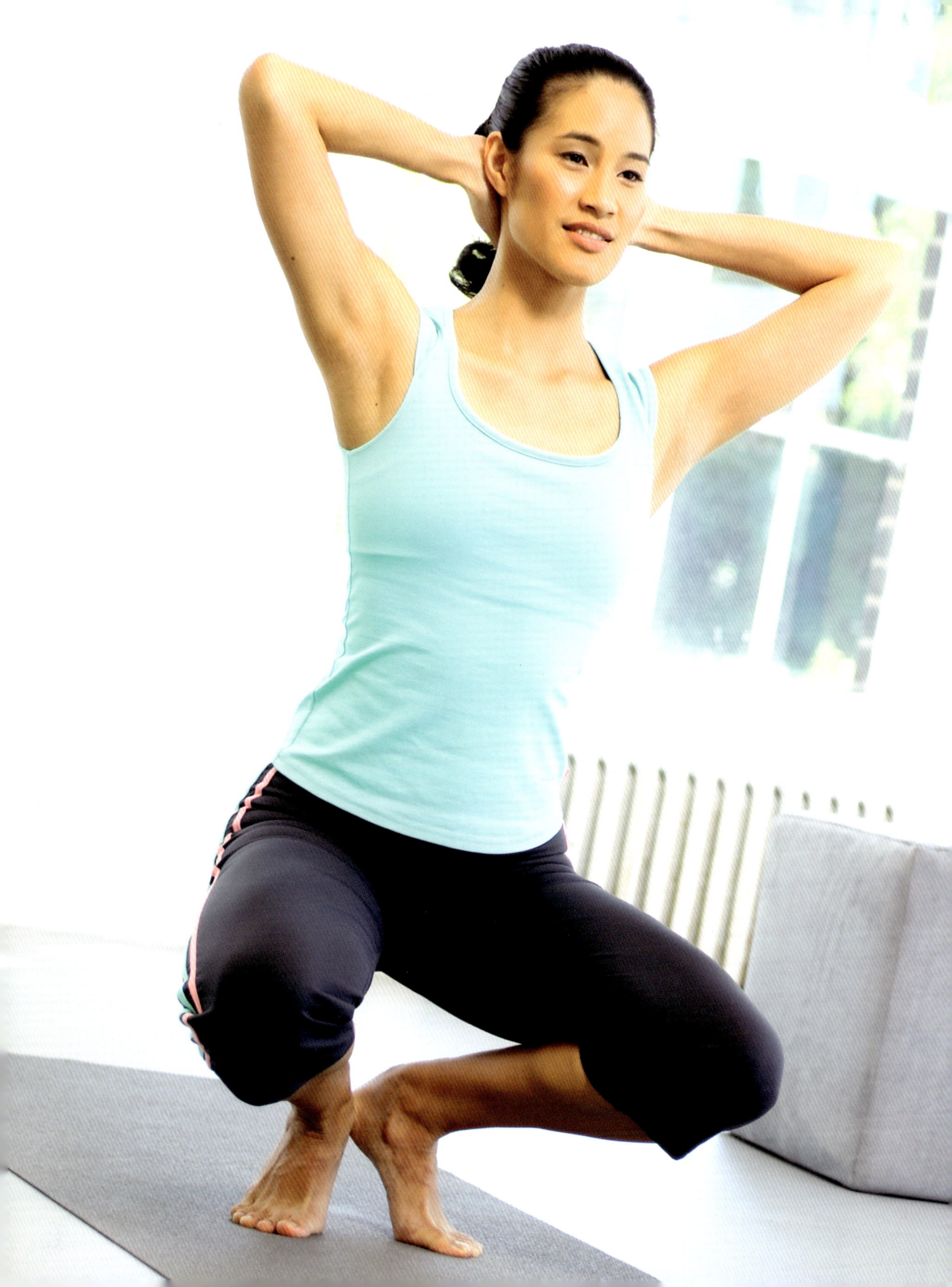

>> **15** Minuten

# Pilates

## für jeden Tag

Alycea Ungaro

DK
Dorling Kindersley

DORLING KINDERSLEY
London, New York, Melbourne, München und Delhi

**Für meinen Mann Robert**

**Projektbetreuung** Hilary Mandleberg
**Bildbetreuung** Miranda Harvey
**Bildredaktion** Peggy Sadler
**Cheflektorat** Penny Warren
**Chefbildlektorat** Marianne Markham
**Art Director** Peter Luff
**Programmleitung** Mary-Clare Jerram
**Fotos** Ruth Jenkinson
**DTP-Design** Sonia Charbonnier
**Herstellung** Rebecca Short, Sarah Sherlock
**Herstellungskoordination** Luca Frassinetti
**Umschlaggestaltung** Neal Cobourne

DVD für Dorling Kindersley produziert von
**Chrome Productions**
**www.chromeproductions.com**

**Regie** Joel Mishcon
**Kamera** Marcus Domleo, Matthew Cooke
**Kameraassistenz** Marcus Domleo, Jonathan Iles
**Produktionsleitung** Hannah Chandler
**Produktionsassistenz** Nathan Nikolov
**Technische Ausstattung** Pete Nash
**Beleuchtung** Paul Wilcox, Jonathan Cruickshank
**Musik** Chad Hobson
**Haare und Makeup** Roisin Donaghy, Victoria Barnes

Für die deutsche Ausgabe:
**Programmleitung** Monika Schlitzer
**Projektbetreuung** Kerstin Uhl
**Herstellungsleitung** Dorothee Whittaker
**Herstellung** Petra Kühner

Titel der englischen Originalausgabe:
15 Minute Everyday Pilates



**Übersetzung** Dr. Lizzie Gilbert
**Redaktion** Janette Schroeder
**Satz** schroeder & partner, München

**Deutsche DVD-Fassung**
**Technische Realisation** Peter Riedel, video-art & networks
**Tonstudio** Oliver Vorderbrügge, orange sound
**Sprecherin** Alisa Palmer

ISBN: 978-3-8310-1204-6

Printed and bound in China by Sheck Wah Tong

Besuchen Sie uns im Internet
www.dk.com



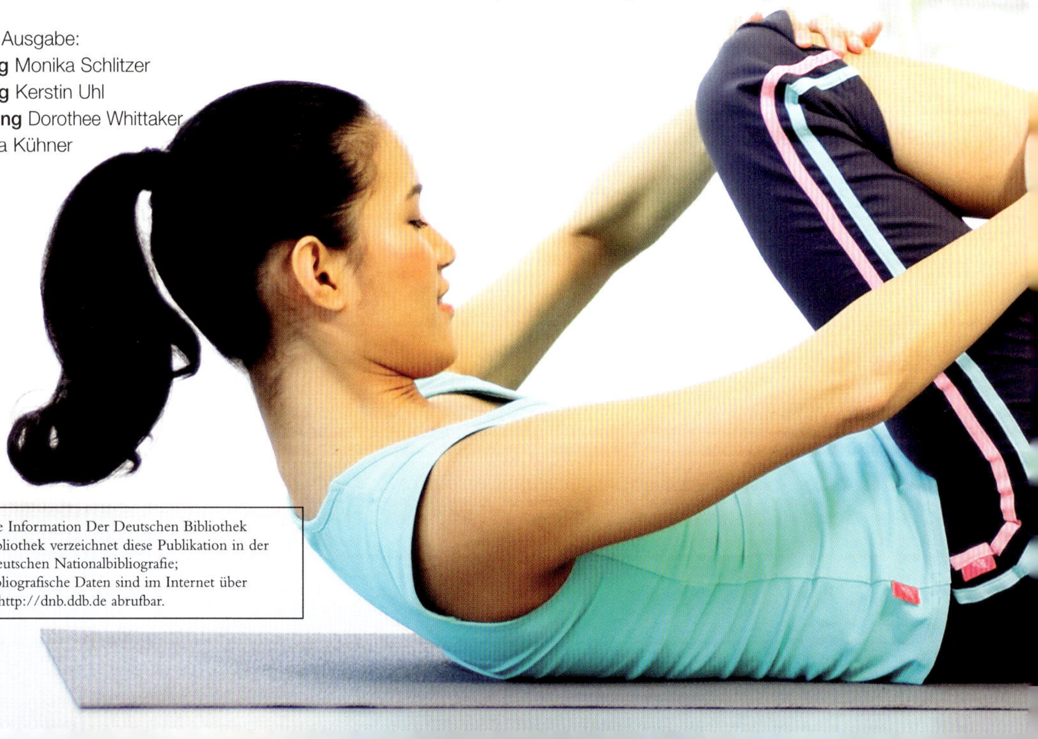

Bibliografische Information Der Deutschen Bibliothek
Die Deutsche Bibliothek verzeichnet diese Publikation in der Deutschen Nationalbibliografie;
detaillierte bibliografische Daten sind im Internet über http://dnb.ddb.de abrufbar.

# Inhalt



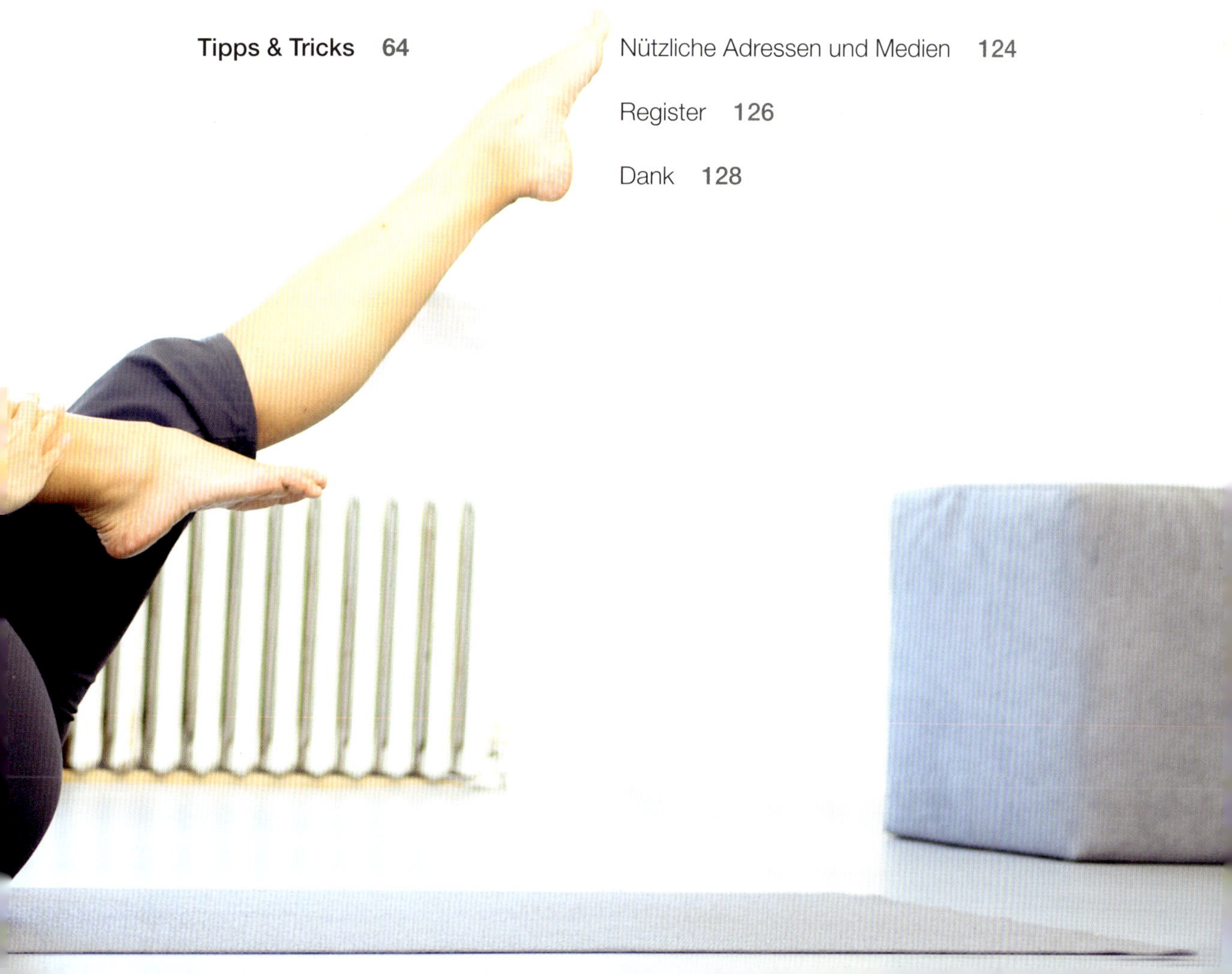

# >> **Vorwort** der Autorin

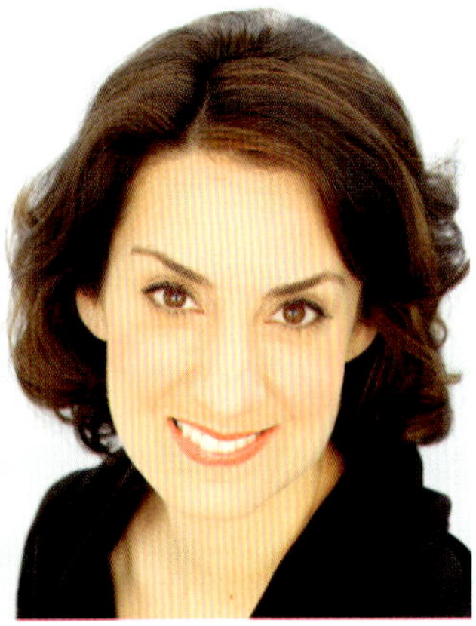

**Diese Sammlung von vier Pilates**-Trainingsprogrammen versteht sich als Hilfsmittel und will Sie anleiten, informieren und hoffentlich auch inspirieren. Die Übungseinheiten wirken anregend auf Körper und Geist und bringen Sie auf den Weg zu Wohlbefinden und Gesundheit – Ihr ganzes Leben lang.

**Pilates ist nicht »einfach nur eine weitere Sportart«.** Pilates folgt Ihnen, wohin Sie auch gehen. Wenn Sie Pilates als eine Art zu denken, eine Perspektive, einen Lebensstil verstehen, ist der Erfolg garantiert.

**Als ich mit diesem Projekt begann,** war ich geradezu überwältigt ob der vielen Möglichkeiten. Ich wusste kaum, wie ich anfangen sollte. Doch meine praktische Erfahrung mit Pilates half mir, diese Aufgabe zu erfüllen. Es gibt nur eine begrenzte Anzahl von Pilates-Übungen – das habe ich zumindest gelernt – so, wie es in diesem Buch auch nur eine begrenzte Anzahl von Worten und Bildern gibt. Doch das Schöne an Pilates ist, dass es komplexer und faszinierender wird, je mehr man sich in das System einarbeitet. Wenn man die Methode wirklich begriffen hat, wird man immer die perfekte Übung zur Hand haben, ohne sich von anderen Methoden oder Techniken etwas leihen oder abgucken zu müssen. Pilates bietet alles, was man braucht. Durch die Erfahrungen, die ich nach 25 Jahren Pilates-Praxis gesammelt habe, habe ich eine neue Herangehensweise an eine hervorragende und zeitlose Methode des Körpertrainings gefunden.

**Dieses Projekt hat meine Leidenschaft für Pilates** aufs Neue entfacht. Die Zwänge, denen ich dabei unterlag, wirkten sich geradezu befreiend aus. Welch ein Luxus, das Altbekannte noch einmal neu erfinden zu dürfen. Pilates für jeden Tag ist ein neuer Ansatz und geht doch auf die ursprüngliche Idee der Methode zurück, nämlich, dass man zulässt, dass das Training das gesamte restliche Leben positiv beeinflusst: quasi von der Matte raus in den Alltag.

**Es liegen Ihnen nun vier verschiedene** Trainingseinheiten vor, die naturgemäß aufeinander aufbauen. Die Anordnung der Übungen stammt von mir; ich halte diese Übungen für effektiv und wirkungsvoll, und nur darum geht es bei Pilates. Leider gibt es für den Pilates-Puristen keine zuverlässige Liste mit allen Übungen. Wir Pilates-Trainer versuchen, uns an die Originalübungen zu halten – wobei wir natürlich auch einer gewissen subjektiven Interpretation unterliegen. Ich wünschte, Joseph und Clara Pilates wären noch am Leben, um uns an ihrem Wissen teilhaben zu lassen. Ich glaube, sie wären sehr glücklich darüber, dass ihre Arbeit nach all den Jahren erhalten und weitergeführt wird.

# >> **So gehen** Sie vor

Herzlich willkommen zu den folgenden vier Pilates-Trainingseinheiten. Die Übungen sind vielseitig und einfach durchzuführen, und die Anleitungen auf der DVD und im Buch ersetzen beinahe einen Privatlehrer. *Pilates für jeden Tag* wird Ihnen helfen, Ihre täglichen Ziele zu erreichen!

Es gibt ein Sprichwort, von dem man sich gerade im Zusammenhang mit Sport leiten lassen sollte: »Vorsicht ist besser als Nachsicht«. Studieren Sie also dieses Buch, und schauen Sie sich die DVD einmal komplett an, bevor Sie mit den Übungen beginnen. Pilates sieht oberflächlich betrachtet ausgesprochen einfach aus, die Tücke steckt allerdings im Detail.

Die DVD hilft Ihnen dabei, alle Übungen aus dem Buch zu vertiefen. Auf dem Bildschirm werden die korrespondierenden Seitenzahlen eingeblendet, damit Sie die Erklärungen im Buch finden.

Die großen Fotos auf jeder Seite zeigen Schritt für Schritt die wichtigsten Haltungen einer Pilates-Übung. Manche Übungen sind mit einem Bild ausreichend erklärt, für andere sind zwei oder drei Abbildungen nötig. Manchmal wird die Ausgangsposition einer Übung durch ein kleines Foto am Rand der Seite dargestellt. Außerdem gibt es Grafiken, die noch genauer erläutern, wo Sie etwas »spüren« sollten. Sie verdeutlichen zusätzlich, dass Sie sich bei jeder Übung auf einen ganz bestimmten Teil Ihres Körpers konzentrieren sollten.

### Die Doppelseiten zum Aufklappen

Die Doppelseiten am Ende jedes Programms verschaffen Ihnen einen Überblick über die komplette Übungseinheit. So können Sie mit einem Blick alle Übungen erfassen. Diese Übersicht wird Ihnen aber nicht dabei helfen, die Übungen richtig auszuführen, weil dort nur jeweils ein bis zwei Fotos pro Übung abgebildet sind. Lernen Sie die Haltungen zunächst mithilfe der DVD, und benutzen Sie dann die aufklappbaren Doppelseiten zum Nachsehen. So kommen Sie schnell auf nur 15 Minuten Praxis. Hinweise, wie man die Programme kombinieren kann und wie oft man sie durchführen sollte, finden Sie auf den Seiten 116 bis 117.

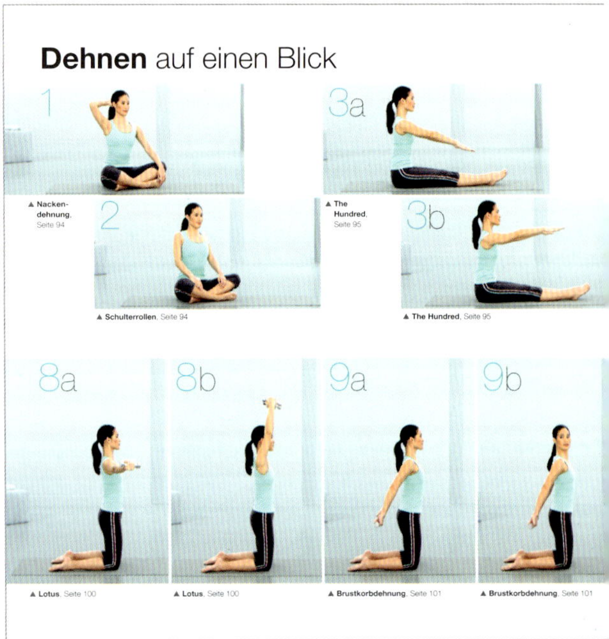


**Die Doppelseiten** zum Aufklappen verschaffen Ihnen einen Überblick über die komplette Übungseinheit – eine praktische Nachschlageseite für schnelles, einfaches Üben.

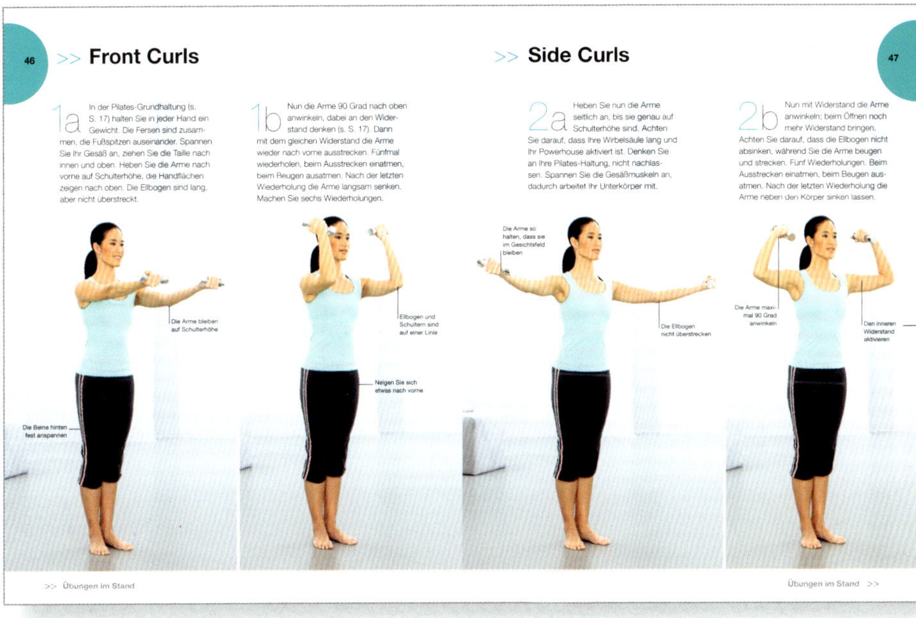

46

## Front Curls

1a In der Pilates-Grundhaltung (s. S. 17) halten Sie in jeder Hand ein Gewicht. Die Fersen sind zusammen, die Fußspitzen auseinander. Spannen Sie Ihr Gesäß an, ziehen Sie die Taille nach innen und oben. Heben Sie die Arme nach vorne auf Schulterhöhe, die Handflächen zeigen nach oben. Die Ellbogen sind lang, aber nicht überstreckt.

1b Nun die Arme 90 Grad nach oben anwinkeln, dabei an den Widerstand denken (s. S. 17). Dann mit dem gleichen Widerstand die Arme wieder nach vorne ausstrecken. Fünfmal wiederholen, beim Ausstrecken einatmen, beim Beugen ausatmen. Nach der letzten Wiederholung die Arme langsam senken. Machen Sie sechs Wiederholungen.

## Side Curls

47

2a Heben Sie nun die Arme seitlich an, bis sie genau auf Schulterhöhe sind. Achten Sie darauf, dass Ihre Wirbelsäule lang und Ihr Powerhouse aktiviert ist. Denken Sie an Ihre Pilates-Haltung, nicht nachlassen. Spannen Sie die Gesäßmuskeln an, dadurch arbeitet Ihr Unterkörper mit.

2b Nun mit Widerstand die Arme anwinkeln; beim Öffnen noch mehr Widerstand bringen. Achten Sie darauf, dass die Ellbogen nicht absinken, während Sie die Arme beugen und strecken. Fünf Wiederholungen. Beim Ausstrecken einatmen, beim Beugen ausatmen. Nach der letzten Wiederholung die Arme neben den Körper sinken lassen.



>> Übungen im Stand

Übungen im Stand >>

**Anmerkungen** mit spezifischen Tipps und Korrekturen

**Die Schritt-für-Schritt-Anleitungen** Eine Übungsfolge wird immer von links nach rechts dargestellt. Vergewissern Sie sich zunächst, dass Sie die Ausgangs- und Endposition verstanden haben, bevor Sie mit einer Übung beginnen.

Die Fotos zeigen die wichtigsten Schritte jeder Übung

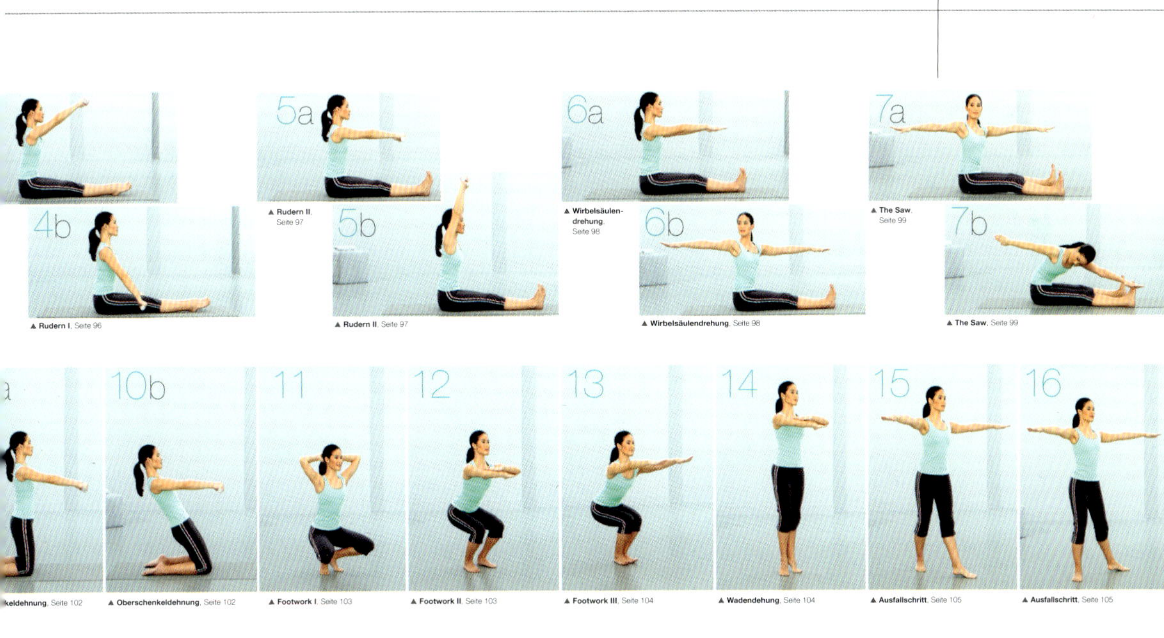

# >> Tipps für den Anfang

Es gibt Leute, die stellen so viele Bedingungen an sich, dass sie nie Sport machen, nach dem Motto »Ich bin nicht in der Form für ein Training«. Leider haben vielen Menschen diese Einstellung. Dabei braucht man sich für Pilates nicht groß vorzubereiten. Man muss einfach nur damit anfangen.

Alles, was Sie brauchen, sind 1-kg-Hanteln und eine etwas dickere Gymnastikmatte. Es gibt übrigens spezielle Pilates-Matten. Nun benötigen Sie nur noch ein Handtuch und eine Flasche Trinkwasser in Reichweite, dann können Sie loslegen.

Zur Bekleidung: Ich hatte einmal eine Schülerin, die leicht x-beinig dastand. Sie trug eine Hose, deren Naht genau vorne verlief. Ich forderte sie ganz spontan auf, sich so hinzustellen, dass die Naht gerade ist. Perfekt! Die Beine waren optimal positioniert, und sie konnte das sogar selbst im Spiegel kontrollieren. Wählen Sie also möglichst Sportkleidung mit Streifen oder gut sichtbaren Nähten aus. Dann wird Ihnen – beim Blick in den Spiegel – sofort auffallen, wenn Sie schief stehen, und Sie werden sich automatisch selbst korrigieren.

Pilates macht man normalerweise barfuß. Manche Fitnessstudios verlangen jedoch, dass man etwas an den Füßen trägt. Hierfür bieten sich Stoppersocken an; man rutscht nicht so schnell weg, und die Füße sind geschützt. Für welche Fußbekleidung Sie sich auch entscheiden, sie sollte nicht rutschig sein und Ihrem Fuß größtmögliche Bewegungsfreiheit bieten. Zu Hause sollten Sie barfuß trainieren.

## Der beste Ort für Pilates

Sehr wichtig für ein gutes Trainingsprogramm sind passende Räumlichkeiten. Sie sollten den

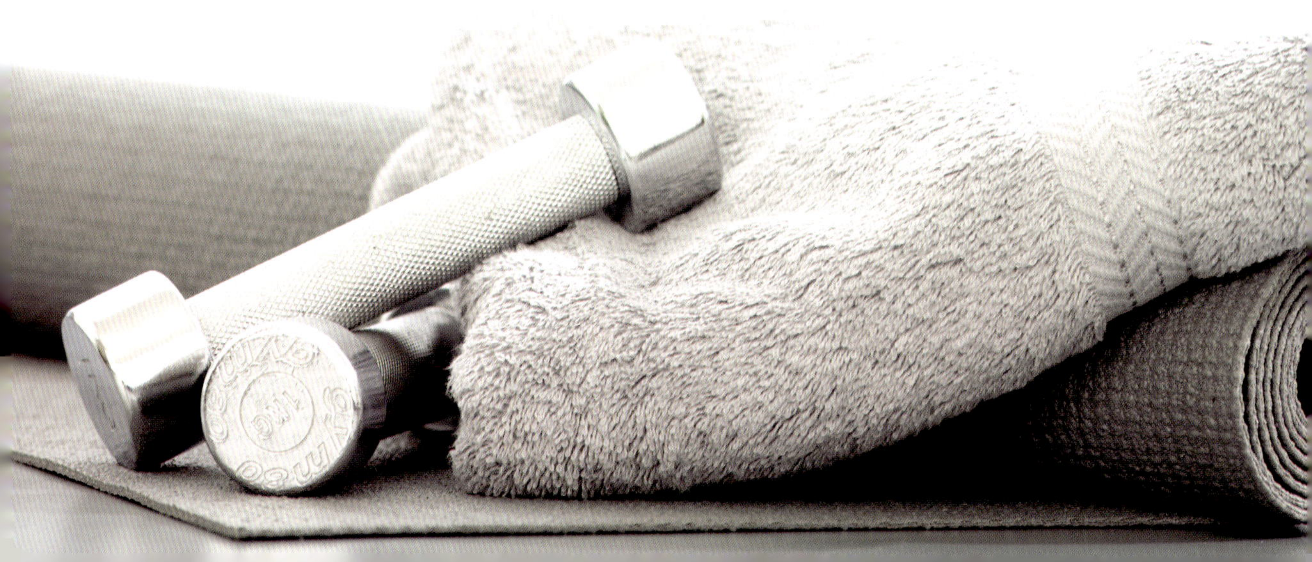

**Eine Pilates-Matte,** ein Handtuch, Hanteln (1 kg) und ausreichend Platz zum Üben – mehr brauchen Sie für die Pilates-Übungen nicht, die hier vorgestellt werden.

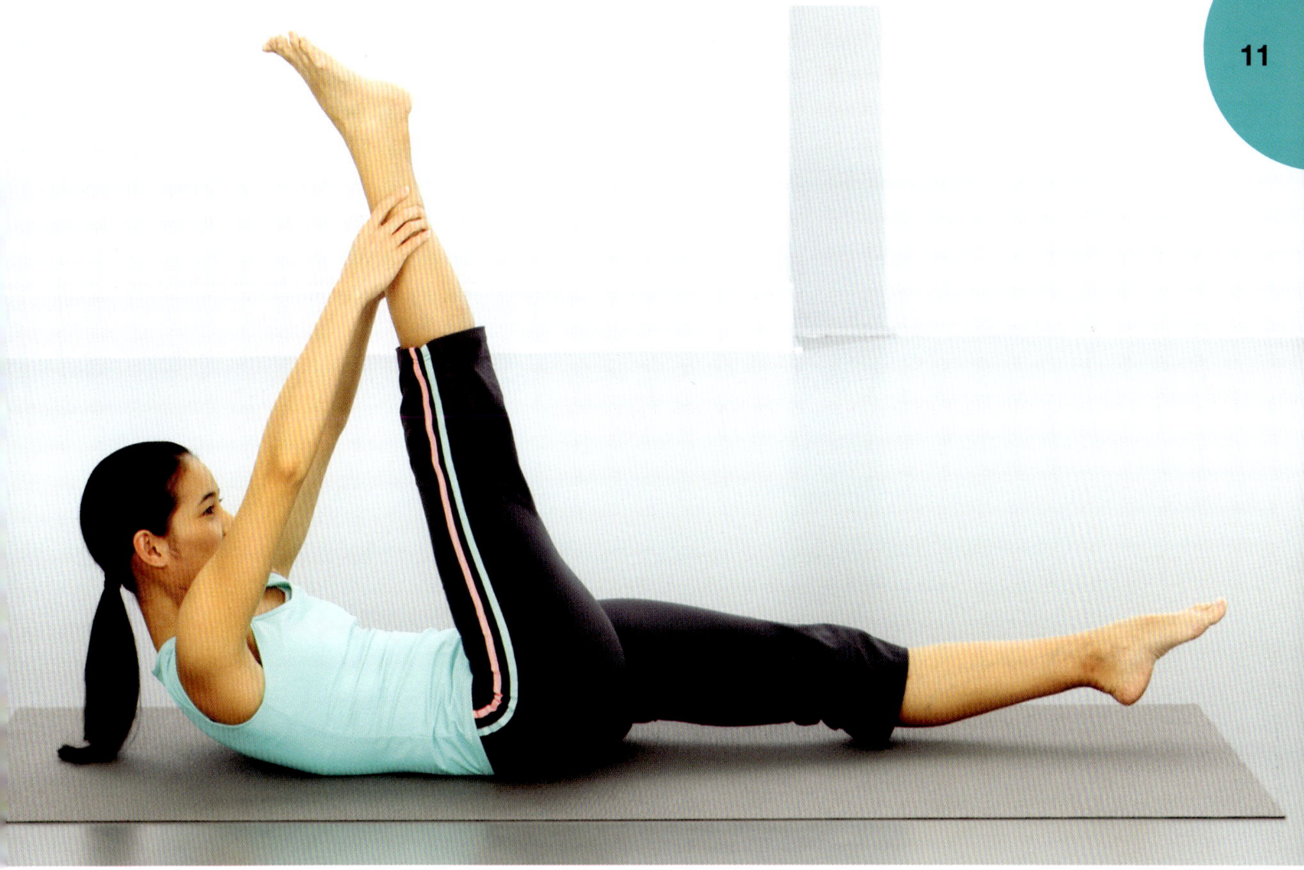

Ort gut erreichen können und den Termin fest in Ihren Kalender eintragen. Pilates kann man überall machen, wo Platz für eine Matte ist – ob zu Hause oder im Fitnessstudio. Sie können die Übungen auch auf dem Rasen oder am Strand ausführen, solange Sie eine gepolsterte Unterlage haben.

## Sicherheitshinweise

Lernen Sie, den Unterschied zwischen Anstrengung und Überlastung zu erkennen. Das ist zugegebenermaßen nicht ganz leicht, aber erlernbar. Damit Ihr Training verletzungsfrei bleibt, beachten Sie bitte folgende Hinweise:

**1** Machen Sie zunächst nur eine Übungseinheit.
**2** Trinken Sie genug! Wenn Sie Durst haben, ist Ihr Körper bereits dehydriert.
**3** Sich anstrengen ist in Ordnung, aber bei Schmerzen sollten Sie die Übung abbrechen.
**4** Wenn sich etwas nicht richtig »anfühlt«, hören Sie sofort mit der Übung auf.

**Sportkleidung ist auch eine optische Hilfe.** Streifen unterstützen Sie dabei, Ihren Körper gerade auszurichten und Ihre gesamte Körperhaltung zu verbessern.

## >> **Fangen Sie** einfach an

- **Verlieren Sie keine Zeit.** Sind Sie bereit anzufangen? Dann legen Sie einfach los.
- **Sie brauchen keine Gymnastikmatte.** Bereiten Sie sich mit einer Decke oder einem Badehandtuch eine weiche Unterlage. Auch ein dicker Teppich ist geeignet.
- **Pilates ist ideal,** wenn Sie ausgepowert sind. Sobald Sie sich für eine Übung hinlegen, werden Sie merken, wie Ihr Kreislauf angeregt wird und neue Energie fließt.

# >> Pilates-Anatomie

Selbstbewusstsein ist ein wichtiger Schritt zum mentalen und emotionalen Wohlbefinden. Aber auch ein positives Körperbewusstsein ist ein Baustein dazu. Wenn Sie die Funktionsweisen Ihres Körpers kennen, ist der erste Schritt zu Gesundheit, Wohlbefinden und mehr Selbstbewusstsein getan.

Der menschliche Körper ist bemerkenswert. Die Koordination von Abläufen, derer es bedarf, um eine ganz simple Bewegung wie etwa das Heben eines Arms, herbeizuführen, ist höchst komplex. Und doch geschieht dies, ohne dass wir uns darüber bewusst werden.

Im Gegensatz dazu unterweist Pilates Sie darin, die Bewegungen Ihres Körpers ganz bewusst zu trainieren. Bei jeder Übung sind Sie aufgefordert, sich Ihre Körperhaltung bewusst zu machen, diese zu verändern und ihr nachzuspüren. Zusätzlich sollten Sie sich so auf die Abfolge der Übungen konzentrieren, dass Sie stets schon die nächste Bewegung mental vorbereiten.

Es ist schon lange bekannt, dass selbst das gedankliche Durchspielen von Bewegungsabläufen von den Muskeln adaptiert wird. Oder, um es mit Friedrich Schiller auszudrücken: »Es ist der Geist, der sich den Körper baut.« Joseph Pilates (s. S. 122–123) zitierte diesen Satz oft und gerne.

## Neue Verhaltensmuster

Neues Verhalten kann man trainieren. Im Gehirn werden dabei neue Nervenverbindungen angelegt. Jedes Mal, wenn Sie sich mithilfe der Bauchmuskeln korrekt aufrollen, werden neue Verbindungen geknüpft, durch die es Ihnen beim nächsten Mal leichterfallen wird, die Übung auszuführen.

Pilates trainiert diesen Dialog zwischen Geist und Körper. Sie werden lernen, Bewegungen sowohl auf grobmotorischer als auch auf feinmotorischer Ebene auszuführen.

### >> **Fangen Sie** einfach an

- **Beobachten Sie Ihren Körper.** Gutes Körperbewusstsein ist ein Schlüssel zu mehr Gesundheit. Kontrollieren Sie Ihre Bewegungen, und Ihre Übungsroutine wird sich verbessern.
- **Sport ist Aktivität.** Bewegung passiert Ihnen nicht, Sie wird von Ihnen verursacht.
- **Sie brauchen mehr Energie,** um etwas zu vermeiden, als es einfach zu tun. Also Schluss mit den Ausreden. Fangen Sie an!

## Ihr Körper

In diesem Buch werden Sie immer wieder Anweisungen finden, die sich auf spezifische Körperteile beziehen. Das Schaubild auf Seite 13 ist eine praktische Orientierungshilfe. Hier wurden nicht die medizinisch-anatomischen Begriffe verwendet, sondern die Bezeichnungen, die dem Laien geläufig sind. Sie sollen Ihnen helfen zu verstehen, was bei den einzelnen Übungen verlangt wird. Prägen Sie sich diese Begriffe genau ein, damit Sie nicht immer nachschlagen müssen.

**Versuchen Sie,** sich die Namen der verschiedenen Körperteile einzuprägen. Wenn Sie Ihre Anatomie kennen, können Sie Ihre Problemzonen und Ihre Stärken leicht identifizieren.

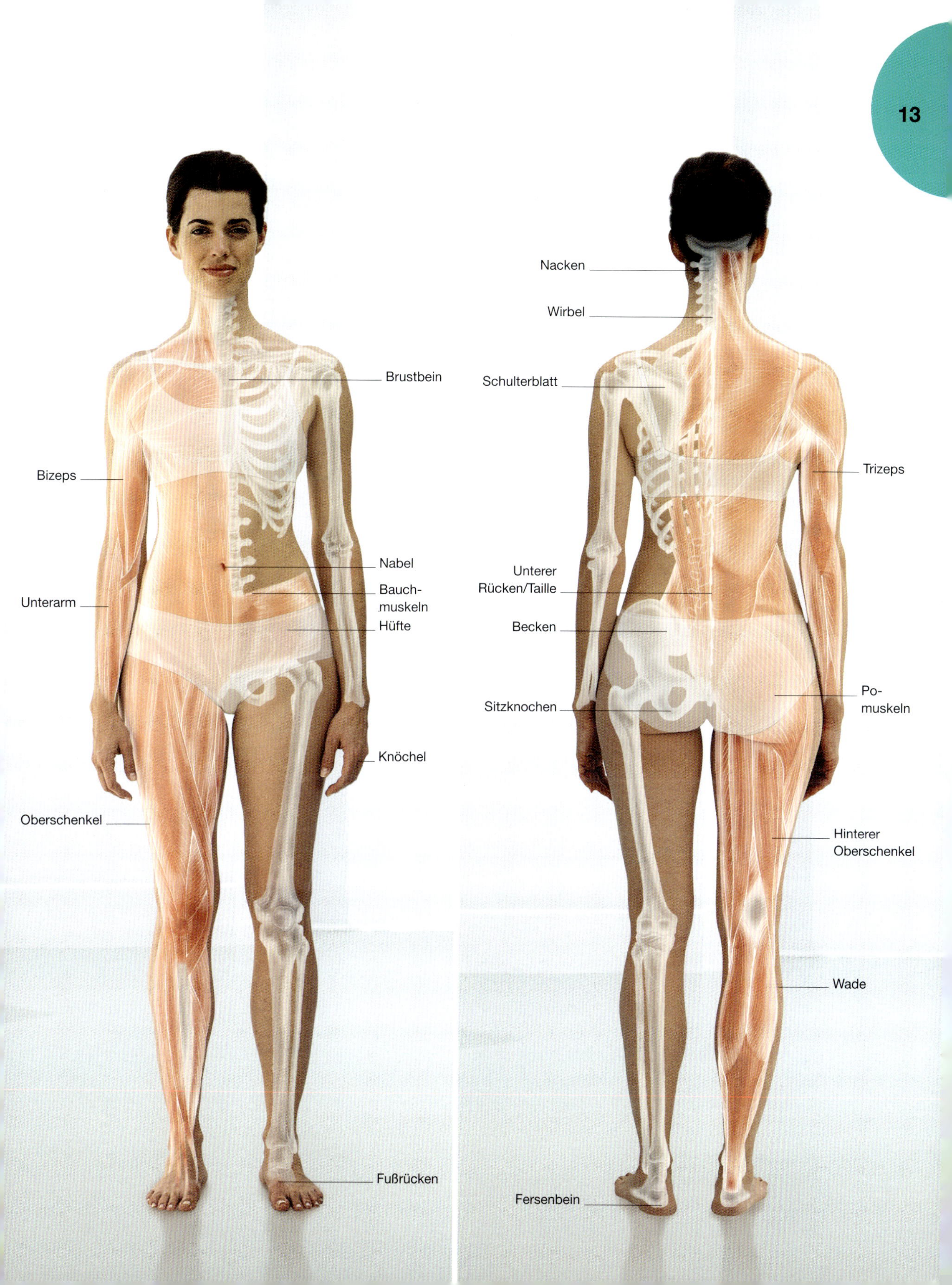
Brustbein
Bizeps
Nabel
Bauch-
muskeln
Unterarm
Hüfte
Knöchel
Oberschenkel
Fußrücken
Nacken
Wirbel
Schulterblatt
Trizeps
Unterer
Rücken/Taille
Becken
Sitzknochen
Po-
muskeln
Hinterer
Oberschenkel
Wade
Fersenbein

# >> **Die Pilates**-Prinzipien

Für Pilates gilt dasselbe wie für das Erlernen einer Sprache, je mehr Sie üben, desto besser werden Sie: Erst lernt man die Vokabeln, dann ein paar Redewendungen, und am Ende feilt man am Akzent. Lassen Sie uns also mit den ersten Pilates-Vokabeln beginnen.

Bevor Sie mit den Pilates-Übungen beginnen, sollten Sie sich mit den sechs Grundprinzipien der Pilates-Methode vertraut machen. Diese Prinzipien bieten die Basis und den Hintergrund für die Workouts und helfen Ihnen, die Übungen so in Ihren Alltag zu integrieren, dass Sie sich bald gesund und kräftig fühlen. Denken Sie daran: Pilates wirkt weit über die eigentlichen Übungssequenzen hinaus.

## Kontrolle

Sie ist das wichtigste Prinzip im Pilates-System. Joseph Pilates nannte seine Trainingsmethode auch »Contrology«. Während der Übungen ist es wichtig, die Muskeltätigkeit ebenso zu kontrollieren wie die Haltung und das Bewegungstempo. Betrachten Sie Ihren Körper also als Werkzeug – wenn Sie ihn richtig unter Kontrolle haben, werden Sie immer bessere Resultate erzielen.

## Zentriertheit

Jede Bewegung hat in der Körpermitte, im Zentrum, ihren Ursprung. Joseph Pilates wollte betonen, dass man vor jeder Bewegung erst einmal seine Stabilität finden muss. Bei der Pilates-Methode wird erst das Körperzentrum stabilisiert, dann folgen die Bewegungen der Arme und Beine. Außerdem hat der Gedanke, aus dem Zentrum zu agieren, auch eine energetische Komponente. Es ist, als würde man sich wappnen und dann all die Energie und Aktivität, die sich in den Organen befindet, über die Glieder nach außen transportieren. Zentrieren heißt so viel wie von innen nach außen arbeiten.

### >> **Tipps** für garantierten Erfolg

- **Analysieren Sie nicht jeden Schritt.** Pilates ist vor allem eine Bewegungsart. Also bleiben Sie vor allem in Bewegung.
- **Pilates ist Arbeit mit der tiefen Muskulatur.** Die Arbeit im Innern bewirkt eine Veränderung der äußeren Konturen.
- **Bewegung sollte Teil Ihres Lebens sein!** Nehmen Sie diesen Aspekt ernst.
- **Wenn Ihnen eine Übung leicht erscheint,** haben Sie sich nicht genug angestrengt.
- **Joseph Pilates** sagte über den Nutzen der Übungen: »Sie nutzen dem Körper.«

## Konzentration

Konzentration ist der Schlüssel zu Pilates. Ohne volle Konzentration kann keine Pilates-Übung wirklich effektiv sein. Konzentration stärkt die Intensität der Ausführung und macht die Übung viel wirkungsvoller.

## Präzision

Auch bei diesem Prinzip von Pilates handelt es sich um einen allgemeingültigen Begriff, der viele einzelne Aspekte abdeckt. Die Pilates-Methode ist so effektiv, weil man auf die kleinsten Feinheiten achtet.

### Atmung

Die Atmung gehört zu den Fundamenten der Pilates-Methode. In den folgenden Übungseinheiten lernen Sie die Atmung schrittweise, aber sie bildet hier keinen Schwerpunkt. Grundsätzlich gilt: Mit dem Einatmen bereitet man sich auf eine Übung vor, und mit dem Ausatmen wird sie ausgeführt.

### Bewegungsfluss

Dieses Element gewinnt an Bedeutung, je weiter Sie bei Pilates fortschreiten. Achten Sie darauf, jede Übung mit fließenden, geschmeidigen Bewegungen auszuführen. Mit der Zeit werden Sie jede Übungsfolge in einer fließenden Sequenz ausführen.

### Minimale Bewegung

Die vielen Pilates-Trainer verfeinern die Pilates-Prinzipien immer weiter, etwa durch Begriffe wie Symmetrie, Gleichgewicht oder Verflechtung. Sicher lassen sie sich auch gut in die Pilates-Methode integrieren, doch Joseph Pilates legte Wert auf die Prägnanz seiner Arbeit. Die sechs erwähnten Prinzipien beinhalten alle Ideen und Konzepte, die für die Pilates-Methode eine Rolle spielen.

## Wie Pilates auf Ihr Leben wirken kann

Nun, da Sie die sechs Prinzipien der Pilates-Methode kennen, können Sie sich sicher vorstellen, wie diese auch in anderen Bereichen des Lebens Anwendung finden könnten. Kontrolle, Präzision, Atmung – diese Aspekte kann man immer und überall berücksichtigen. Sie können nach den Pilates-Prinzipien Ihrem Leben eine neue Richtung geben, indem Sie sie auch im Alltag anwenden.

**Wenn Sie allein trainieren,** sollten Sie ebenso konzentriert sein wie mit einem Trainer. Lernen Sie, Ihr eigener Lehrer zu sein, indem Sie sich selbst prüfen und korrigieren.

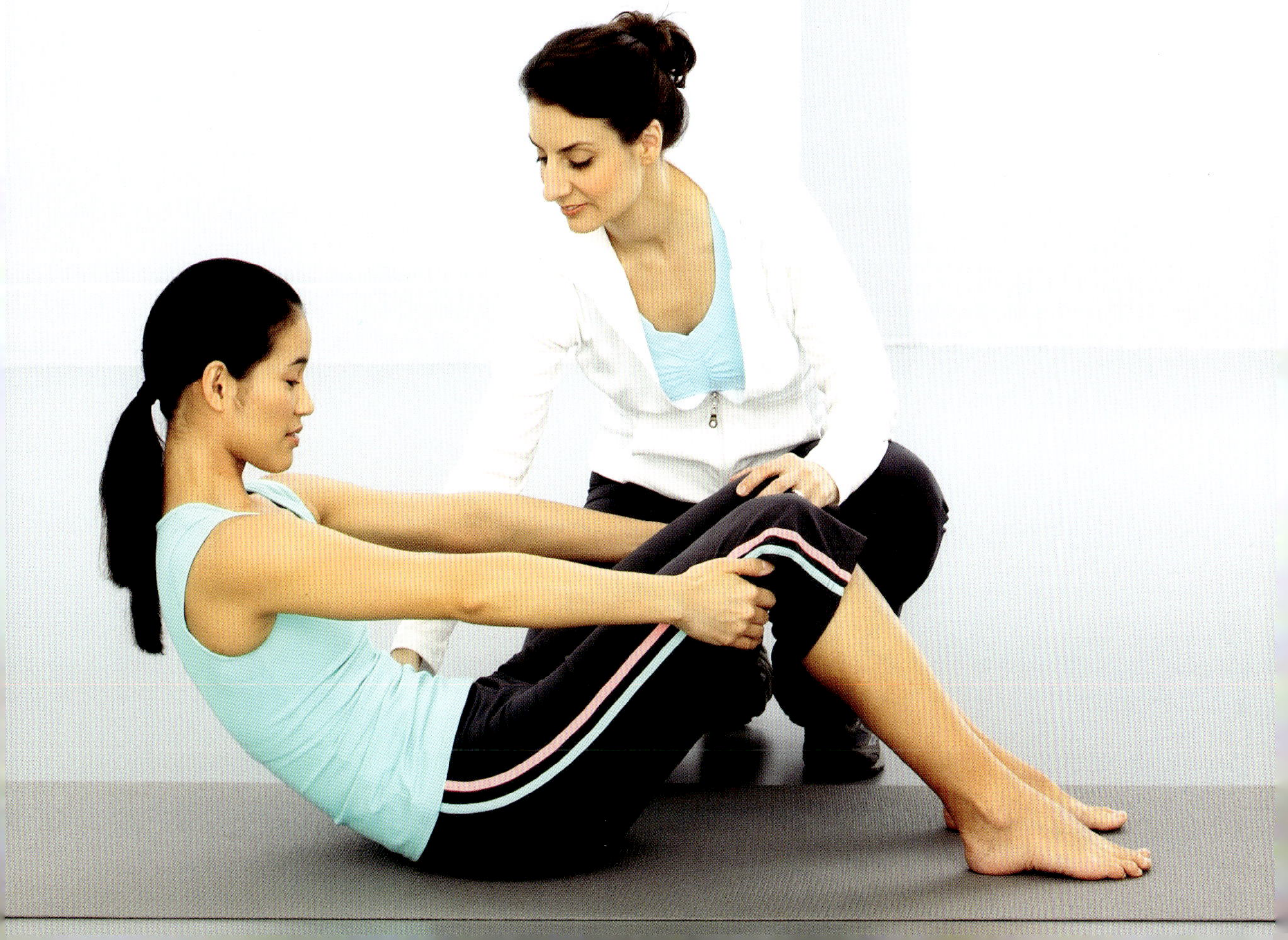

# >> **Pilates** von Kopf bis Fuß

Nun, da Sie etwas über den ideellen Hintergrund von Pilates erfahren haben, werden an dieser Stelle noch einmal die physischen Komponenten der in diesem Buch vorgestellten Übungen erläutert. Bestimmte Körperhaltungen sind typisch für die Pilates-Methode. Gehen wir von oben nach unten vor.

Stellen Sie sich vor, Ihr Kopf würde auf einem Kissen ruhen, damit sich der Nacken bei den Bauchmuskelübungen nicht verkrampft. Die Beugung des Halses sollte lang und natürlich sein.

Bei den Pilates-Übungen ist die Atmung sehr präzise. Da die Bauchmuskulatur die ganze Zeit über angespannt ist, müssen Sie Ihre Atmung mehr nach oben und außen bringen. Denken Sie daran, dass Ihre Lungen sich bis zum Schlüsselbein hin ausweiten können. Üben Sie die seitliche Atmung, bei der sich beim Einatmen der Brustkorb dehnt und beim Ausatmen zusammenzieht.

## Unterhalb der Taille

Im Pilates kennt man verschiedene Begriffe für die Bauchmuskeln: Kernmuskeln, Kraftzentrum und vor allem Powerhouse. Wie auch immer man es nennen mag, Ihre Kraft und Kontrolle kommen

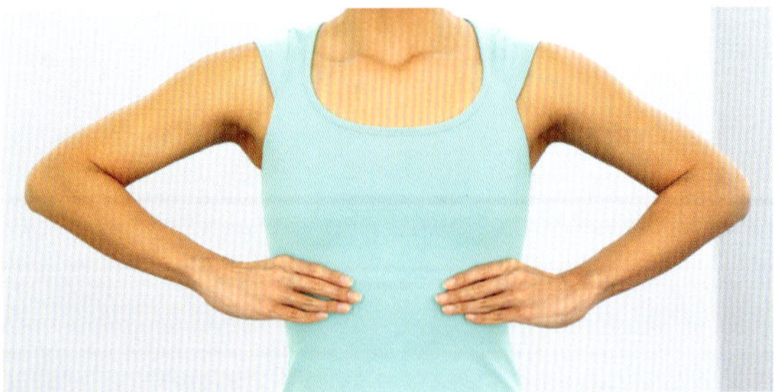

**Üben Sie die seitliche Atmung,** indem Sie Ihre Hände rechts und links auf die unteren Rippen legen.

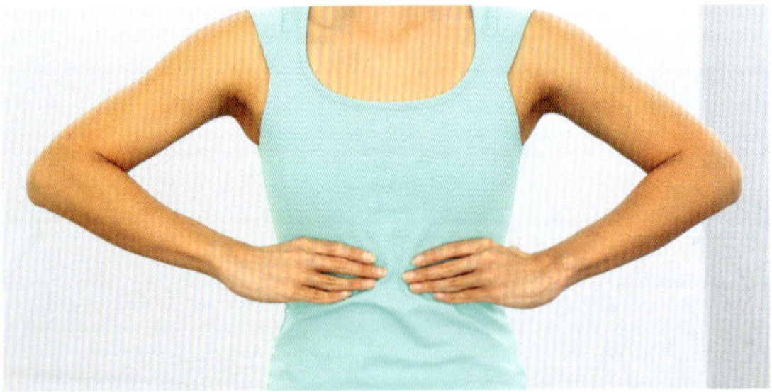

**Beim Ausatmen spüren Sie,** wie der Brustkorb schmaler wird. Die Hände kommen sich näher.

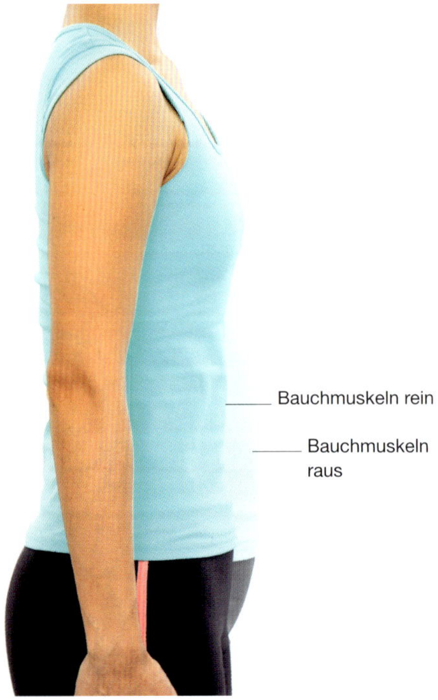


**Mit der Pilates-Kuhle** aktivieren Sie die Bauchdecke. Die Taille bleibt oben und schmal. Lassen Sie sie nie »fallen«.

immer aus Ihrer Körpermitte. Powerhouse bezeichnet ganz spezifisch die Bauchmuskulatur, die Hüfte und den Po.

Die Pilates-Kuhle ist das Kennzeichen dieser Methode. Selbst wenn es Ihnen schwerfällt, den Nabel so stark zur Wirbelsäule zu ziehen, dass eine Kuhle entsteht, sollten Sie stets darauf achten, dass die Bauchmuskeln nicht nach außen drücken.

Für den Rücken ist es am besten, wenn die Wirbelsäule ihre natürliche, geschwungene Form hat. Wenn Sie auf dem Rücken liegen und Bauchmuskelübungen machen, versuchen Sie daher, den unteren Rücken nicht nach vorne hochzurollen. Ziehen Sie die Wirbelsäule lieber lang. Der Lohn sind gut ausgebildete Bauchmuskeln.

Wenn Sie Ihre Pomuskeln einsetzen, versuchen Sie, Ihren Po und die Oberschenkel nach hinten zu rollen und zusammenzupressen. So straffen Sie diese Muskeln und stabilisieren Ihre Wirbelsäule.

Die Pilates-Grundhaltung geht nicht von den Füßen aus, sondern von der Hüfte: Die Pomuskeln und hinteren Oberschenkelmuskeln werden so angespannt, dass die Beine automatisch auswärtsdrehen: Die Zehen zeigen ein wenig nach außen.

## Arbeiten Sie an den Feinheiten

Konzentrieren Sie sich auf Ihre Symmetrie. Stellen Sie sich Ihren Rumpf, von den Schultern bis zur Hüfte, als eine Box vor. Wenn die Box rechteckig ist, stehen Sie gut ausgerichtet. Wichtig ist, dass Sie innerhalb Ihres »Rahmens« bleiben, also Arme und Beine stets im Gesichtsfeld sind und den für Sie angenehmen Bereich nicht überschreiten.

Pilates soll Ihren Körper kräftigen. Das geschieht, wenn Sie stets gegen einen gewissen Widerstand arbeiten. Dieser entsteht durch die Schwerkraft und durch Ihre Körperhaltung, noch wichtiger ist aber der innere Widerstand, den Sie selbst aufbauen müssen.

Und schließlich: Wenn ein Muskel zu einer Seite gedehnt wird, heißt das, dass gleichzeitig ein anderer Muskel sich verkürzt. Wenn Sie sich zur Decke strecken, müssen Sie gleichzeitig fest am Boden verankert bleiben. Diese Gegenbewegung verleiht Ihrem Zentrum Stabilität und Kraft.

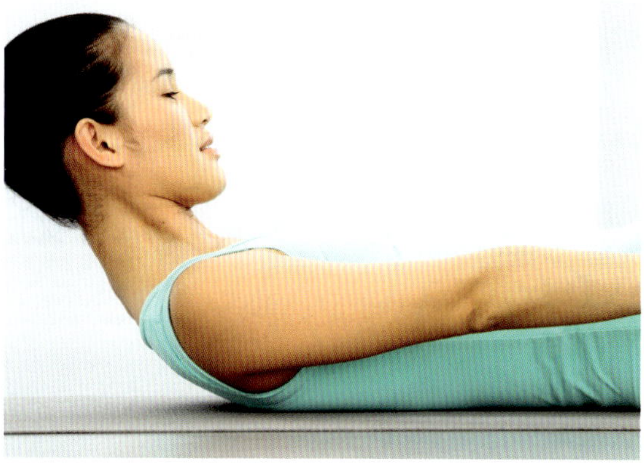

**Bei den Bauchmuskelübungen** sollte der Hals lang und gerade sein. Der Nacken bleibt immer locker. Der Kopf wird allein durch die Arbeit der Bauchmuskeln gehoben.

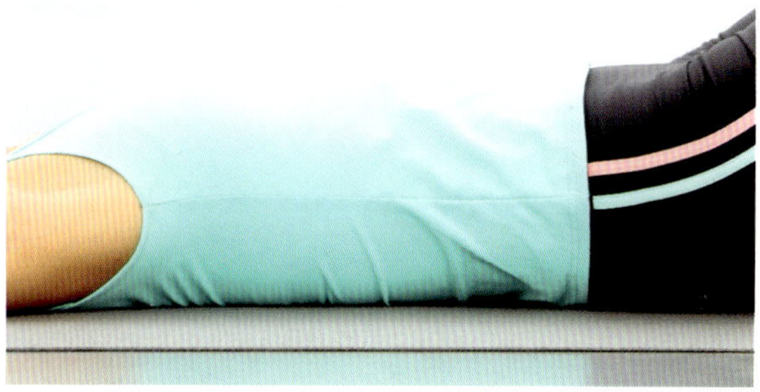

**Schonen Sie Ihren Rücken.** Während der Bauchmuskelübungen sollten Sie darauf achten, dass der Rücken lang ist; rollen Sie nicht das Steißbein nach vorne hoch.

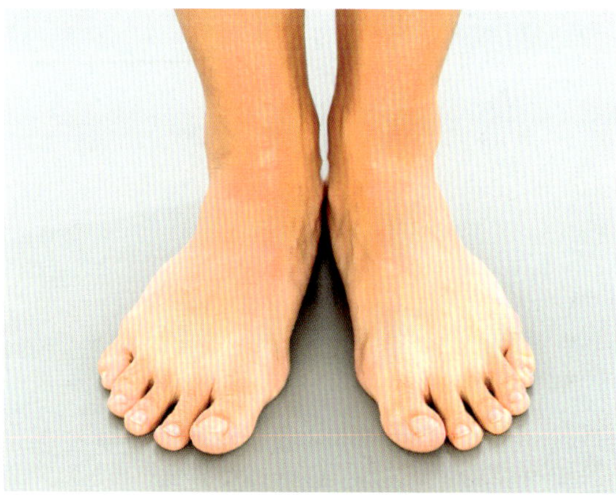

**In der Pilates-Grundhaltung** sind die Fersen zusammen und die Füße leicht ausgedreht. Spannen Sie dazu die Muskeln von Po und hinteren Oberschenkeln an.

# 15 Minuten

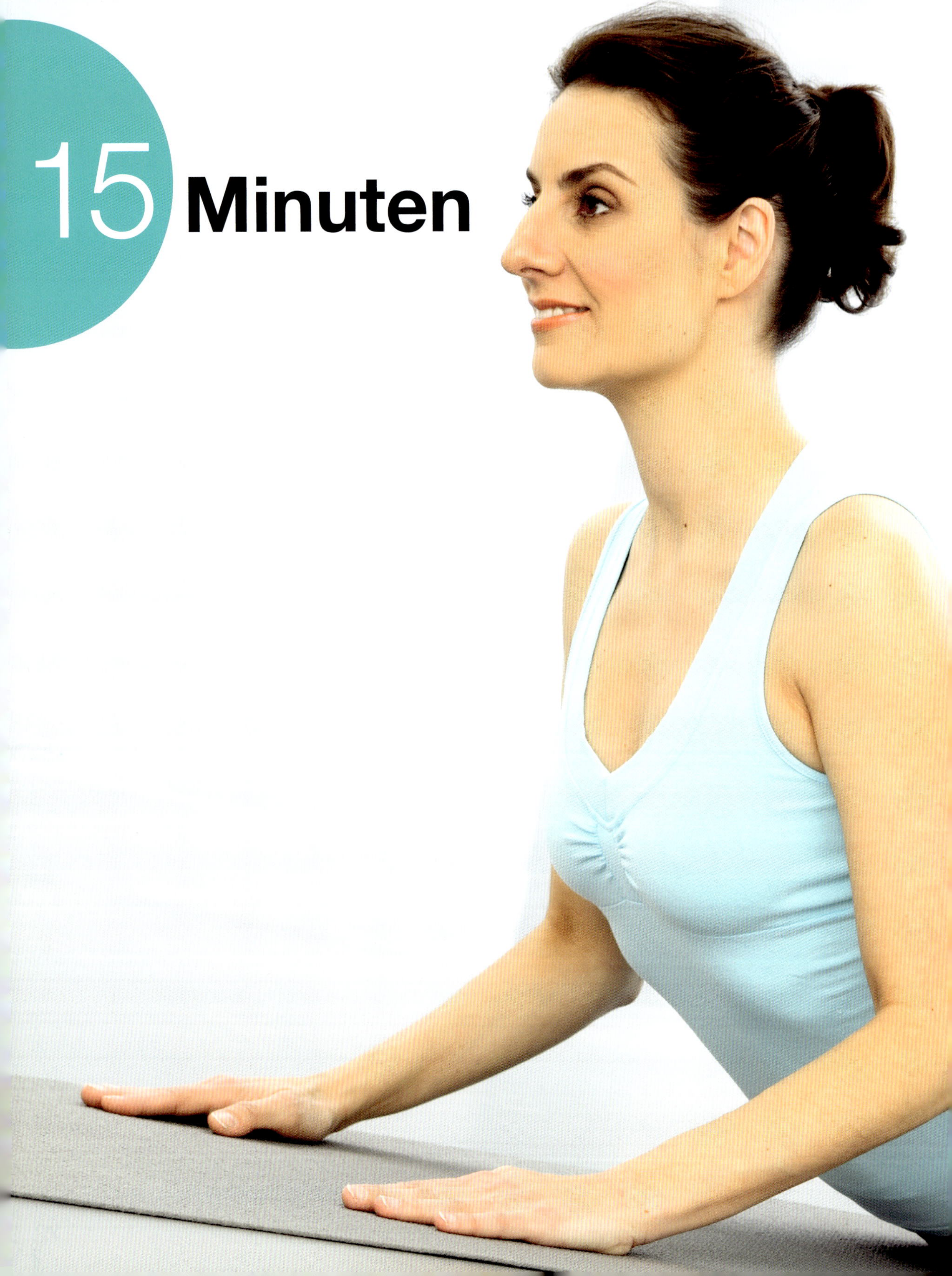

Alles über Körperkontrolle,
das Powerhouse und die
klassische Übungsfolge.

# **Basis**-Übungen >>

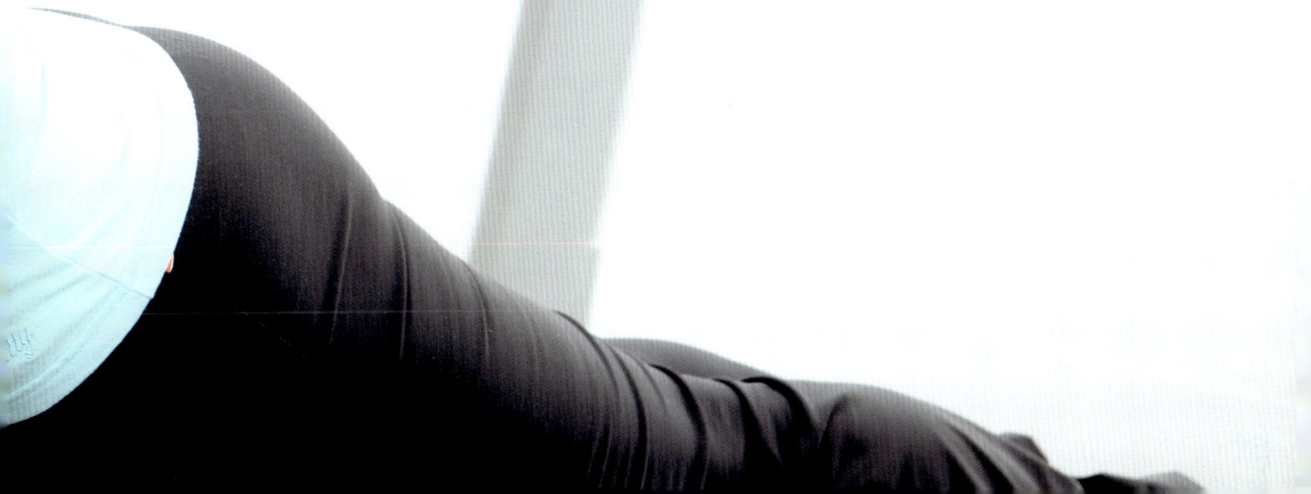

# >> **Basis**-Übungen

Wenn Sie sich nur auf eines der 15-Minuten-Programme aus diesem Buch konzentrieren wollen, dann sollte es dieses sein. Diese klassische Übungsfolge beinhaltet alles, wovon Sie mit der Pilates-Methode profitieren können. Sie ist zudem die Basis für alle weiteren Übungsfolgen in diesem Buch.

Lernen Sie hier, sich gemäß der sechs von Pilates geprägten Prinzipien und Regeln zur Körperhaltung (s. S. 14–17) zu bewegen. Das Programm beginnt mit Bauchmuskelübungen, bei denen Sie lernen, richtig zu atmen und Ihre Bauchmuskeln effektiv einzusetzen. Die weiteren Übungen folgen dem Programm, das Joseph Pilates seinerzeit entwickelt hat. Am Ende kommt eine Übung im Rollen, die eine kleine Herausforderung darstellt.

### Anfang und Ende

Generell sollten Sie bei jeder Übung zunächst Ihre Haltung kontrollieren und sie, wo nötig, korrigieren. Atmen Sie immer ein, bevor Sie in die Bewegung gehen. Schließlich sollten Sie Ihre Körpermitte aktivieren, damit Ihr Kraftzentrum stabil ist und die Extremitäten ihre Arbeit tun können.

Am Ende jeder Übung können Sie noch etwas in der letzten Bewegung verharren, als würden Sie für ein Foto posieren – übertreiben Sie die Bewegung noch etwas an den wichtigen Stellen, anstatt nur anzuspannen. Noch mehr dehnen, das Bein noch länger strecken, den Bauch noch tiefer einziehen. Danach können Sie sich ausruhen.

### Übergänge

Das Ziel ist, mit eleganten und präzisen Bewegungen von einer Übung in die nächste zu gleiten. Die Fotos auf Seite 21 illustrieren die richtigen Übergänge zwischen den einzelnen Übungen. Kommen Sie vom Sitzen zum Liegen, indem Sie abrollen, und vom Boden in den Sitz, indem Sie sich aufrollen. Wenn das zu schwer ist, rollen Sie über die Seite.

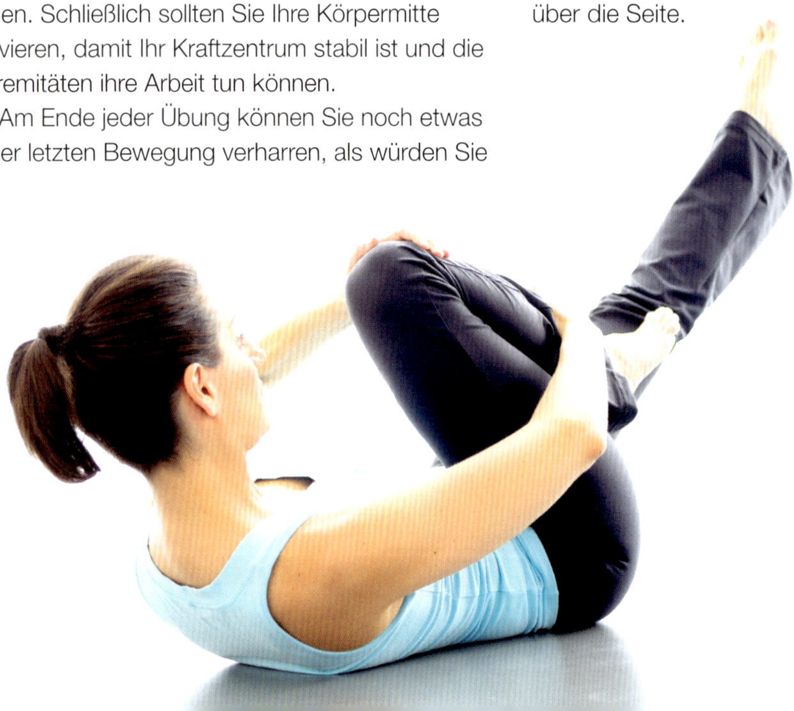

# **Von einer Bewegung** zur nächsten

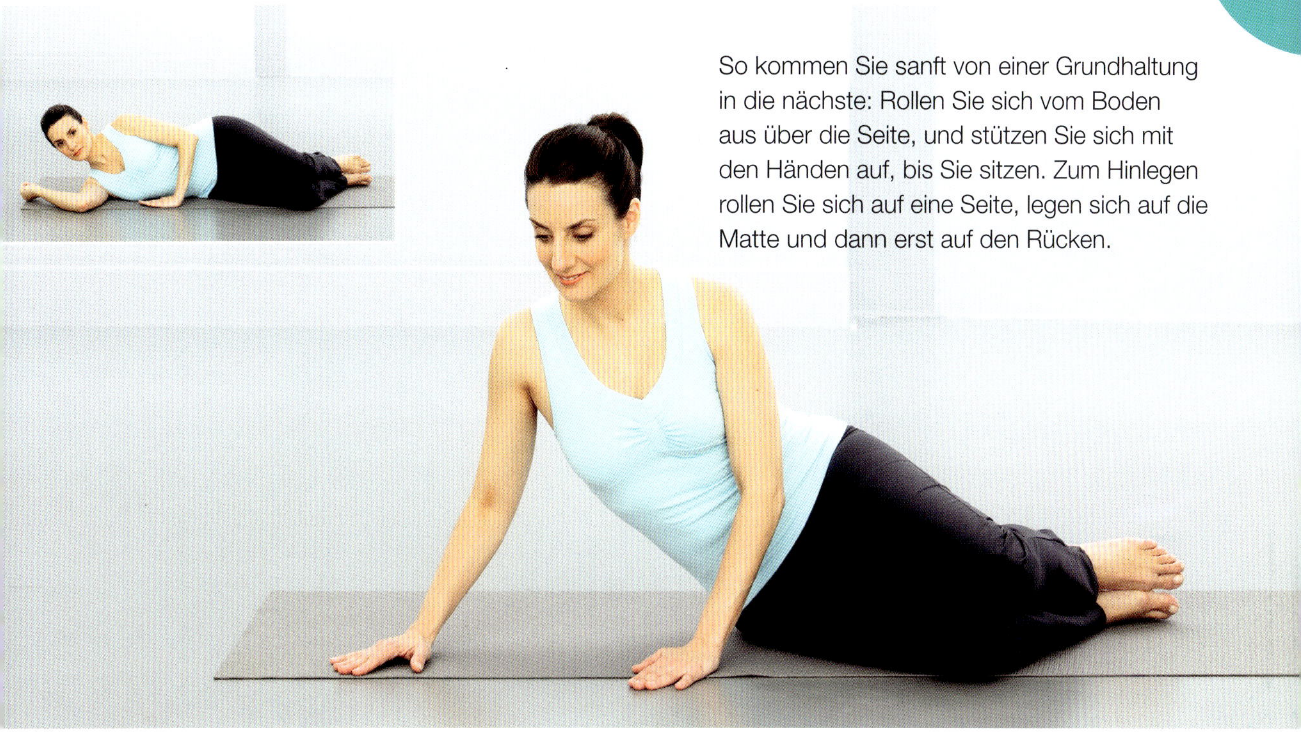

So kommen Sie sanft von einer Grundhaltung in die nächste: Rollen Sie sich vom Boden aus über die Seite, und stützen Sie sich mit den Händen auf, bis Sie sitzen. Zum Hinlegen rollen Sie sich auf eine Seite, legen sich auf die Matte und dann erst auf den Rücken.

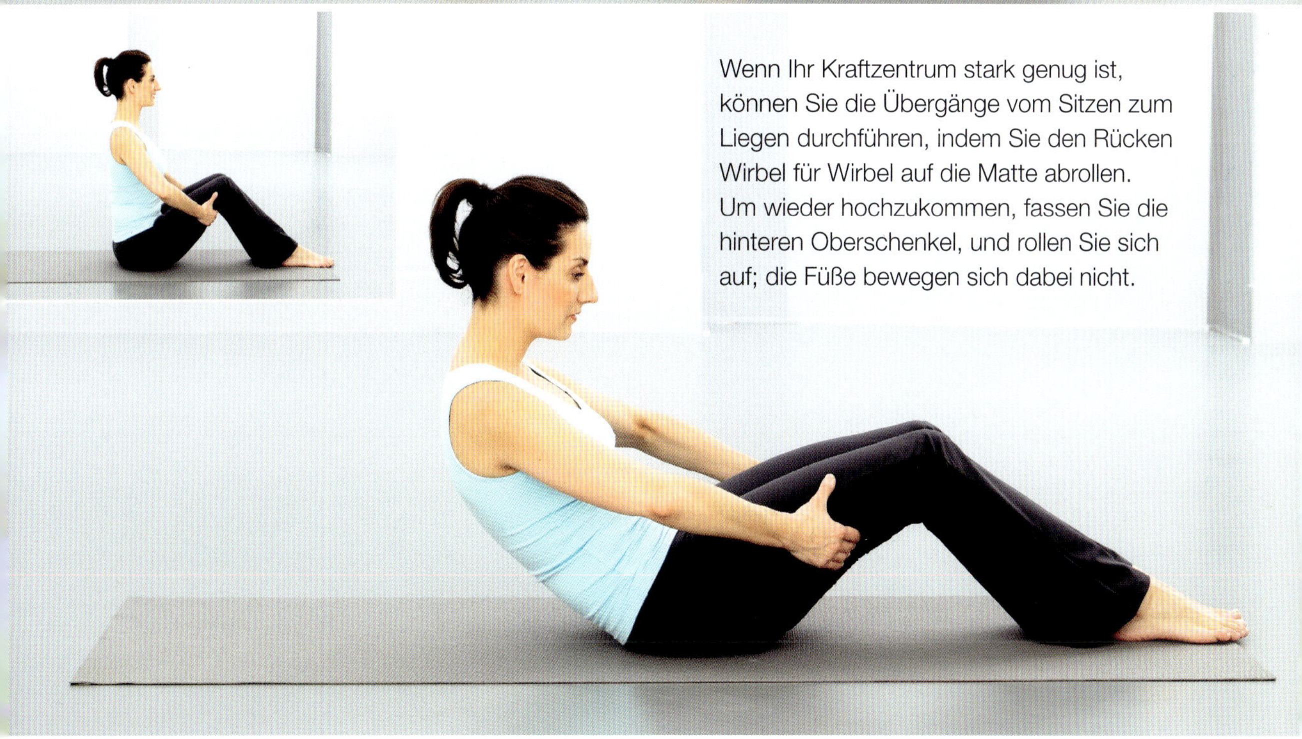

Wenn Ihr Kraftzentrum stark genug ist, können Sie die Übergänge vom Sitzen zum Liegen durchführen, indem Sie den Rücken Wirbel für Wirbel auf die Matte abrollen. Um wieder hochzukommen, fassen Sie die hinteren Oberschenkel, und rollen Sie sich auf; die Füße bewegen sich dabei nicht.

# >> Übung zum Start

**1a** Legen Sie sich flach auf den Rücken, die Beine sind angewinkelt, die Hände liegen auf dem Bauch. Selbst wenn Sie flach auf dem Boden liegen, kontrollieren Sie Ihre Körperhaltung. Der Nacken ist lang, die Schultern sind tief, die Box (s. S. 17) rechteckig. Atmen Sie tief ein, und fühlen Sie, wie sich Ihr Bauch mit Luft füllt. Dabei spüren Sie, wie Ihre Hände leicht angehoben werden.

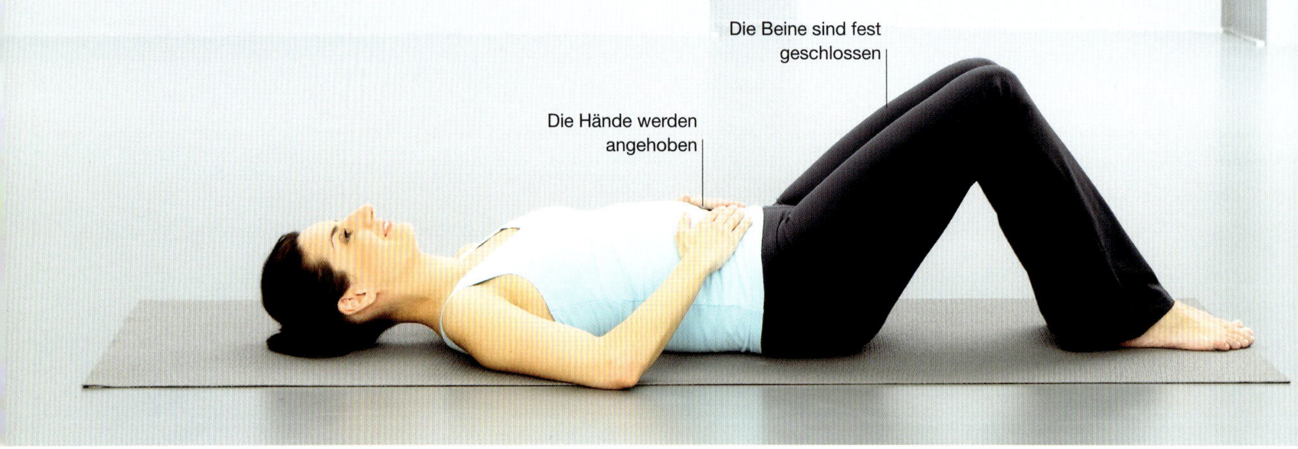


**1b** Jetzt tief ausatmen, die Lungen ganz leer machen, der Nabel sinkt tief. Nicht die Körpermitte krümmen; Schultern bleiben tief. Ziehen Sie einfach den Nabel tiefer nach unten, sodass eine Kuhle entsteht. Wiederholen Sie das viermal, und atmen Sie dabei immer länger aus; ziehen Sie den Nabel immer stärker ein.

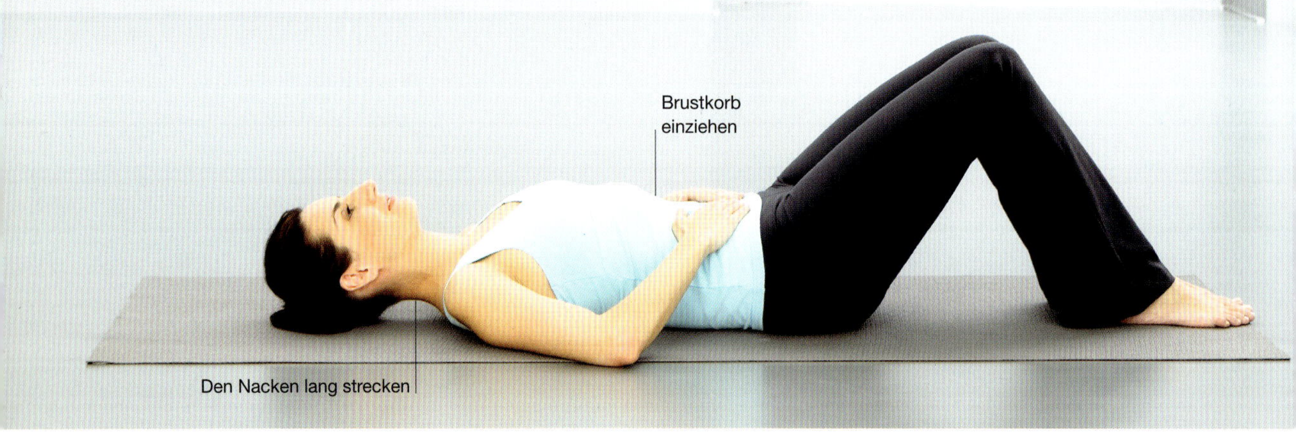

# >> Crunches



**2a** Strecken Sie die Arme aus, und heben Sie diese ein paar Zentimeter an. Die Füße stehen fest auf dem Boden, die Beine sind immer noch fest geschlossen. Die Bauchmuskeln nach innen und oben ziehen. Nun einatmen und auf das Hochrollen vorbereiten.

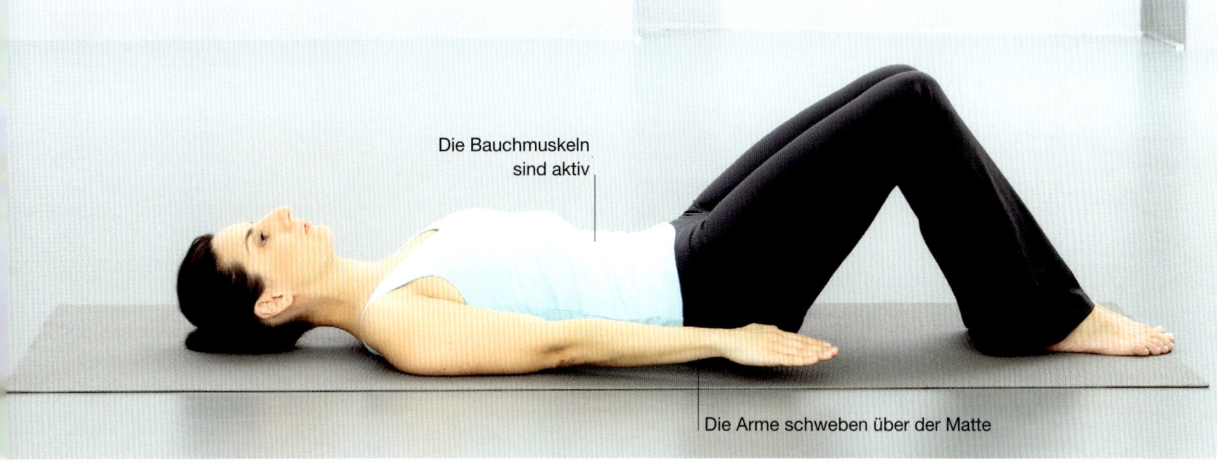
Die Bauchmuskeln sind aktiv
Die Arme schweben über der Matte

**2b** Ausatmen und Kopf, Nacken und Schultern von der Matte hochrollen, der Bauch bleibt angespannt. Die Arme ziehen weiter zu den Füßen hin; konzentrieren Sie sich auf Ihre Körpermitte. Mit dem Einatmen ganz sanft wieder abrollen. Ziehen Sie bei der Wiederholung die Bauchmuskeln noch stärker nach innen. Wiederholen Sie die Übung noch dreimal, also insgesamt vier Durchgänge.

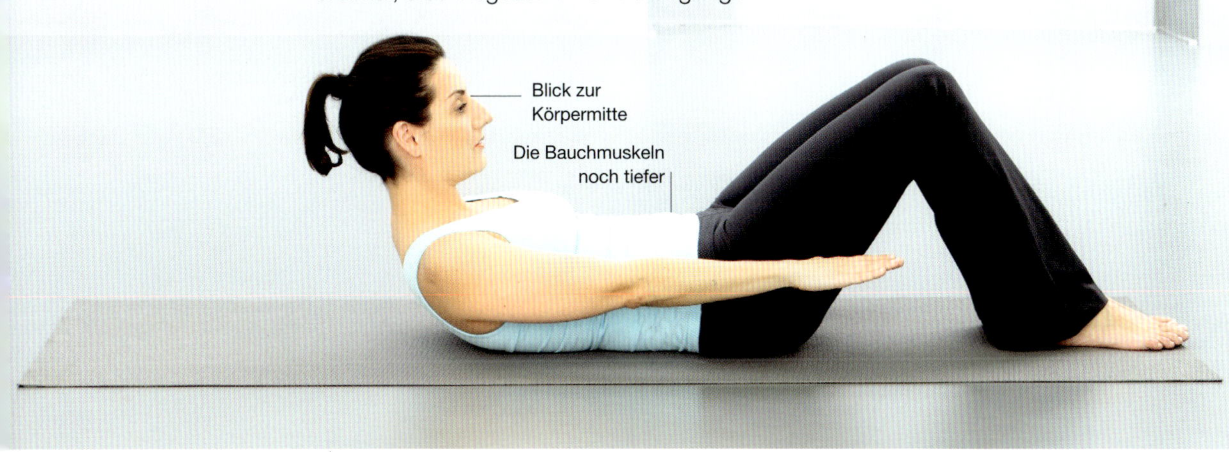
Blick zur Körpermitte
Die Bauchmuskeln noch tiefer

# >> The Hundred

3a Ziehen Sie die Knie zur Brust. Rollen Sie den Oberkörper von der Matte hoch, die Arme lösen sich von der Matte und werden nach vorne gestreckt. Spannen Sie die Bauchmuskeln an.

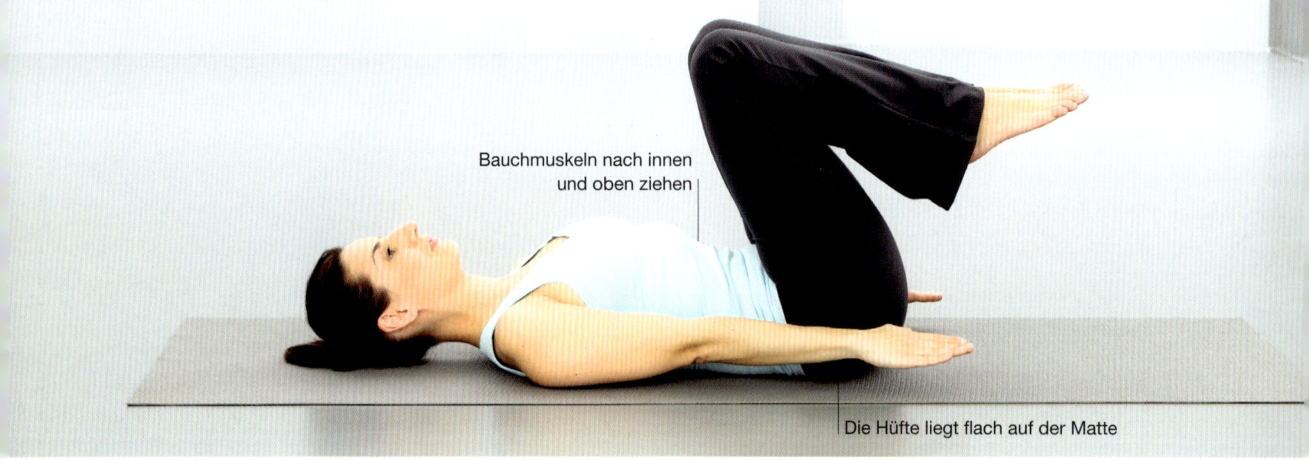
Bauchmuskeln nach innen und oben ziehen
Die Hüfte liegt flach auf der Matte

3b Heben Sie die Oberschenkel im 90-Grad-Winkel zum Rumpf, die Waden sind parallel zum Boden. Jetzt mit den Armen kräftig auf- und abpumpen. Beim Einatmen fünfmal auf- und abpumpen, beim Ausatmen fünfmal pumpen. Machen Sie weiter, bis Sie 100 geschafft haben; Sie können kurze Pausen einlegen. Die Bauchmuskeln bleiben angespannt.

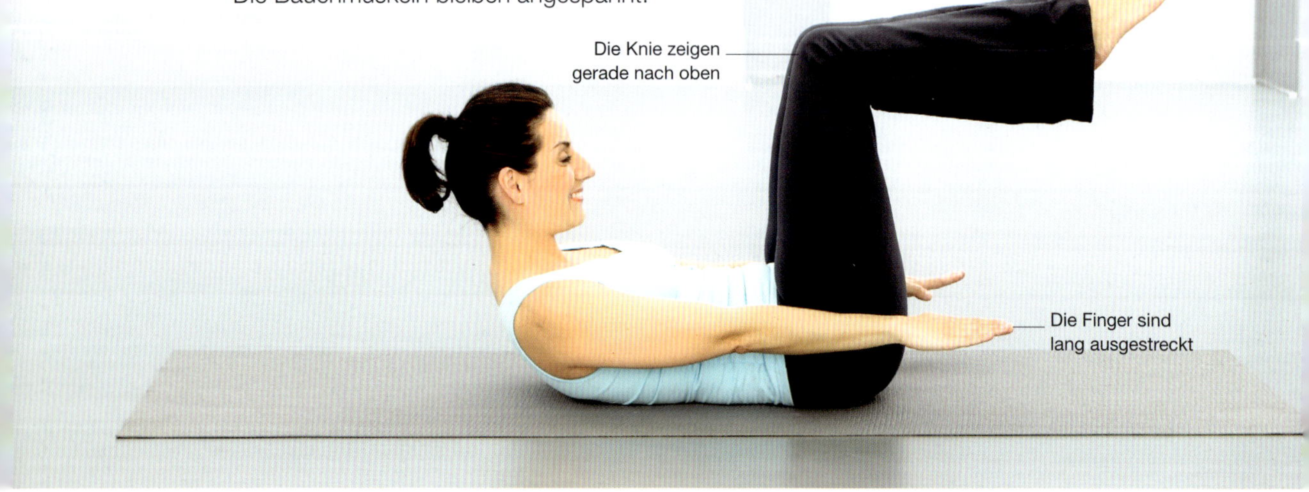
Die Knie zeigen gerade nach oben
Die Finger sind lang ausgestreckt

# >> Roll Down

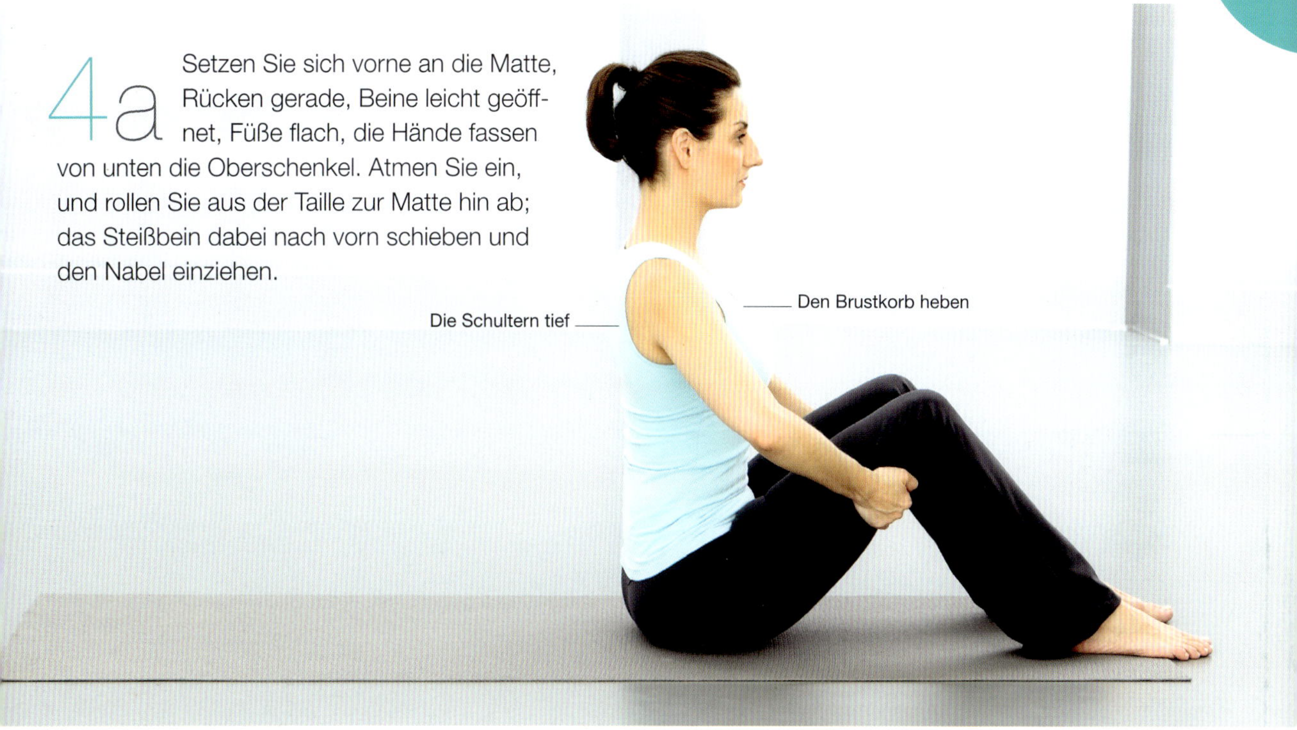
Die Schultern tief
Den Brustkorb heben

**4a** Setzen Sie sich vorne an die Matte, Rücken gerade, Beine leicht geöffnet, Füße flach, die Hände fassen von unten die Oberschenkel. Atmen Sie ein, und rollen Sie aus der Taille zur Matte hin ab; das Steißbein dabei nach vorn schieben und den Nabel einziehen.

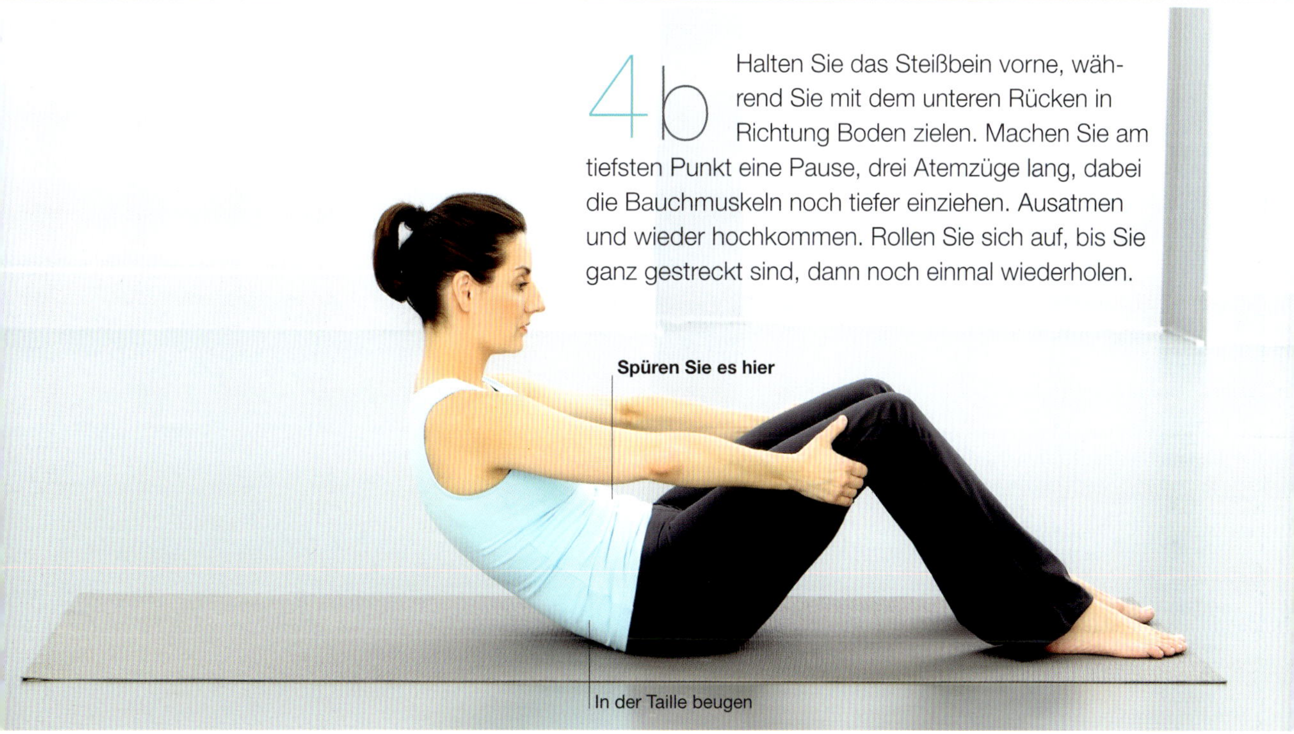
Spüren Sie es hier
In der Taille beugen

**4b** Halten Sie das Steißbein vorne, während Sie mit dem unteren Rücken in Richtung Boden zielen. Machen Sie am tiefsten Punkt eine Pause, drei Atemzüge lang, dabei die Bauchmuskeln noch tiefer einziehen. Ausatmen und wieder hochkommen. Rollen Sie sich auf, bis Sie ganz gestreckt sind, dann noch einmal wiederholen.

# >> Single Leg Circles

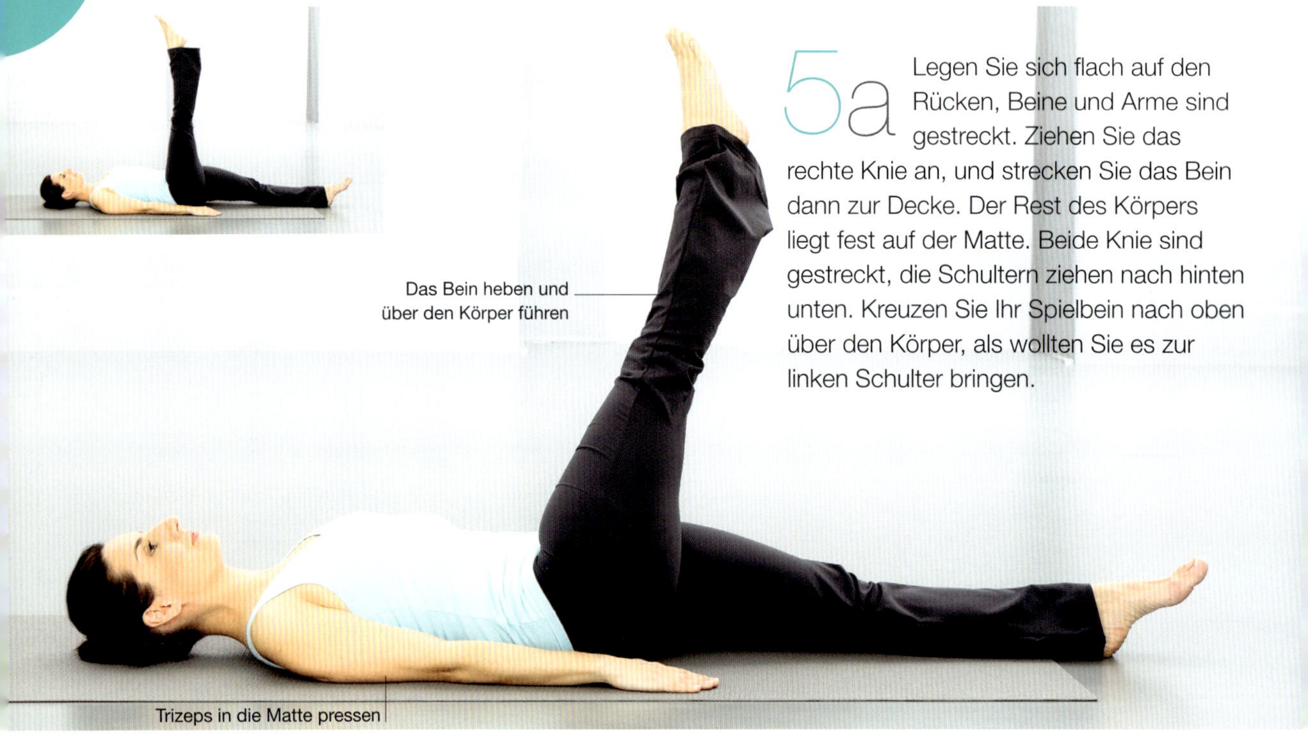
Das Bein heben und
über den Körper führen
Trizeps in die Matte pressen

**5a** Legen Sie sich flach auf den Rücken, Beine und Arme sind gestreckt. Ziehen Sie das rechte Knie an, und strecken Sie das Bein dann zur Decke. Der Rest des Körpers liegt fest auf der Matte. Beide Knie sind gestreckt, die Schultern ziehen nach hinten unten. Kreuzen Sie Ihr Spielbein nach oben über den Körper, als wollten Sie es zur linken Schulter bringen.

**5b** Beschreiben Sie nun mit dem Bein einen Kreis, ganz herum und wieder nach oben in die Mitte. Kreisen Sie das Bein noch viermal, dann fünf Kreise in die andere Richtung. Beugen Sie dann das Knie, senken Sie das Bein, und wiederholen Sie die Übung mit dem linken Bein.

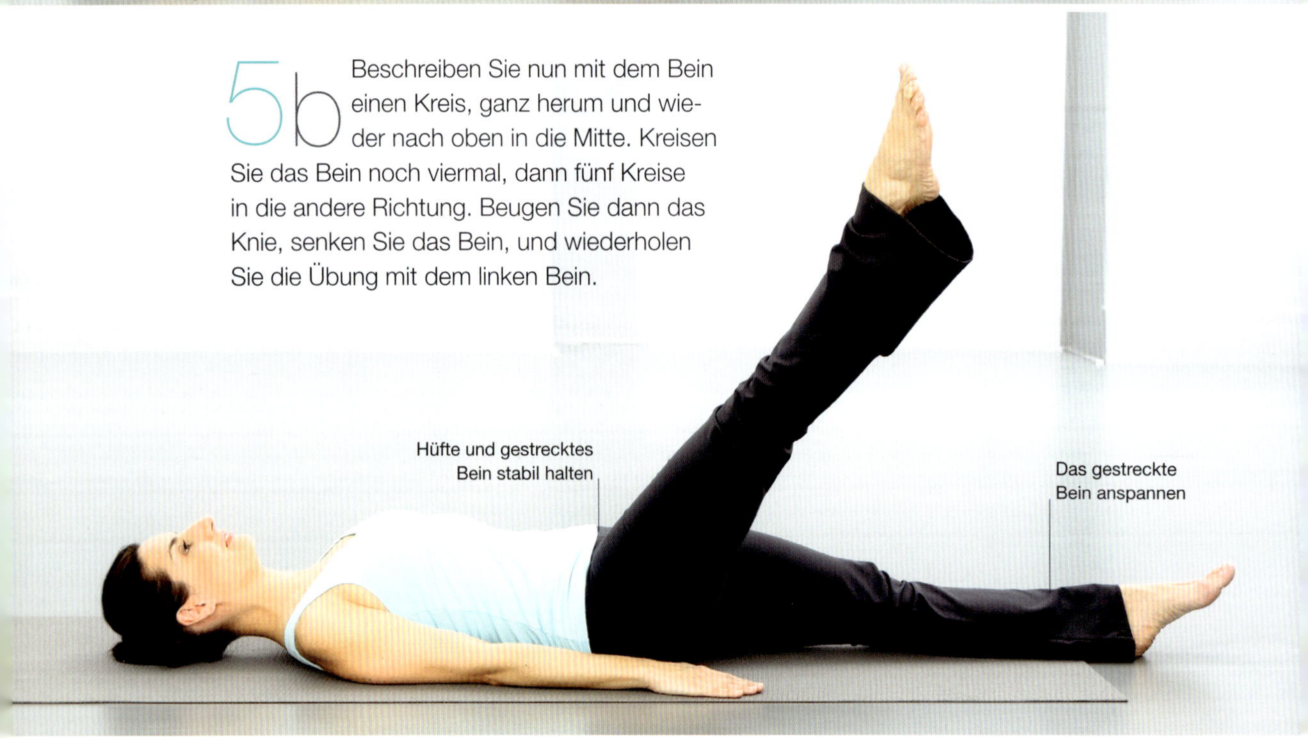
Hüfte und gestrecktes
Bein stabil halten
Das gestreckte
Bein anspannen

# >> Vorbereitung: Rollen

**6a** Setzen Sie sich vorne auf die Matte, die Hände umfassen die Oberschenkel, die Beine sind angehoben, die Unterschenkel parallel zum Boden. Heben Sie den Brustkorb, und ziehen Sie den Nabel ein. Die Ellbogen zur Seite öffnen, die Füße strecken.

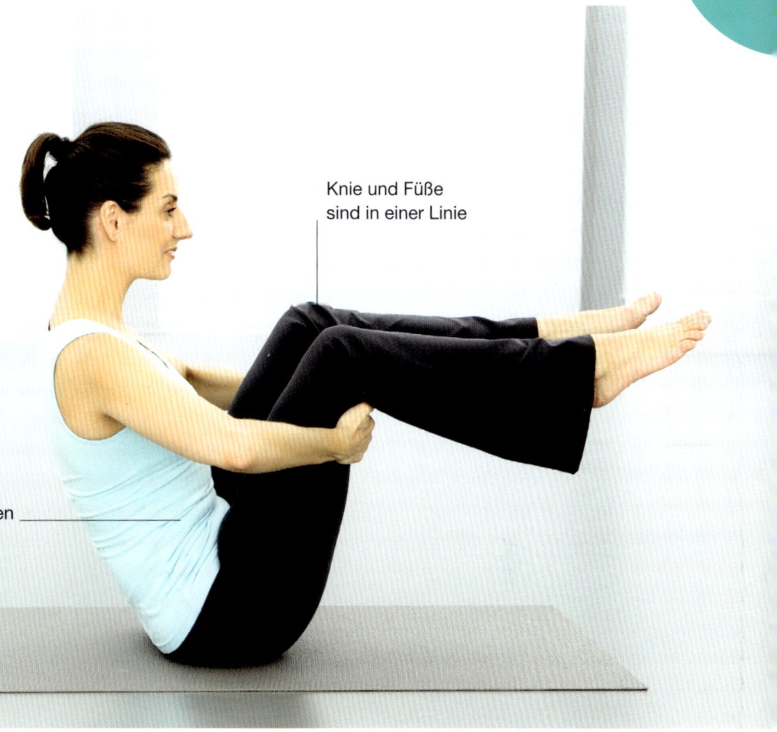
Knie und Füße sind in einer Linie
Den Nabel einziehen

**6b** Kippen Sie den Beckenboden leicht nach vorn. Setzen Sie die Bauchmuskeln ein, um ganz sanft weiter nach hinten zu sinken. Wenn Sie den tiefsten Punkt erreicht haben, spannen Sie die Bauchmuskeln noch stärker an. Kippen Sie das Becken nach vorn. Wieder hochkommen, gerade sitzen und die Übung noch dreimal wiederholen. Legen Sie die Füße erst nach der letzten Wiederholung ab.

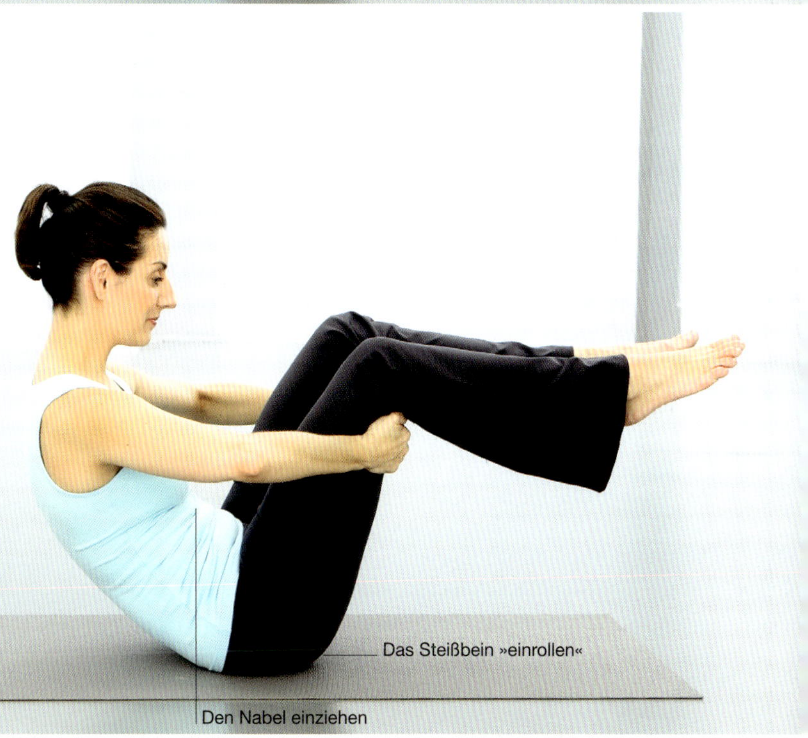
Das Steißbein »einrollen«
Den Nabel einziehen

# >> Single Leg Stretch

**7a** Legen Sie sich auf den Rücken, und ziehen Sie beide Knie zur Brust. Bevor Sie hochrollen, vergewissern Sie sich, dass Ihre Box ein Rechteck bildet; aktivieren Sie dann Ihr Powerhouse (s. S. 17).

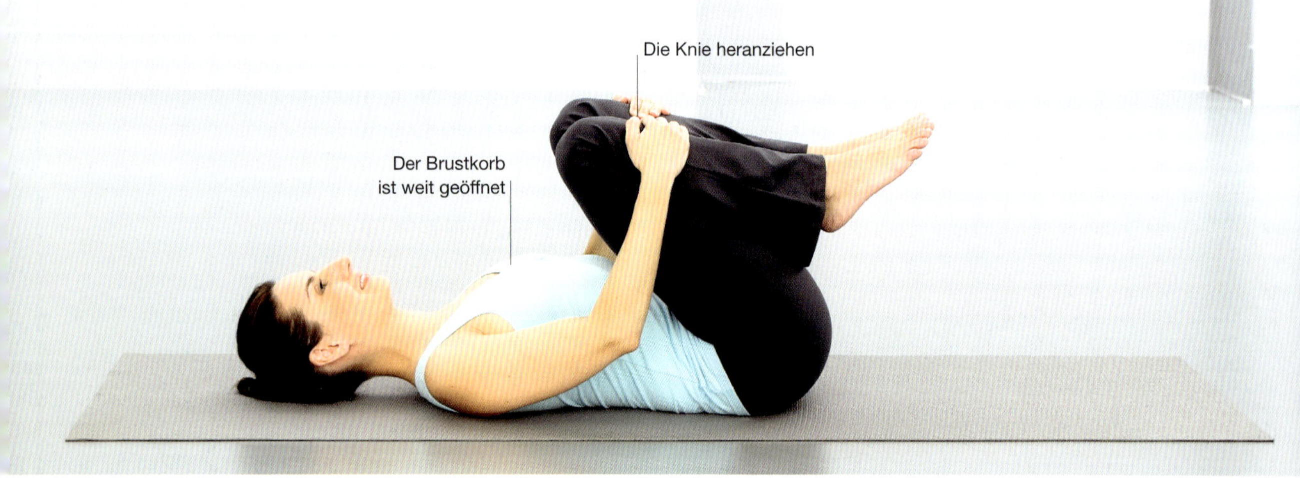
Die Knie heranziehen
Der Brustkorb ist weit geöffnet

**7b** Kommen Sie mit dem Oberkörper hoch, halten Sie das linke Bein fest, die linke Hand am Knöchel, die rechte am Knie. Strecken Sie das rechte Bein nach oben aus. Der Rumpf bleibt ruhig, während Sie die Beine wechseln. Wechseln Sie die Beine insgesamt achtmal. Am Schluss beide Knie zur Brust führen und den Kopf ablegen.

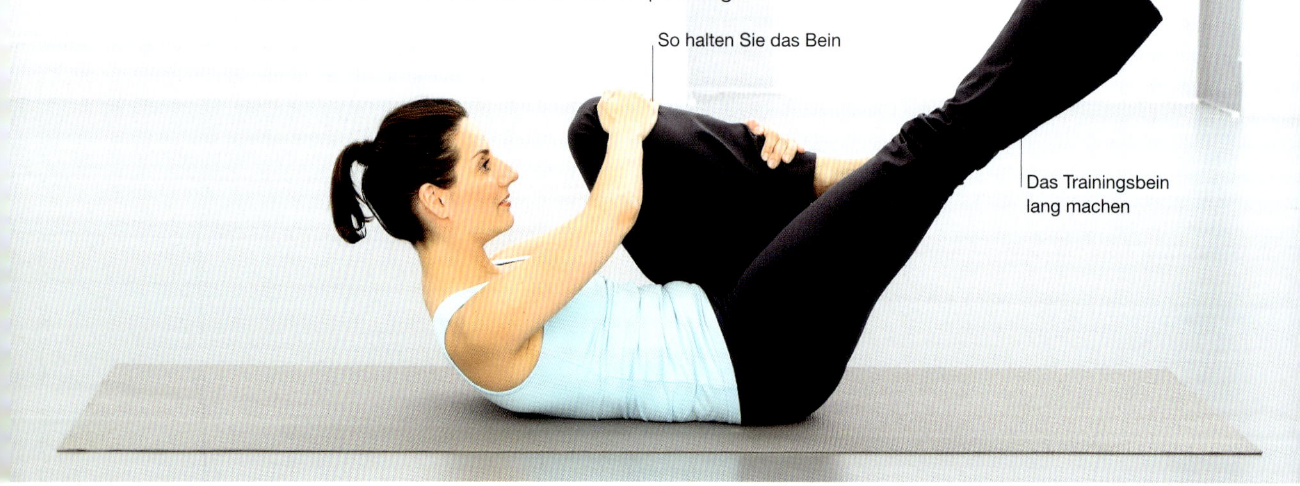
So halten Sie das Bein
Das Trainingsbein lang machen

# >> Double Leg Stretch I & II

8 Heben Sie den Oberkörper, und ziehen Sie beide Knöchel zu sich heran. Beim Einatmen gleichzeitig Arme und Beine ausstrecken. Beim Ausatmen die Knie wieder umfassen. Der Oberkörper bleibt die ganze Zeit oben; machen Sie noch vier Wiederholungen.

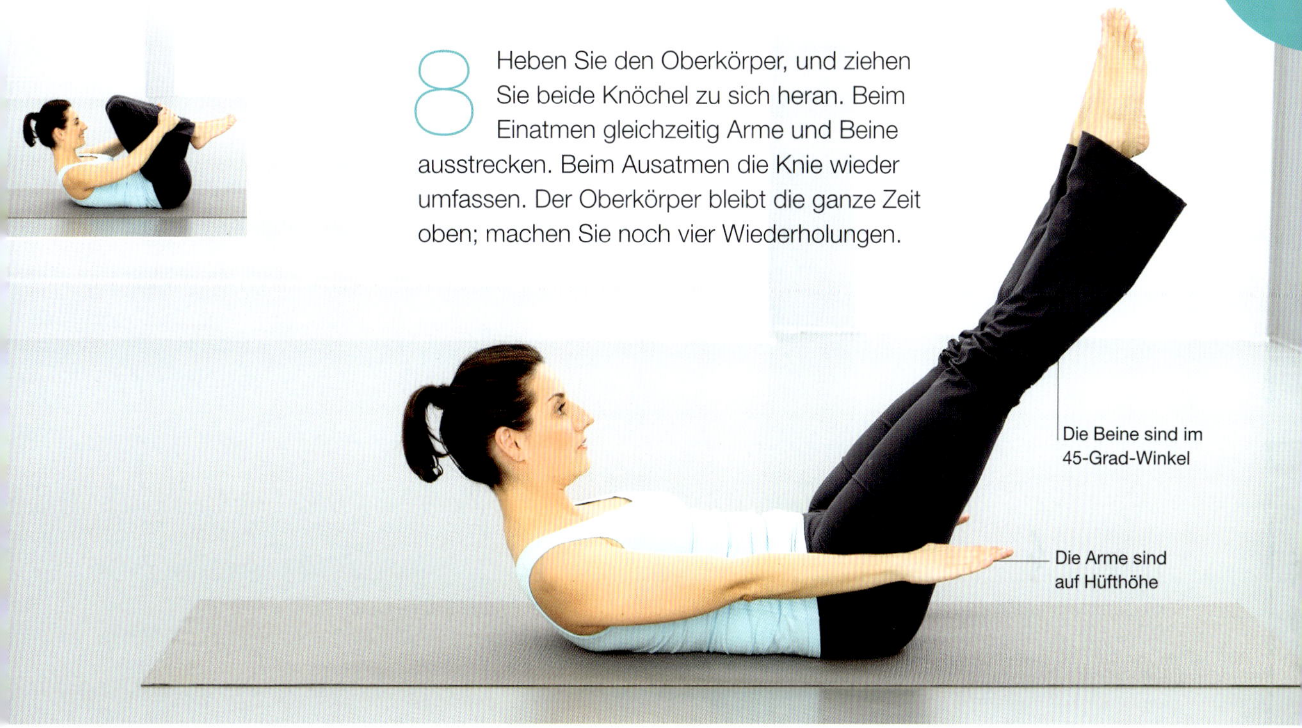
Die Beine sind im 45-Grad-Winkel
Die Arme sind auf Hüfthöhe

9 Wiederholen Sie die Übung 8, und strecken Sie nun zusätzlich die Arme nach hinten aus. Ziehen Sie den Nabel noch tiefer ein, während Sie diese Übung wiederholen. Arme und Beine sind im 45-Grad-Winkel. Das Ganze fünfmal wiederholen, dann ausruhen.

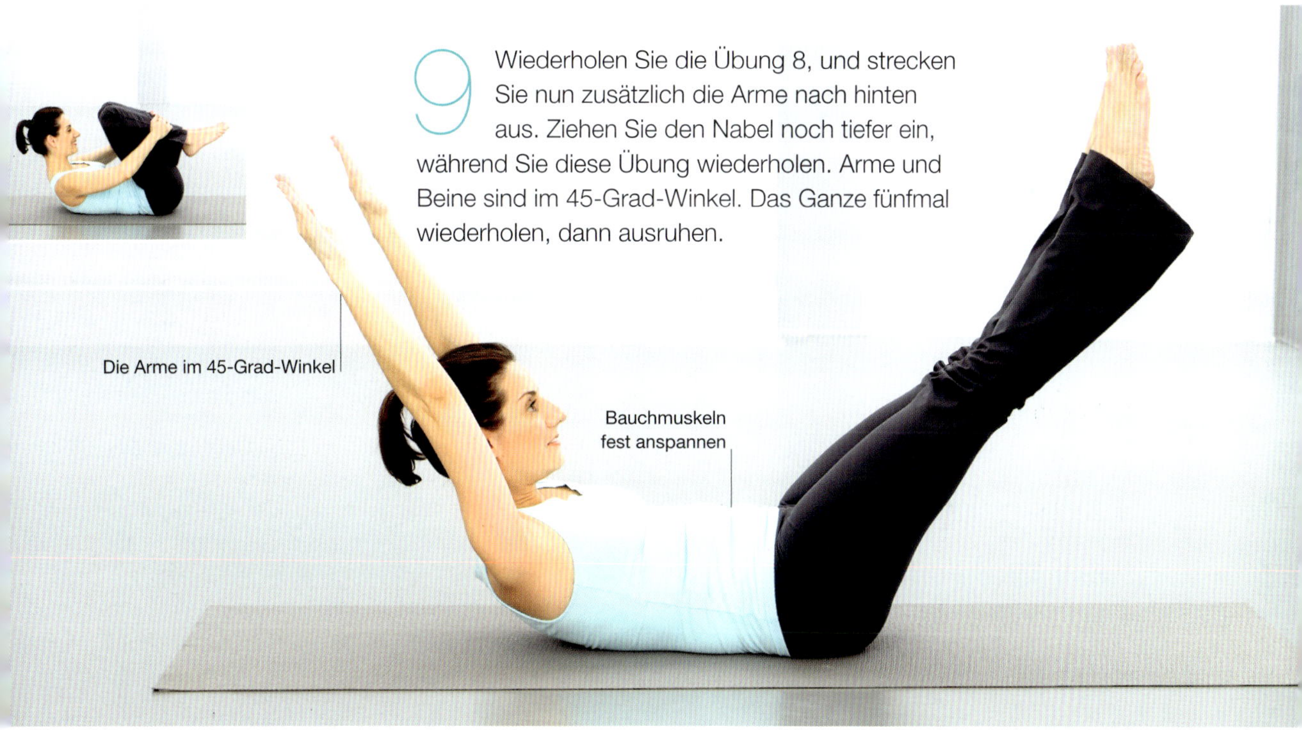
Die Arme im 45-Grad-Winkel
Bauchmuskeln fest anspannen

# >> Spine Stretch Forward

**10a** Sie sitzen gerade, die Beine sind gegrätscht. Strecken Sie die Arme nach vorne aus, und halten Sie die Füße flex. Spannen Sie den Po an, und atmen Sie ein. Stellen Sie sich vor, Sie würden von der Matte abheben.

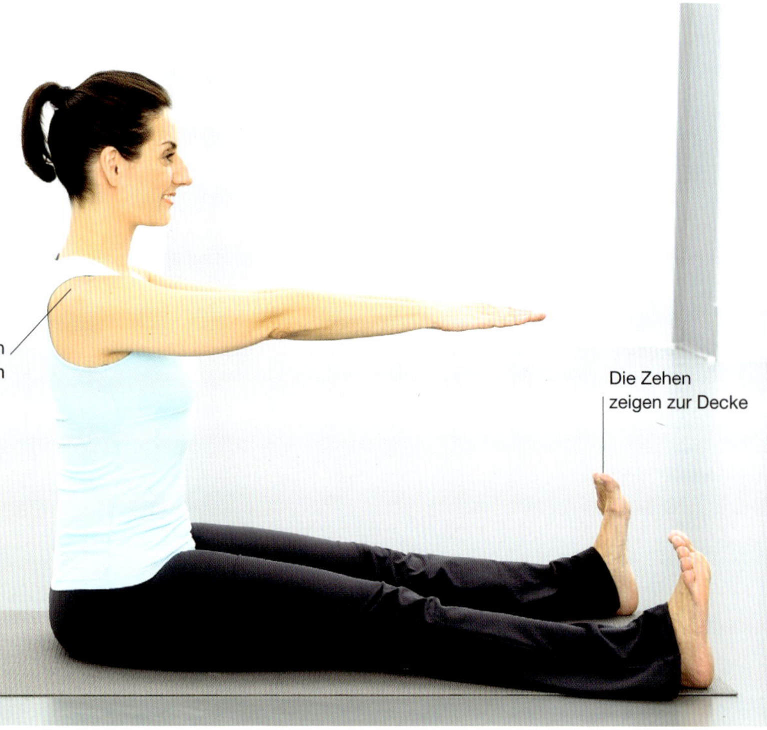
Die Schultern nach unten
Die Zehen zeigen zur Decke

**10b** Langsam ausatmen und nach vorn »tauchen«, den Kopf senken und die Arme nach vorn strecken: So wird der Rücken gedehnt. Während Sie sich vorbeugen, denken Sie daran, den Nabel einzuziehen. Einatmen und dabei wieder in den aufrechten Sitz kommen. Noch dreimal wiederholen. Übertreiben Sie bei der letzten Folge die Übung, und machen Sie sich noch länger.

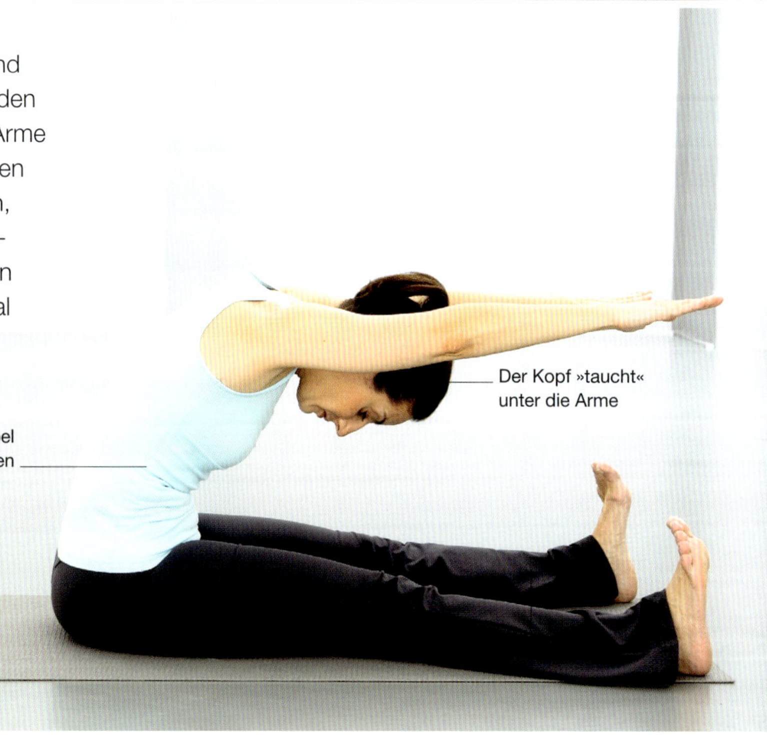
Der Kopf »taucht« unter die Arme
Den Nabel einziehen

# >> Swan/Neck Roll

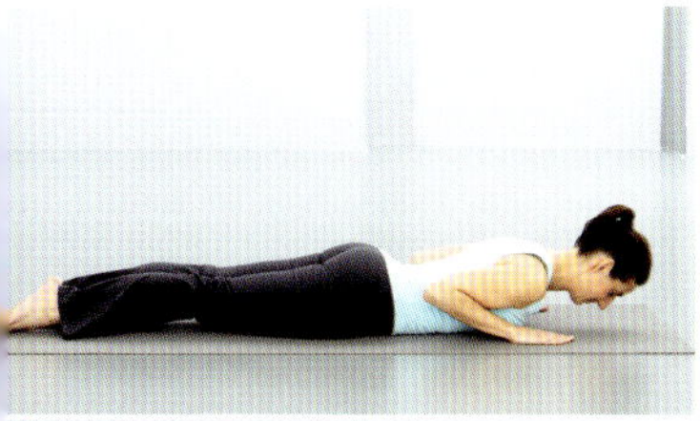

11 Bei der Schwanenhaltung liegen Sie auf dem Bauch, die Beine zusammengepresst und die Hände unter den Schultern. Normal atmen, die Wirbelsäule nach vorne strecken, die Schultern von den Ohren wegziehen. Machen Sie sich noch länger, und heben Sie nun den Oberkörper von der Matte. Die Bauchmuskeln unterstützen Sie. Kontrolliert senken. Noch zweimal wiederholen.

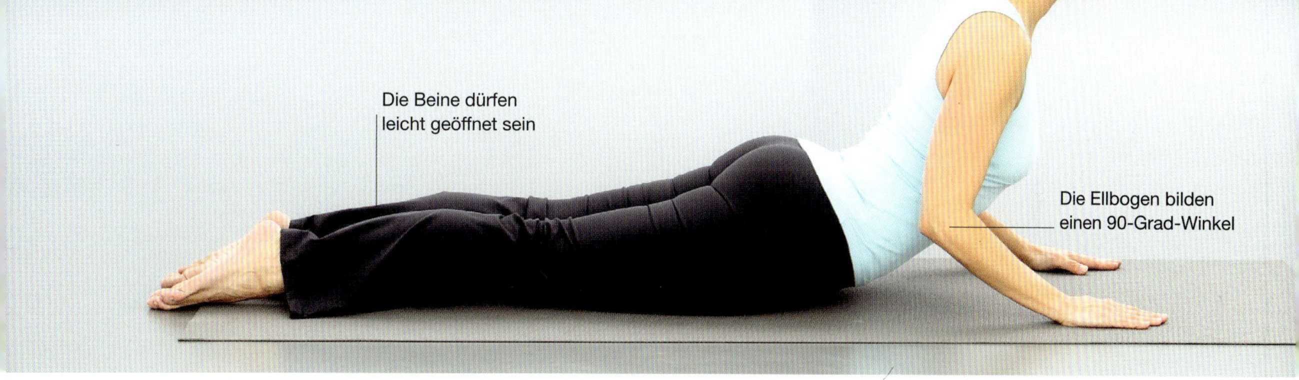
Die Beine dürfen leicht geöffnet sein
Die Ellbogen bilden einen 90-Grad-Winkel

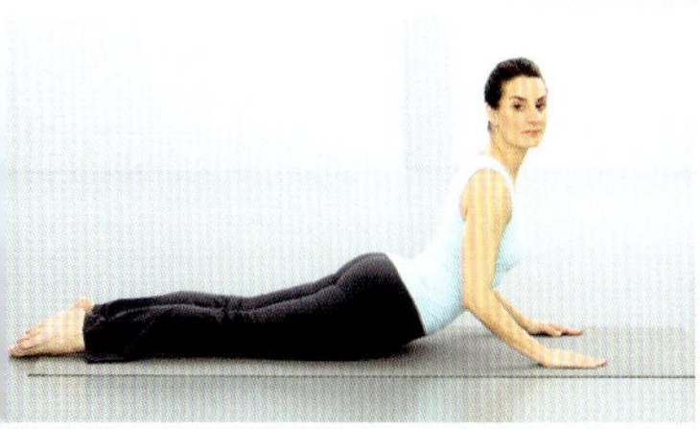

12 Für die Nackenrolle drehen Sie aus der Schwanenhaltung den Kopf nach rechts, kreisen Sie dann das Kinn: zur Brust runter und nach links hoch, dann wieder in die Mitte. Wiederholen Sie das zweimal. Anschließend langsam zur Matte senken.

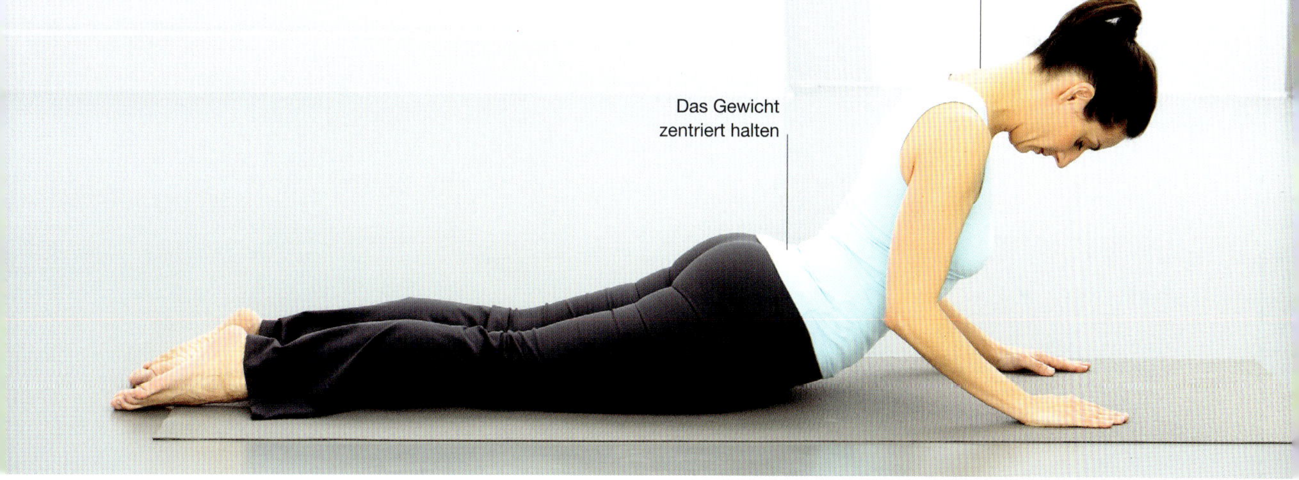
Den Nacken dehnen
Das Gewicht zentriert halten

# >> Rückendehnung/Pelvic Lift

## 13

Setzen Sie sich auf die Fersen, der Rücken ist rund, die Hände weit nach vorne gestreckt. Öffnen Sie die Knie leicht, dann kann Ihr Oberkörper noch tiefer sinken. Die Bauchmuskeln anziehen und drei Atemzüge machen. Versuchen Sie, bei jedem Einatmen die Muskeln des unteren Rückens noch mehr zu dehnen und zu lösen. Mit jedem Ausatmen den Nabel stärker einziehen. Nach drei Atemzügen den Oberkörper aufrollen und auf die Knie kommen.

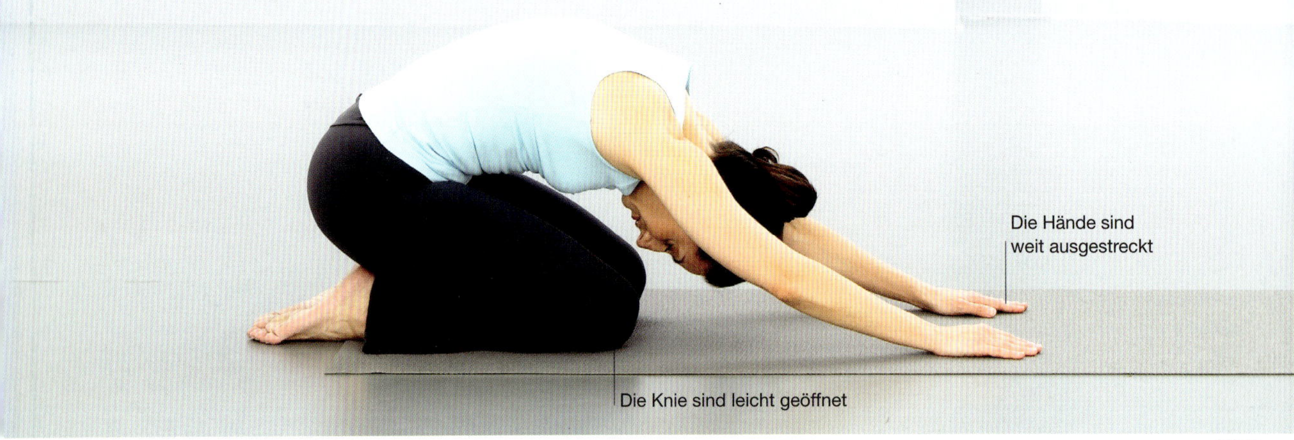
Die Hände sind weit ausgestreckt
Die Knie sind leicht geöffnet

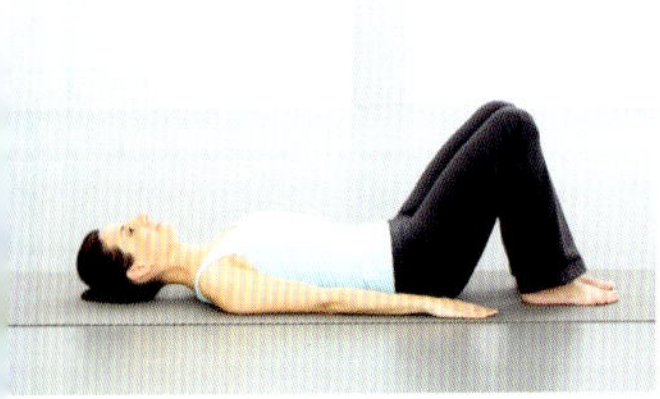

## 14

Um das Becken zu heben, legen Sie sich auf den Rücken, Beine angewinkelt, Füße hüftbreit auseinander. Ihr Brustkorb öffnet sich, die Schulterblätter rutschen nach hinten, der Rücken ist lang. Einatmen und die Hüften anheben, der Rücken bleibt dabei lang und gerade. Ausatmen und Wirbel für Wirbel den Rücken senken. Dreimal wiederholen.

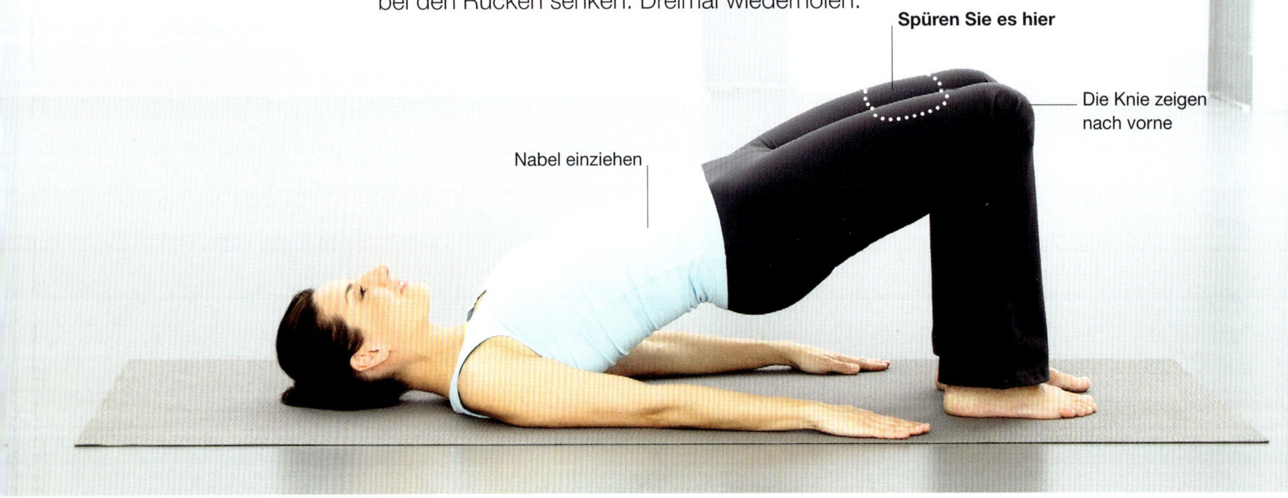
Spüren Sie es hier
Die Knie zeigen nach vorne
Nabel einziehen

# **Basis-Übungen** auf einen Blick

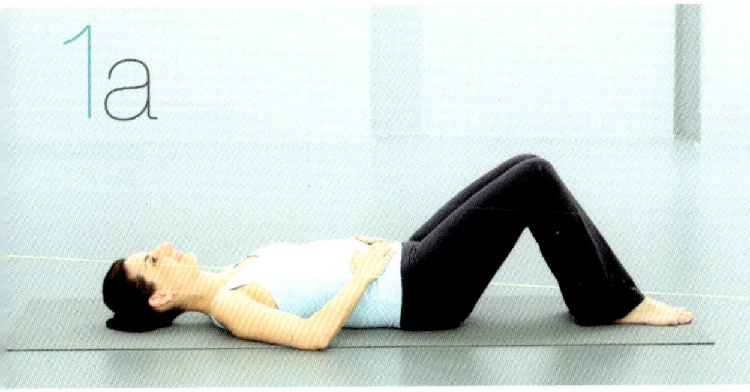


▲ **Übung zum Start**, Seite 22

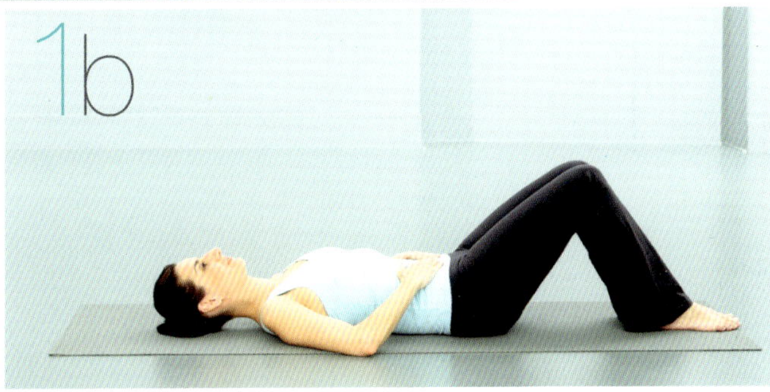


▲ **Übung zum Start**, Seite 22

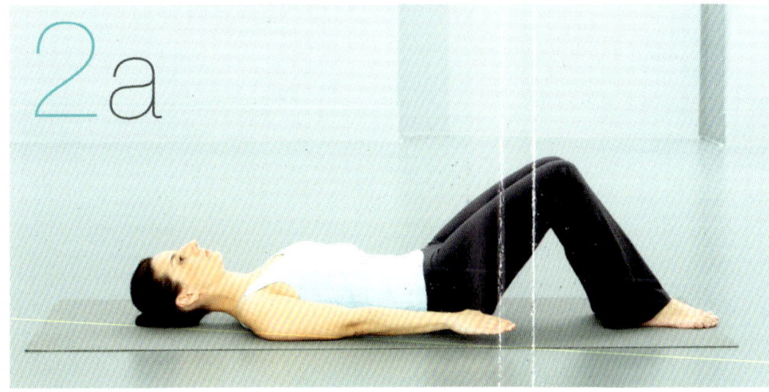


▲ **Crunches**, Seite 23

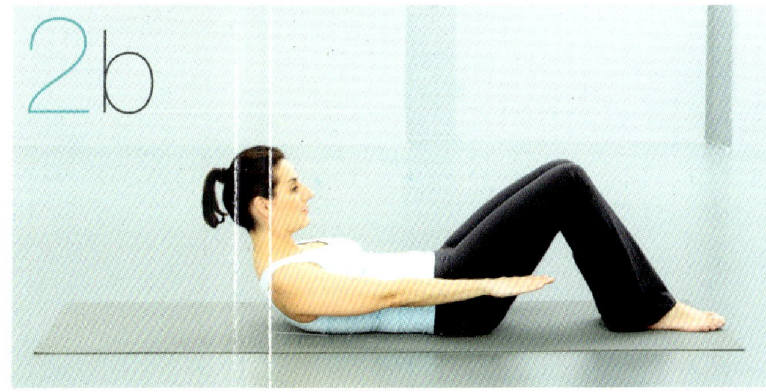


▲ **Crunches**, Seite 23

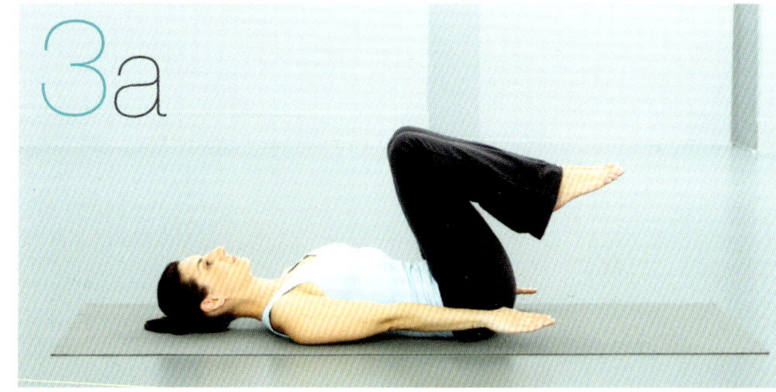


▲ **The Hundred**, Seite 24

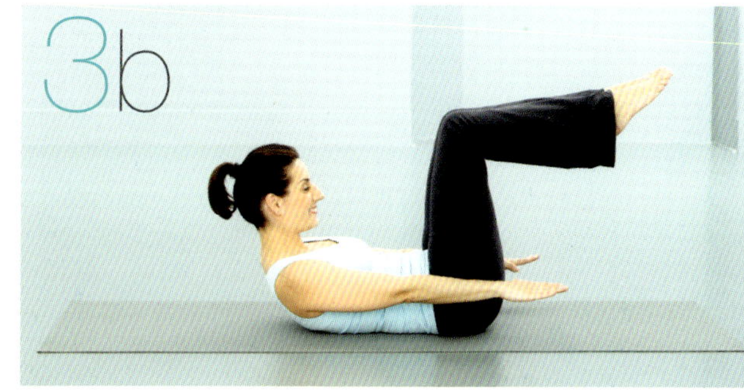


▲ **The Hundred**, Seite 24

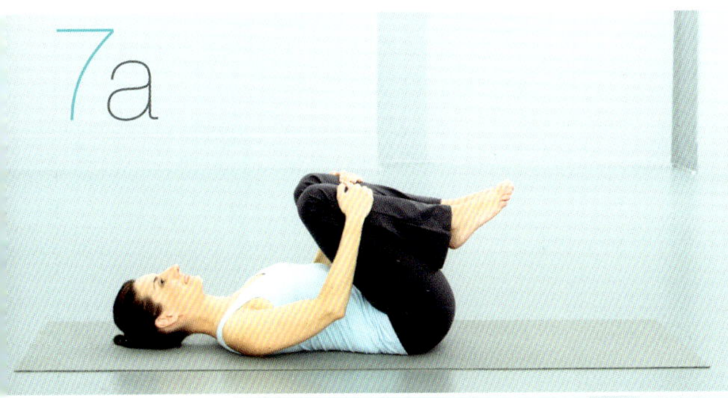


▲ **Single Leg Stretch**, Seite 28

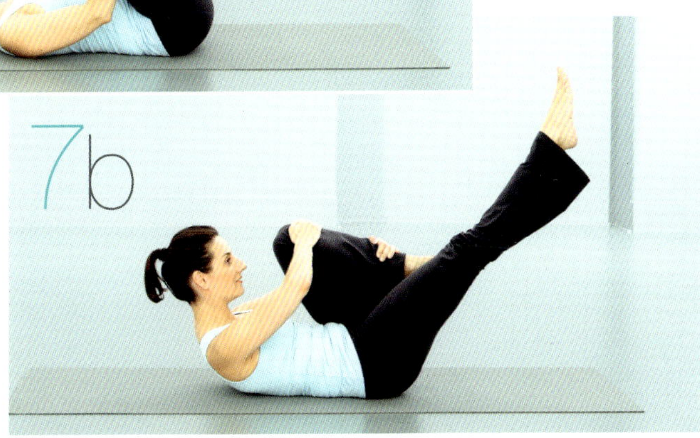


▲ **Single Leg Stretch**, Seite 28

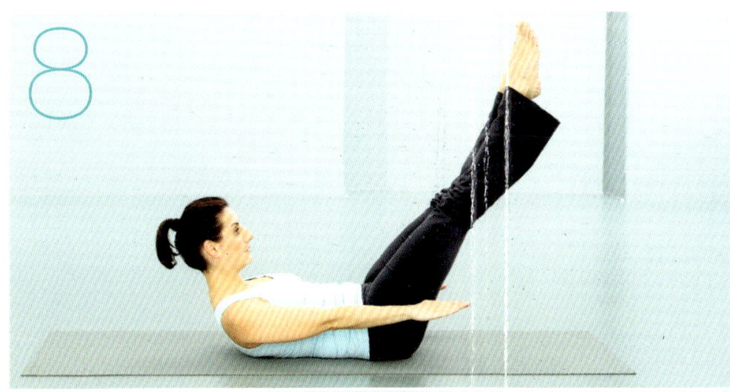


▲ **Double Leg Stretch I**, Seite 29

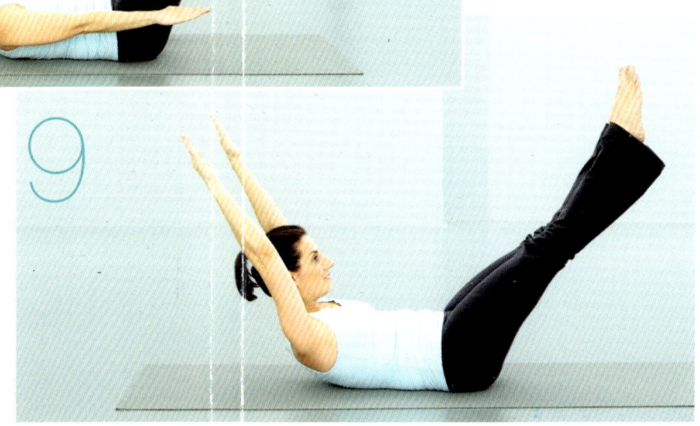


▲ **Double Leg Stretch II**, Seite 29

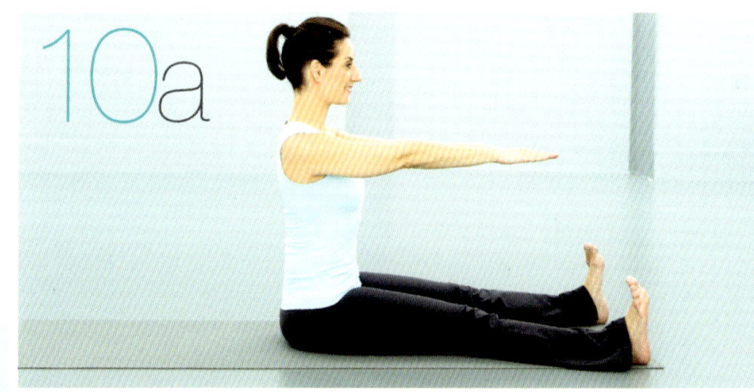


▲ **Spine Stretch Forward**, Seite 30

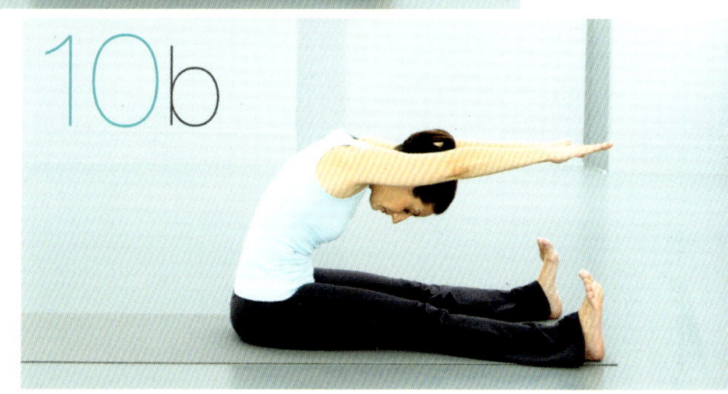


**Spine Stretch Forward**, Seite 30

# Rolling Like a Ball



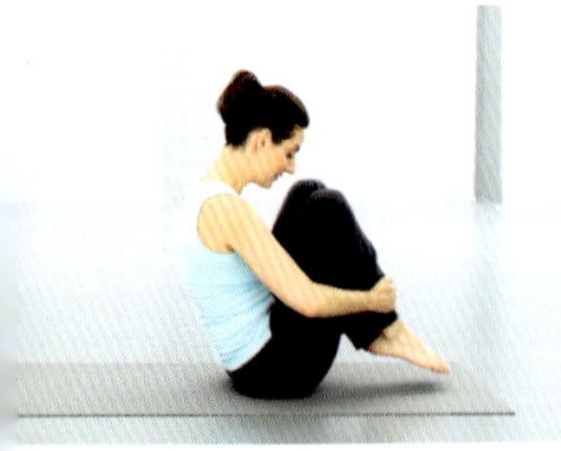

15a Balancieren Sie auf dem Sitzknochen am vorderen Rand der Matte, ziehen Sie die Beine zu sich heran. Schieben Sie Ihr Steißbein nach vorne, ohne dass die Füße den Boden berühren, und rollen Sie nun nach hinten ab.

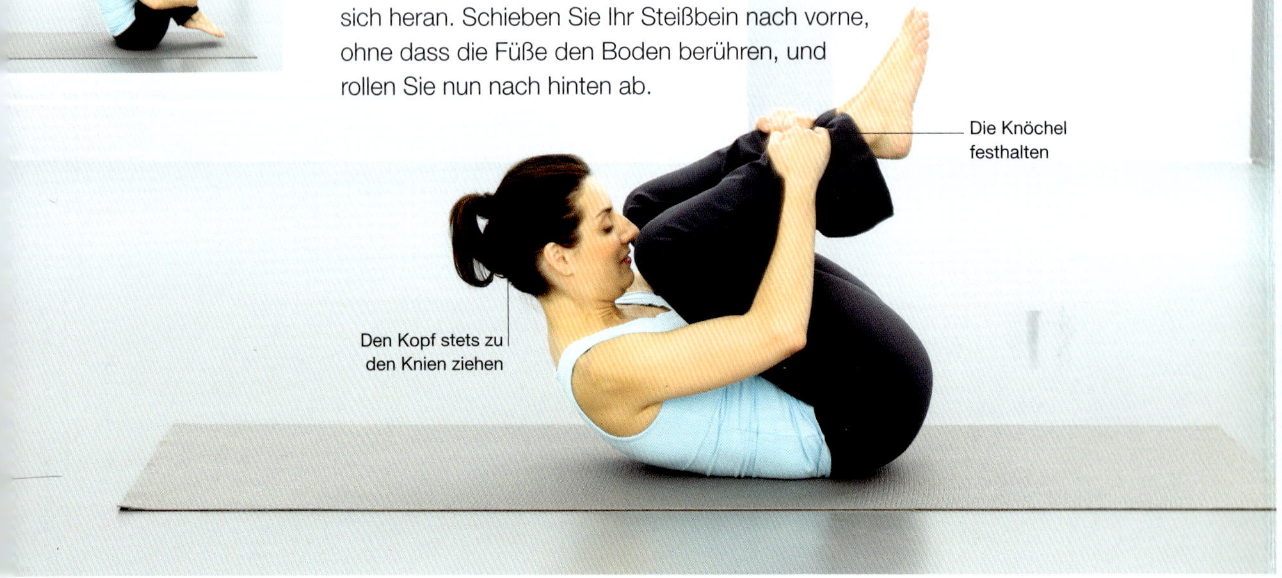


15b Rollen Sie die Wirbelsäule entlang, bis zu den Schulterblättern, und kommen Sie wieder in die Ausgangsstellung. Setzen Sie Ihre Bauchmuskeln ein, vor allem beim Hochkommen. Wiederholen Sie die Übung fünfmal. Beim Einatmen abrollen, beim Ausatmen hochkommen.

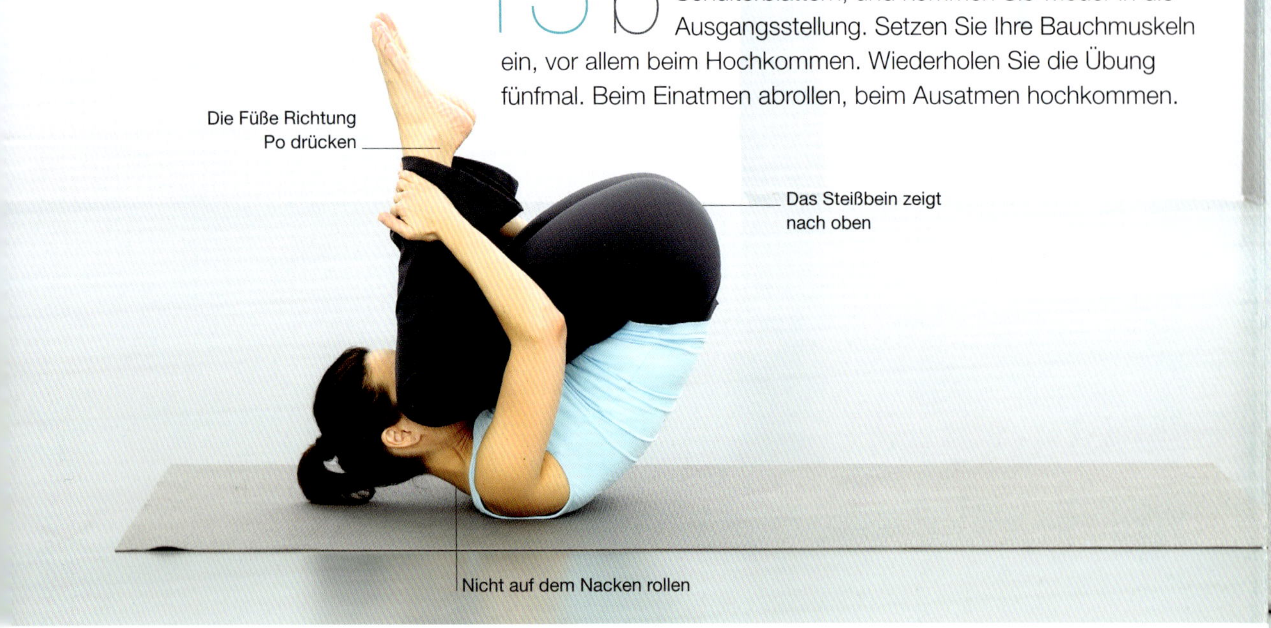




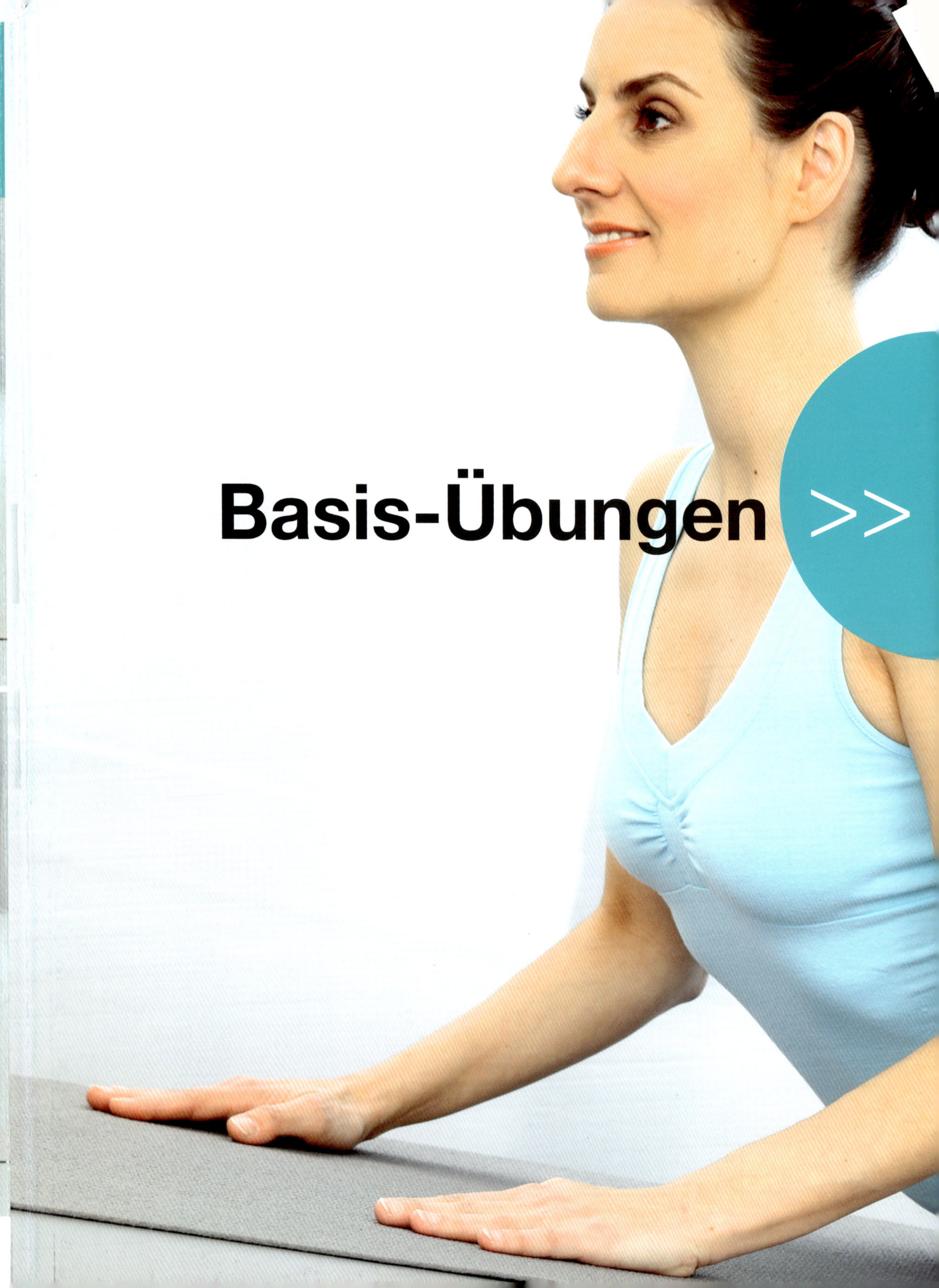

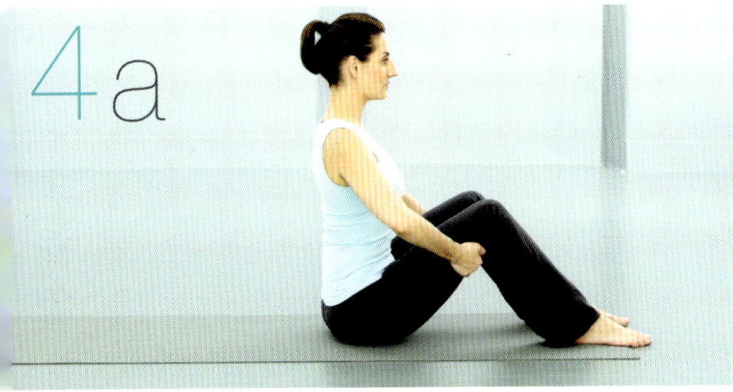


▲ **Roll Down**, Seite 25

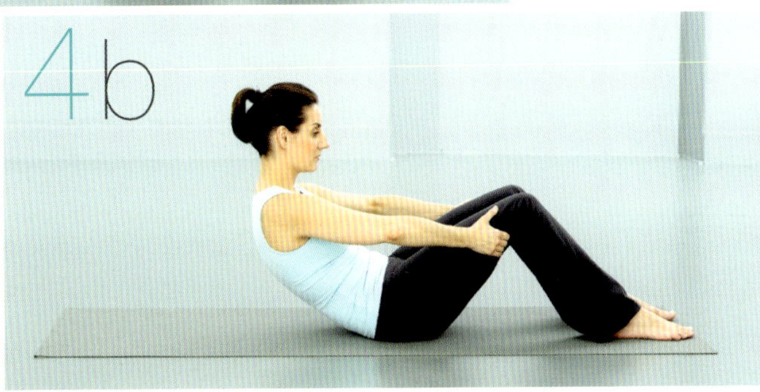


▲ **Roll Down**, Seite 25

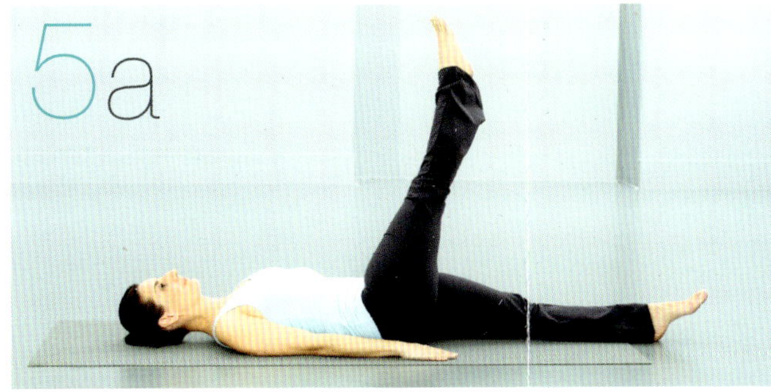


▲ **Single Leg Circles**, Seite 26

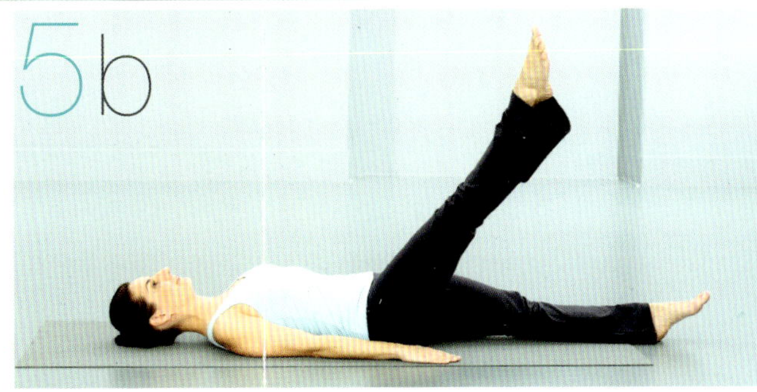


▲ **Single Leg Circles**, Seite 26

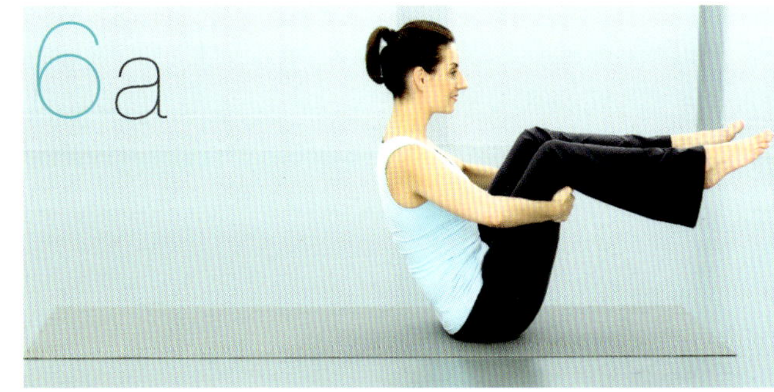


▲ **Vorbereitung: Rollen**, Seite 27

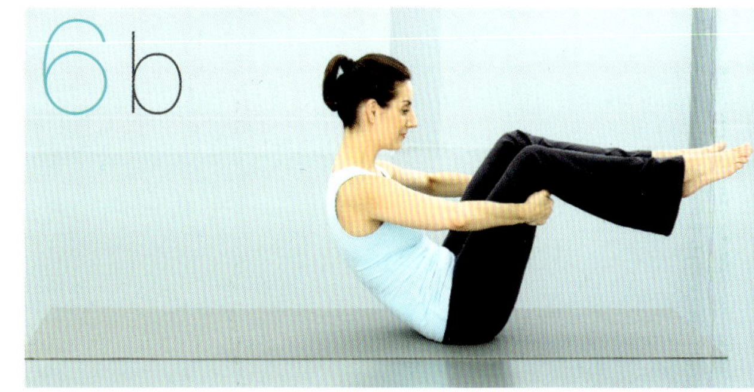


▲ **Vorbereitung: Rollen**, Seite 27

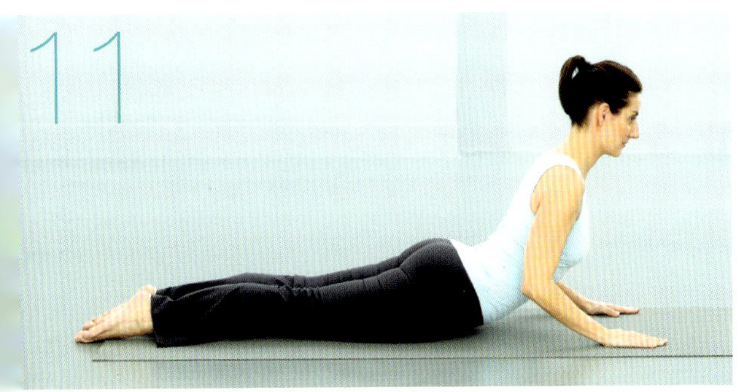


▲ **Swan**, Seite 31

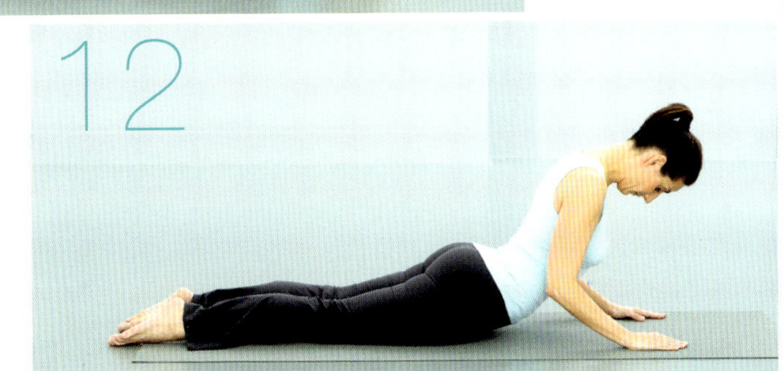


▲ **Neck Roll**, Seite 31

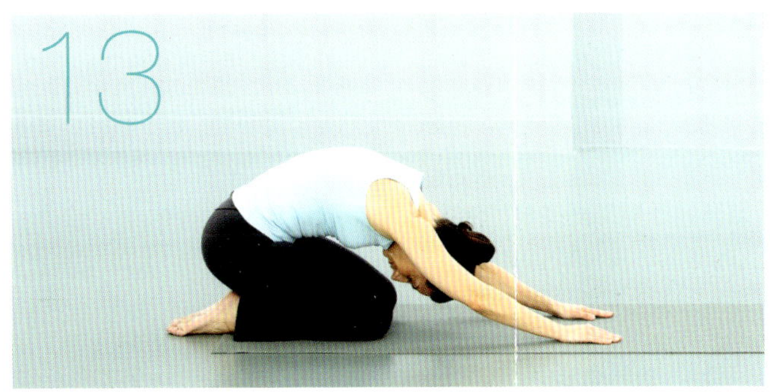


▲ **Rückendehnung**, Seite 32

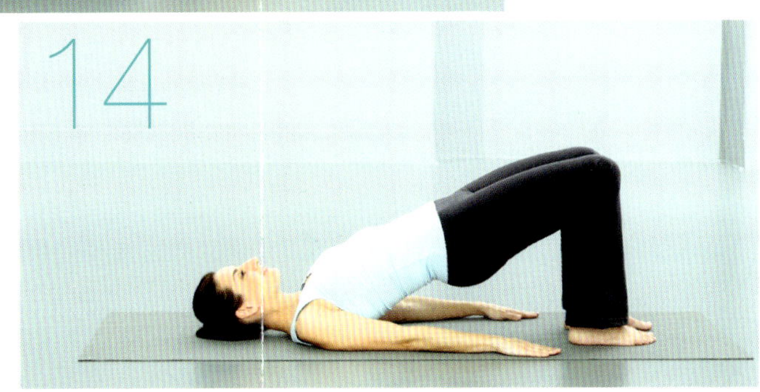


▲ **Pelvic Lift**, Seite 32

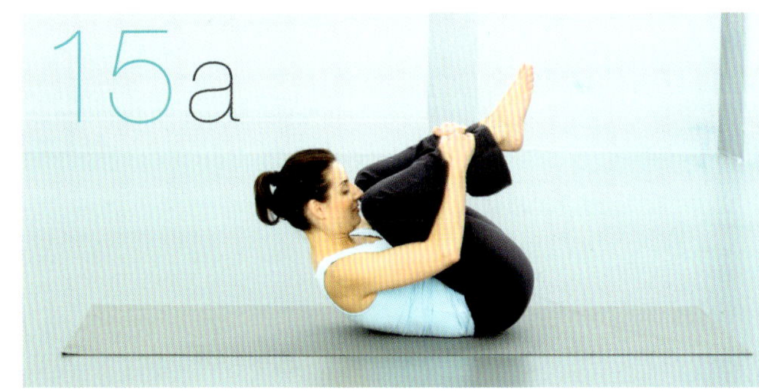


▲ **Rolling Like a Ball**, Seite 33

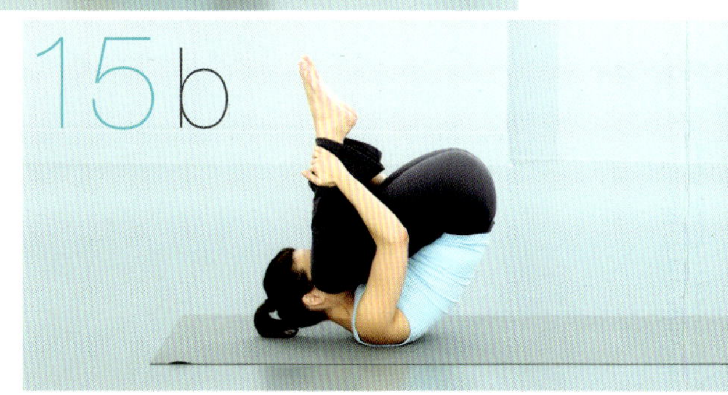


▲ **Rolling Like a Ball**, Seite 33

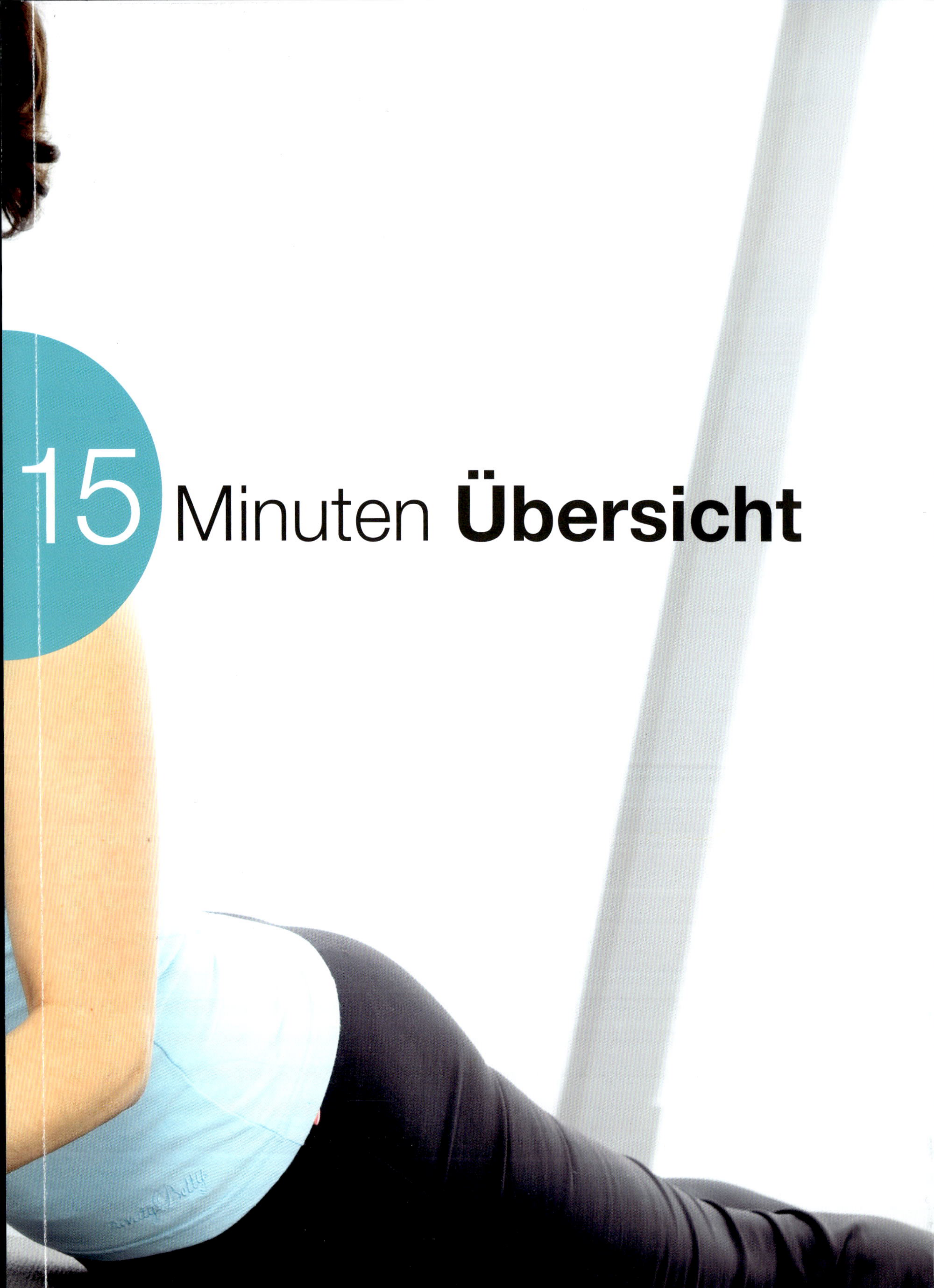

# 15 Minuten **Übersicht**



## >> Tipps & Tricks

Das Wichtigste ist, dass Sie nicht lockerlassen. Wenn Sie erst einmal den Ablauf der Basis-Übungen verinnerlicht haben, werden Ihnen 15 Minuten für eine Übungseinheit völlig ausreichen. Lernen Sie die Namen der Pilates-Übungen in der hier vorgestellten Reihenfolge auswendig.

### >> Checkliste

Prüfen Sie immer wieder, ob Sie in Ihren Bewegungen an die sechs Prinzipien gedacht haben. Der Ablauf jeder Bewegung ist weniger wichtig als die Qualität der einzelnen Bewegung.

- Sind die Übergänge von einer Übung zur nächsten fließend, bewegen Sie sich dabei so wenig wie möglich?
- Gelingt es Ihnen, wenn Sie den Nabel einziehen, im Bauch eine Kuhle entstehen zu lassen, statt den Bauch zu weiten?
- Können Sie sich allein mit der Kraft der Bauchmuskeln aufrichten, ohne von außen zu schieben?
- Gelingt es Ihnen, bei **The Hundred** den Oberkörper fest auf einer Höhe zu halten, ohne dabei mit dem Körper zu wackeln?
- Bei den **Single Leg Circles** muss die Hüfte ganz ruhig bleiben. Gelingt Ihnen das?
- Können Sie bei der **Vorbereitung zum Rollen** nur den Beckenboden bewegen und den restlichen Rumpf ruhig halten?
- Beim **Spine Stretch Forward** sollte es sich so anfühlen, als ob Ihr Körper an einer Wand festklebt und der Oberkörper sich von dieser Wand lösen würde. Haben Sie das gefühlt?
- Der **Pelvic Lift** ist die Variante einer Pilates-Geräteübung, die man *The Breathing* nennt. Gelingt es Ihnen, jeden einzelnen Wirbel zu spüren, wenn Sie den Rücken wieder absenken?
- Bei **Rolling Like a Ball** steht die Körperbeherrschung im Zentrum. Können Sie bei der Übung immer die Balance halten?

## Tipps für Anfänger

Sie haben mehr davon, wenn Sie leichte Übungen perfekt ausführen, als wenn Sie sich an schwerere Übungen heranwagen, die Sie jedoch noch nicht beherrschen.

• Bei den **Single Leg Circles** kann das untere Knie auch gebeugt werden.

• Bei Übungen, die auf dem Bauch liegend ausgeführt werden, können Sie die Beine leicht öffnen, das nimmt den Druck vom unteren Rücken.

• Fassen Sie die Beine bei **Rolling Like a Ball** in den Kniekehlen statt an den Knöcheln.

## Tipps für Fortgeschrittene

Stellen Sie sich neuen Herausforderungen nur schrittweise. Schließlich soll dieses Work-out Sie ein Leben lang begleiten.

• Halten Sie am Ende jeder Übung noch kurz die Spannung, und optimieren Sie Ihre Körperhaltung, das bringt die besten Resultate.

• Erhöhen Sie den Widerstand, indem Sie die Muskeln stärker anspannen; arbeiten Sie immer gegen die Schwerkraft.

• Variieren Sie das Tempo, und werden Sie bei den Übungsteilen, die besonders schwierig sind, langsamer. Nichts überstürzen!

• Bei den **Single-** und **Double-Leg-Stretch-Dehnungen** können Sie versuchen, die Beine noch tiefer zu bringen.

• Machen Sie Curls, statt sich über die Seite aufzurollen.

## Tipps vom Trainer

Durch die Basis-Übungen können Sie Ihren Körper besser kennenlernen. Horchen Sie bei allen Übungen also in sich hinein.

• Fließende Übergänge sind wichtig. Wenn Sie zwischen den Übungen eine Pause machen, vergisst Ihr Körper, dass er trainiert werden soll.

• Zu jeder Bewegung gibt es eine Gegenbewegung. Wenn Sie Ihren Rumpf drehen, wird eine Seite gedehnt, die andere komprimiert. Achten Sie bei jeder Übung auf diese natürlich vorkommenden Gegensätze.

• Wenn Sie Curls machen, stellen Sie sich beim Aufrollen vier Punkte an Ihren Rippen und Hüften vor, und ziehen Sie diese zusammen, wobei der Nabel einzogen wird.

# 15 Minuten

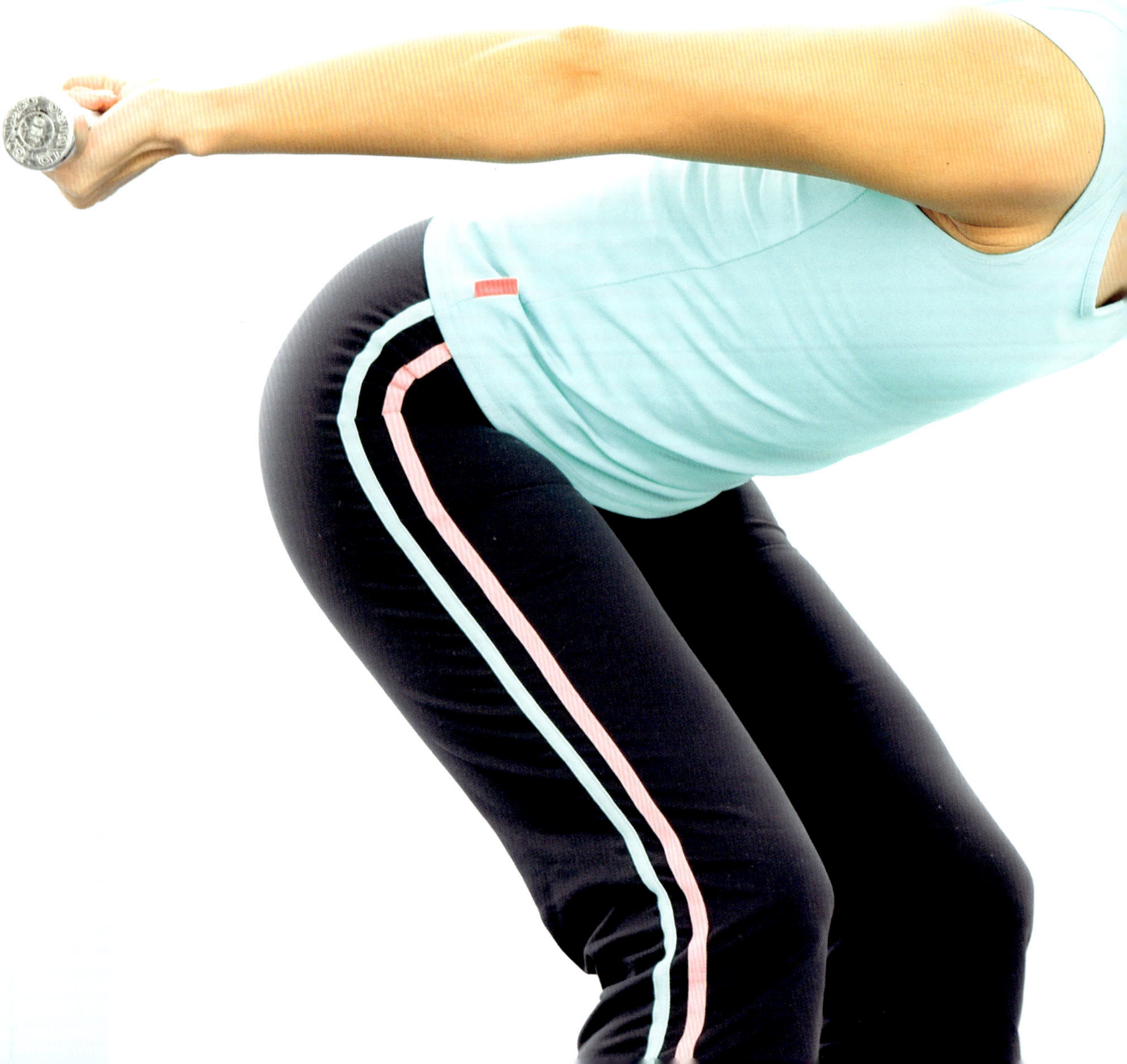

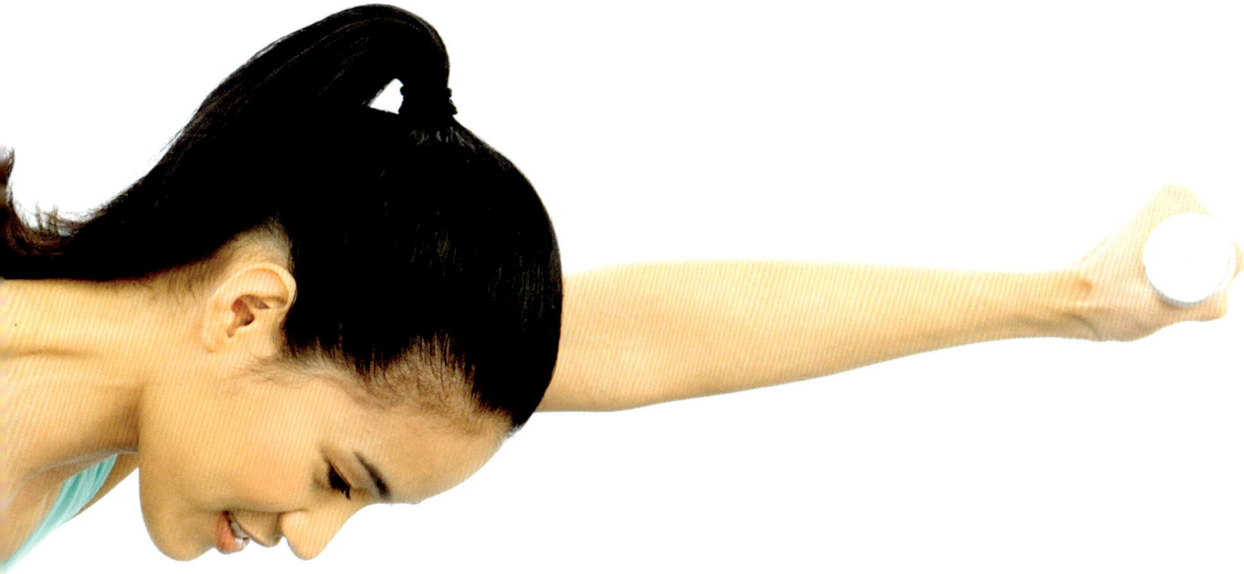

# Übungen im Stand >>

Zentrieren Sie sich, aktivieren Sie Ihre Pilates-Box, und üben Sie mit Hanteln.

# >> **Übungen** im Stand

Diese Übungseinheit werden Sie im Stand und fast durchgängig mit Hanteln machen. Pilates beschränkt sich nämlich nicht allein auf Übungen, die auf der Matte ausgeführt werden. Trainieren Sie eine aufrechte Körperhaltung – nicht nur während des 15-Minuten-Programms, sondern auch im Alltag.

Wir beginnen im Stand, in der Pilates-Grundhaltung, mit einer Reihe von Übungen für die Arme und den Oberkörper. Dann folgen Übungen in der Vorbeuge mit geradem Rücken: Sie trainieren Ihre Koordination, Ihre Körperausrichtung und das Kraftzentrum. Es geht weiter mit Übungen, für die Sie Gleichgewicht brauchen. Die Übungseinheit endet mit leicht abgewandelten Pilates-Liegestützen und mit einer Atemübung, der Windmühle.

### Anfang und Ende

Beginnen Sie mit der Pilates-Grundhaltung. Die Oberschenkelrückseiten (s. S. 13) und die Pomuskeln sind fest angespannt. Bei den Pilates-Übungen im Stand ist der Körper leicht nach vorne gebeugt, als ob man sich gegen den Wind stemmen würde. Dazu verlagern Sie Ihr Gewicht über die Fußballen leicht nach vorn. Diese Haltung gilt für alle Pilates-Übungen im Stand.

Zum Schluss kommt eine Atemübung. Pilates hatte seinerzeit ein Gerät entwickelt, mit dem man die Atmung während der Übungen kontrollieren konnte. Heute macht man die Übung ohne das Gerät. Es ist aber wichtig, dass Sie all Ihre Luft aus der Lunge ausatmen, bevor Sie wieder einatmen.

### Übergänge

Der geschmeidige Übergang von einer Übung zur nächsten setzt voraus, dass Ihr Rumpf stabil bleibt und Sie Ihre Arme fließend bewegen. Wenn Sie die Übungen in der Vorbeuge machen und hochkommen, rollen Sie vom tiefsten Punkt, an dem Sie sich gedehnt haben, Wirbel für Wirbel auf, als wäre Ihr Körper oberhalb der Beine weiches Wachs. Gewichtsverlagerungen sind typisch für diese Übungseinheit. Achten Sie dabei immer darauf, dass das Gewicht über den Fußballen bleibt. Lehnen Sie sich nicht zurück über die Fersen oder zu weit vor über die Zehen. Wie alle Pilates-Bewegungen sind auch diese Übergänge genau durchdacht und sollen präzise ausgeführt werden.

**Zunächst scheint es**, als ob die Übungen im Stand nur den Oberkörper trainieren. Bald werden Sie merken, dass jede Pilates-Übung den gesamten Körper beansprucht.

### >> **Der Schlüssel** zum Erfolg

- **Betonen Sie bei der Seitbeuge** die Gegenbewegung. Wenn Sie sich weit nach oben strecken, muss der andere Teil Ihres Körpers fest im Boden verankert sein.
- **Liegestützen** sind ein perfektes Rückentraining. Wenn Sie sich in der Planke befinden, sollte Ihre Wirbelsäule von der Hüfte bis zum Scheitel eine Linie bilden.
- **Bei den Baby Circles** unbedingt darauf achten, stabil zu sein. Erliegen Sie nicht der Versuchung, während dieser Übung zu wackeln oder den Rumpf zu bewegen!

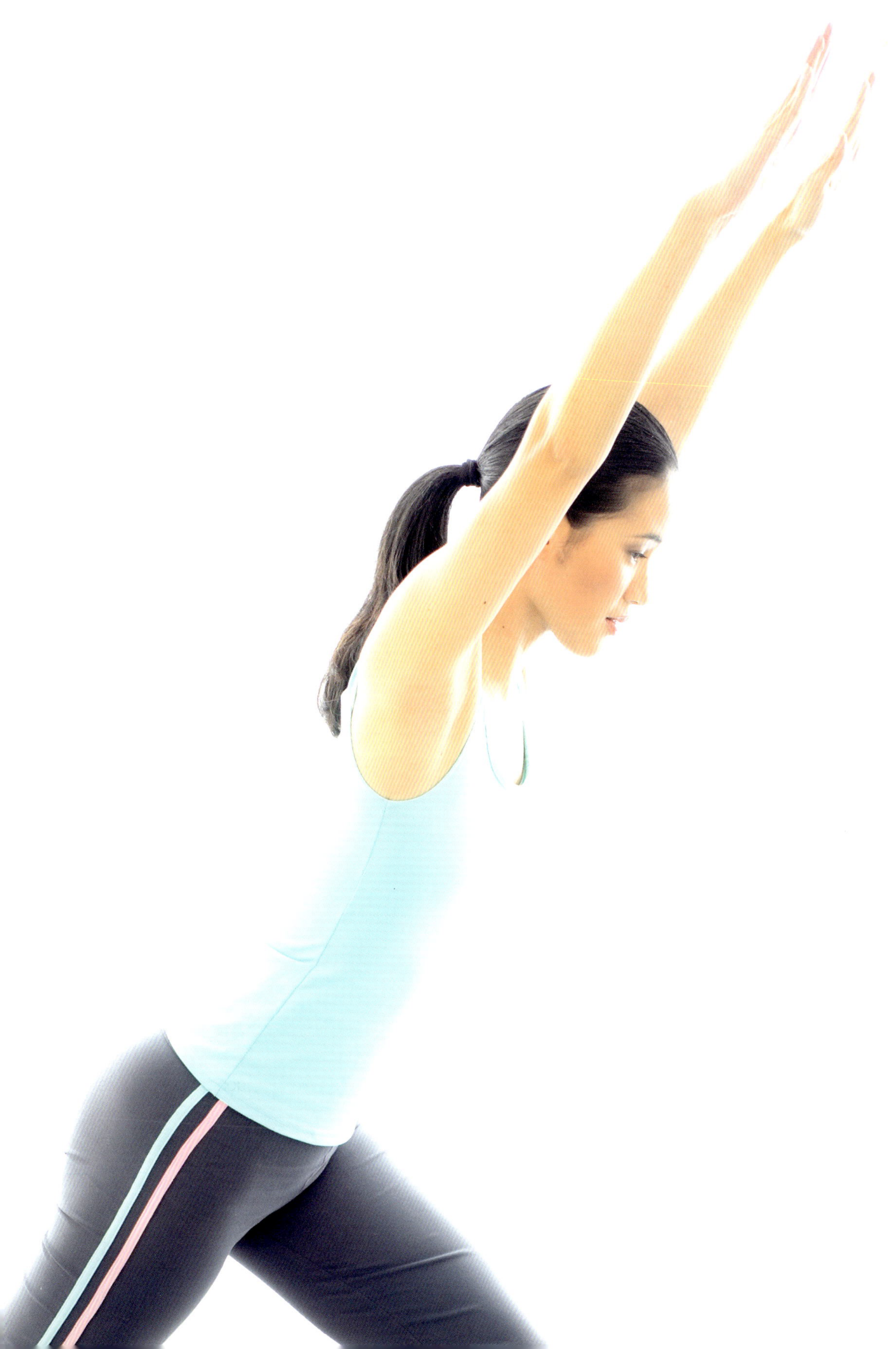

# >> Front Curls

1a In der Pilates-Grundhaltung (s. S. 17) halten Sie in jeder Hand ein Gewicht. Die Fersen sind zusammen, die Fußspitzen auseinander. Spannen Sie Ihren Po an, ziehen Sie die Taille nach innen und oben. Heben Sie die Arme nach vorne auf Schulterhöhe, die Handflächen zeigen nach oben. Die Ellbogen sind lang, aber nicht überstreckt.

1b Nun die Arme 90 Grad nach oben anwinkeln, dabei an den Widerstand denken (s. S. 17). Dann mit dem gleichen Widerstand die Arme wieder nach vorne ausstrecken. Fünfmal wiederholen, beim Ausstrecken einatmen, beim Beugen ausatmen. Nach der letzten Wiederholung die Arme langsam senken. Machen Sie sechs Wiederholungen.

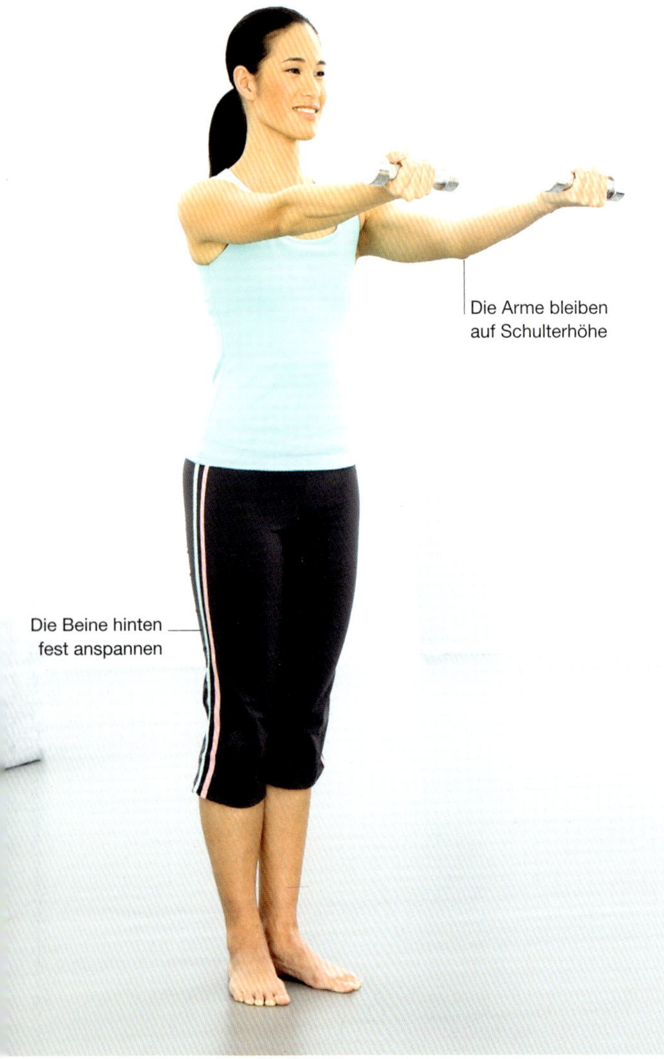
Die Arme bleiben auf Schulterhöhe
Die Beine hinten fest anspannen

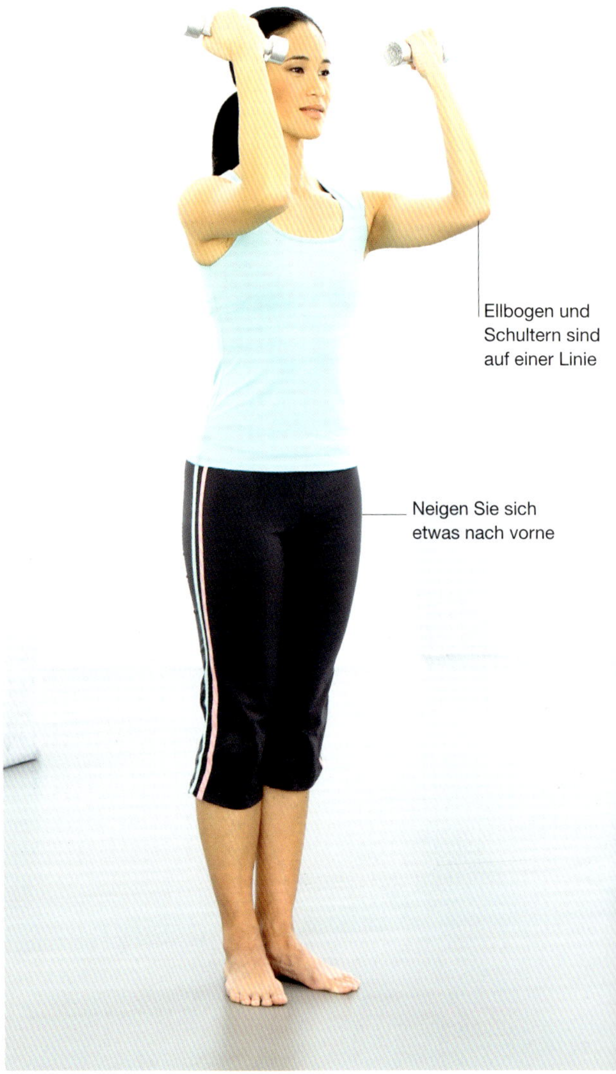
Ellbogen und Schultern sind auf einer Linie
Neigen Sie sich etwas nach vorne

# >> Side Curls



**2a** Heben Sie nun die Arme seitlich an, bis sie genau auf Schulterhöhe sind. Achten Sie darauf, dass Ihre Wirbelsäule lang und Ihr Powerhouse aktiviert ist. Denken Sie an Ihre Pilates-Haltung, nicht nachlassen. Spannen Sie die Pomuskeln an, dadurch arbeitet Ihr Unterkörper mit.

**2b** Nun mit Widerstand die Arme anwinkeln; beim Öffnen noch mehr Widerstand bringen. Achten Sie darauf, dass die Ellbogen nicht absinken, während Sie die Arme beugen und strecken. Fünf Wiederholungen. Beim Ausstrecken einatmen, beim Beugen ausatmen. Nach der letzten Wiederholung die Arme neben den Körper sinken lassen.

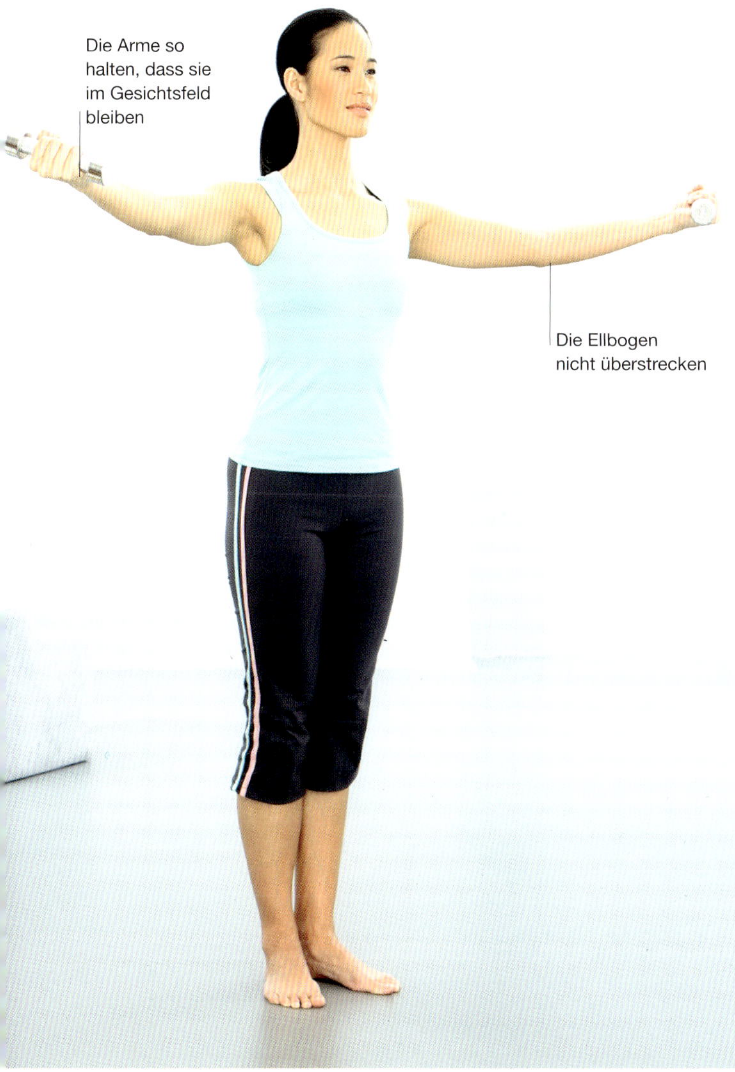
Die Arme so halten, dass sie im Gesichtsfeld bleiben
Die Ellbogen nicht überstrecken

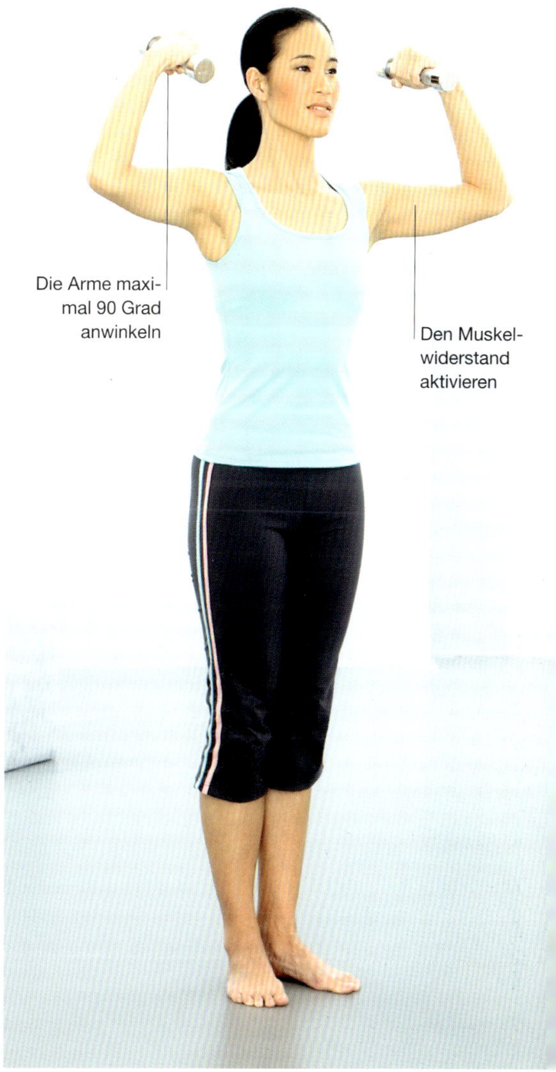
Die Arme maximal 90 Grad anwinkeln
Den Muskelwiderstand aktivieren

# >> Zip Ups

3a Drehen Sie nun Ihre Arme nach innen ein, sodass die Knöchel zueinanderzeigen. Die Hanteln halten Sie in den Händen. Ziehen Sie den Nabel ein, spannen Sie die Beine hinten an, und verlagern Sie Ihr Gewicht ein klein wenig nach vorne. Die Fußsohlen bleiben dabei flach am Boden. Zur Vorbereitung einatmen.

3b Ausatmen, die Ellbogen weit öffnen und dabei die Hanteln bis unter das Kinn heben. Der Hals bleibt lang, die Schultern sind entspannt. Senken Sie die Hanteln, als ob Sie etwas Schweres wegschieben wollten, nach unten, wie bei einem Reißverschluss. Fünfmal wiederholen. Beim »Zuziehen« einatmen, beim »Aufziehen« ausatmen.

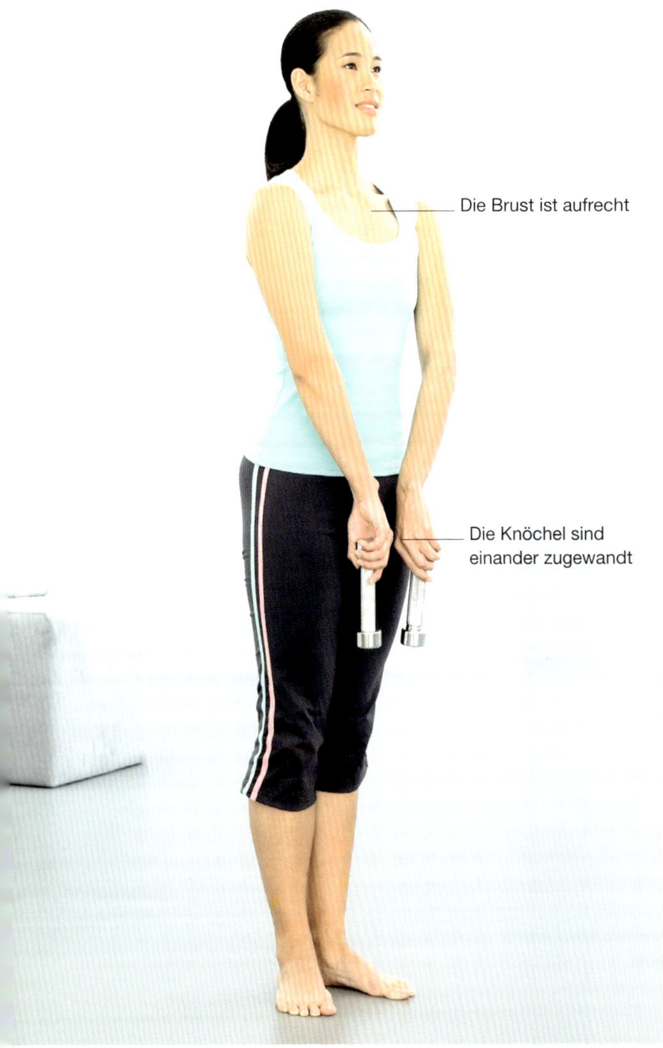
Die Brust ist aufrecht
Die Knöchel sind einander zugewandt

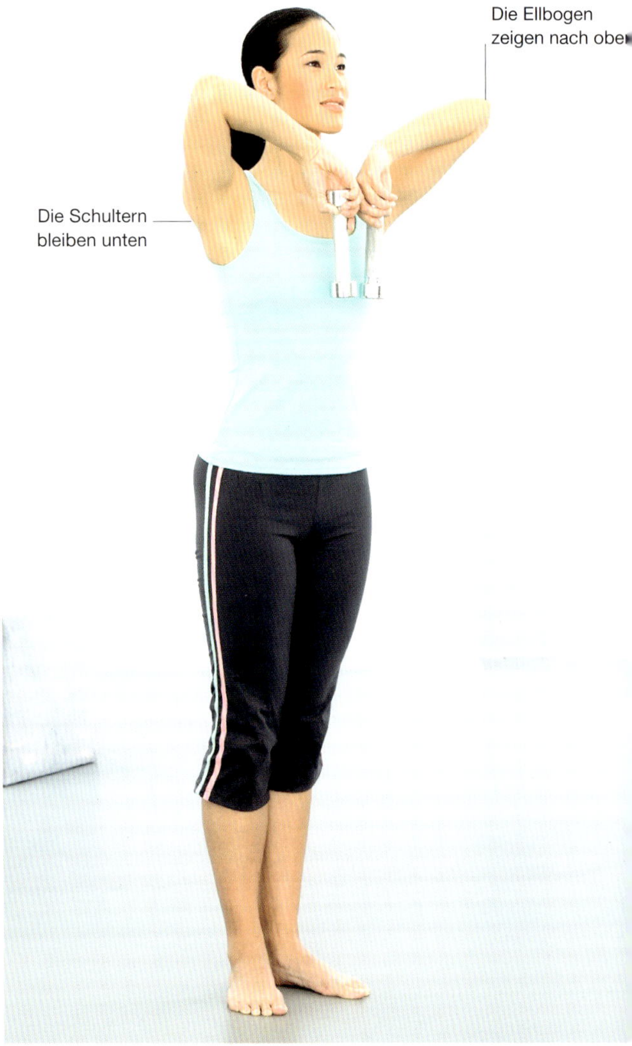
Die Ellbogen zeigen nach oben
Die Schultern bleiben unten

# >> Salutes



4a Führen Sie nun beide Hanteln so über den Kopf, dass sie hinten am Genick liegen. Senken Sie Ihr Kinn ein klein wenig, und achten Sie darauf, dass die Ellbogen weit geöffnet bleiben. Die Füße sind in der Pilates-Grundhaltung, die Beine fest zusammengepresst. Lehnen Sie sich leicht nach vorne, als würden Sie sich dem Wind entgegenstemmen.

4b Strecken Sie die Arme über den Kopf, ohne die Ellbogen zu überstrecken. Machen Sie Ihr Powerhouse (s. S. 17) ganz stark. Die Finger berühren sich. Nun die Arme mit Widerstand senken. Fünfmal wiederholen; beim Strecken ausatmen, beim Senken einatmen.

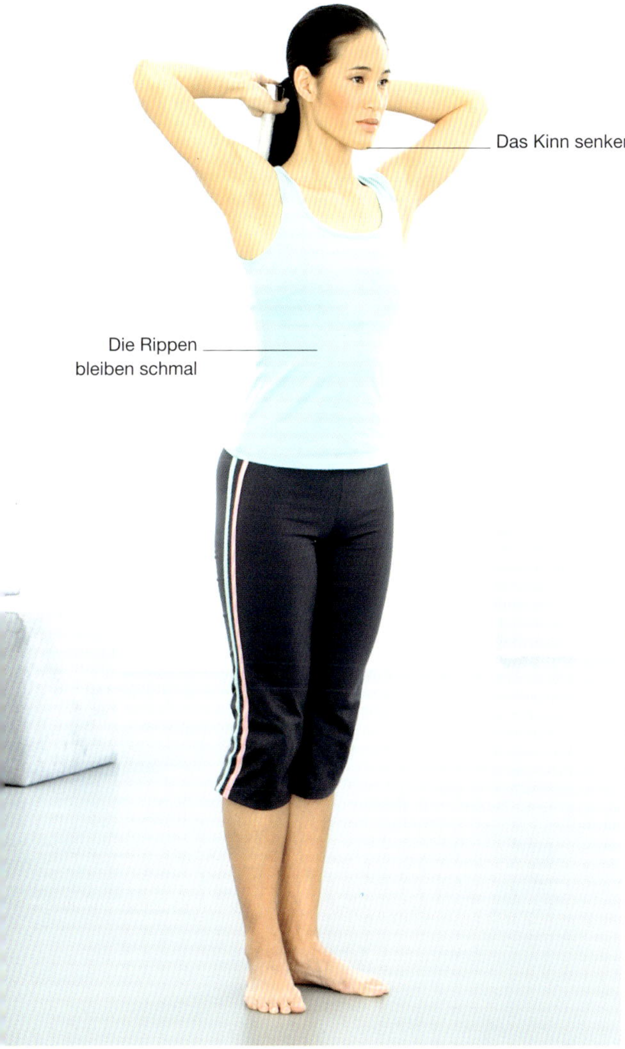
Das Kinn senken
Die Rippen bleiben schmal

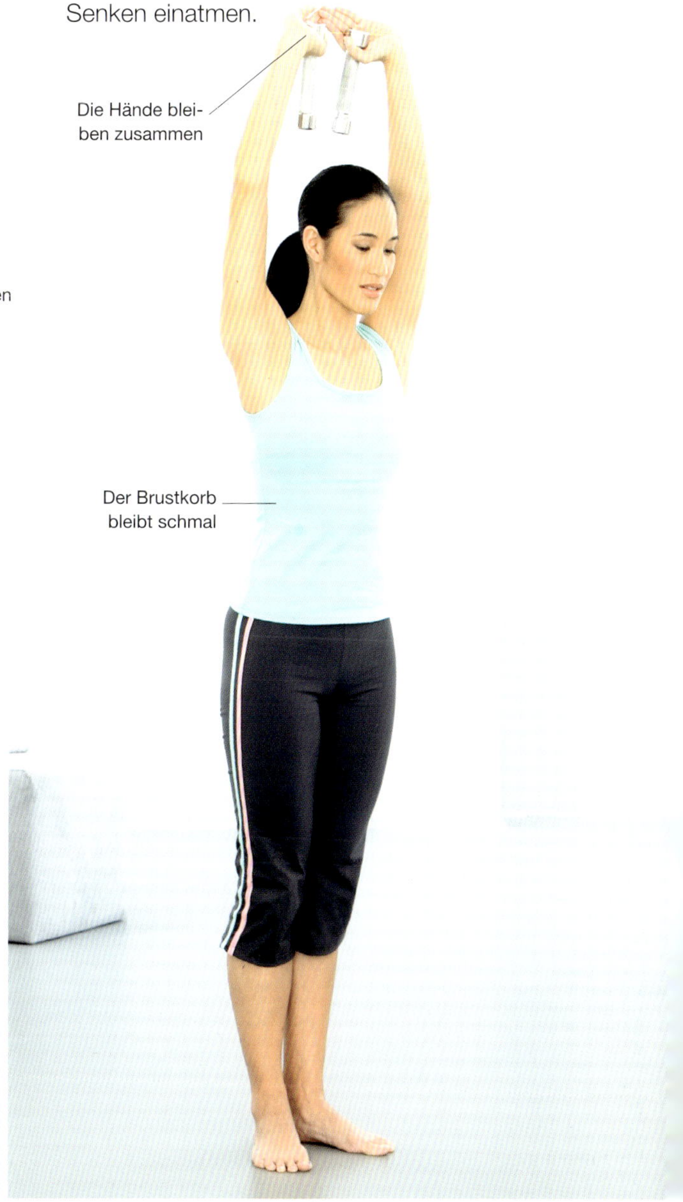
Die Hände bleiben zusammen
Der Brustkorb bleibt schmal

# >> Boxing

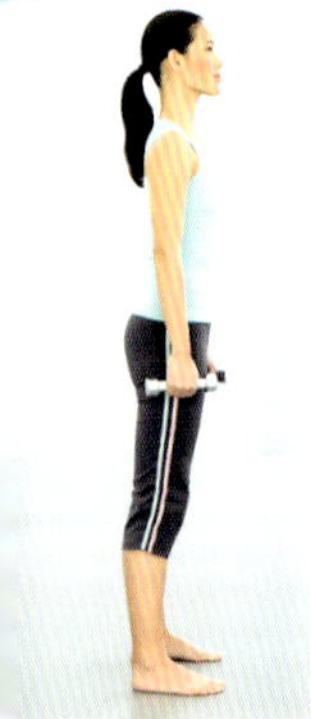

**5a** Sie stehen, die Füße parallel und hüftbreit auseinander, mit Hanteln in jeder Hand. In die Knie gehen und mit langem, geradem Rücken nach vorne beugen. Die Arme anwinkeln, die Ellbogen sind eng am Körper. Spannen Sie die Bauchmuskeln an, ohne dabei Ihre Haltung zu verändern. Einatmen.

**5b** Beim Ausatmen den rechten Arm nach vorne ausstrecken und den linken nach hinten, wie beim Boxen. Beim Einatmen die Arme wieder beugen. Machen Sie drei Wiederholungen auf beiden Seiten, und vergessen Sie den inneren Widerstand nicht. Machen Sie insgesamt sechs Wiederholungen. Zum Schluss den Oberkörper über die Beine vorbeugen und dann langsam in den Stand aufrollen.

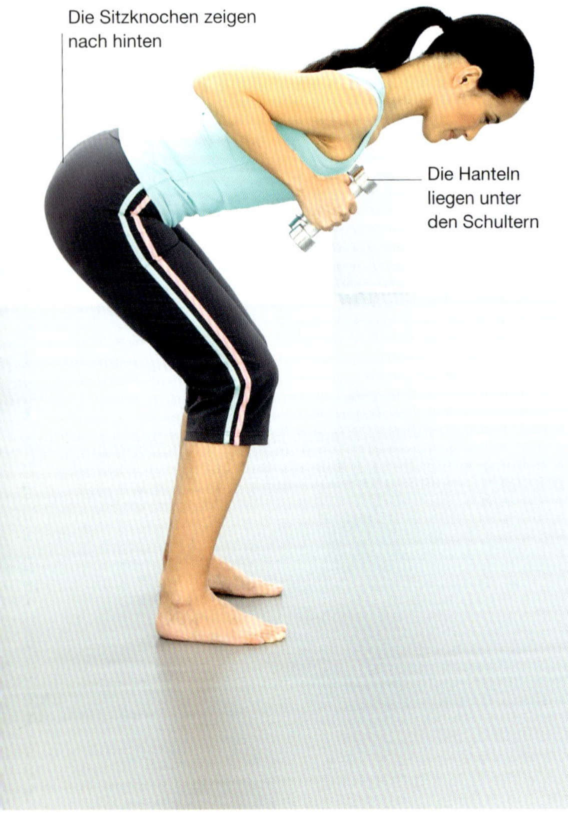
Die Sitzknochen zeigen nach hinten
Die Hanteln liegen unter den Schultern

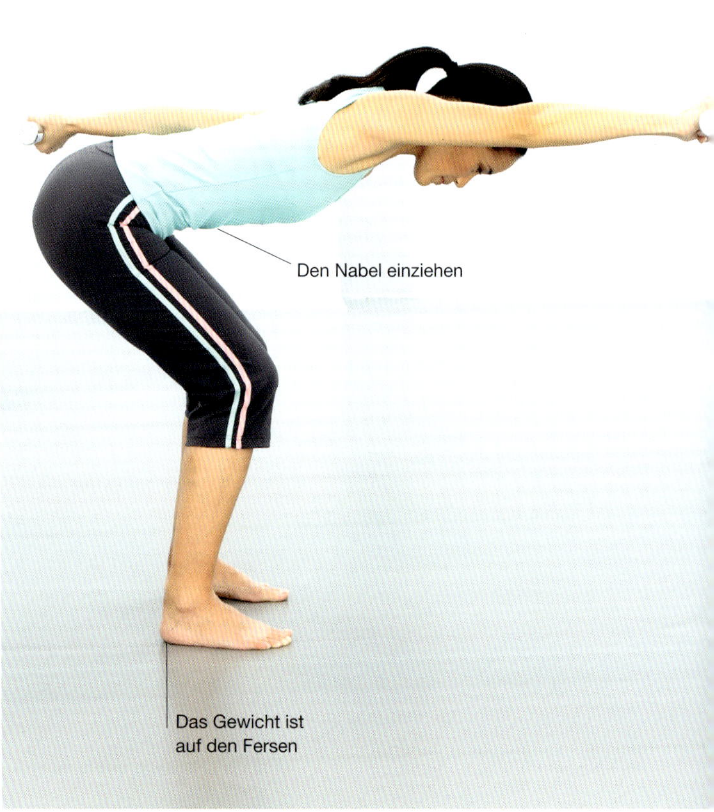
Den Nabel einziehen
Das Gewicht ist auf den Fersen

# >> The Bug

**6a** Stehen Sie zunächst gerade, die Füße parallel, eine Hantel in jeder Hand. Beugen Sie nun die Knie, und kommen Sie mit langem, geradem Rücken nach vorne. Die Arme bilden direkt unter Ihnen einen Kreis, die Fäuste stoßen aneinander. Spannen Sie Ihr Powerhouse an, und atmen Sie ein.

**6b** Ausatmen und die Arme zur Seite heben. Rumpf und Beine bleiben dabei ganz fest. Einatmen und die Arme ganz fest zusammenpressen. Machen Sie die Übung noch zweimal, und ändern Sie dann die Atmung. Jetzt vorbereitend ausatmen und die Übung noch dreimal wiederholen. Schließlich wieder über die Beine beugen und die Wirbelsäule entspannen.

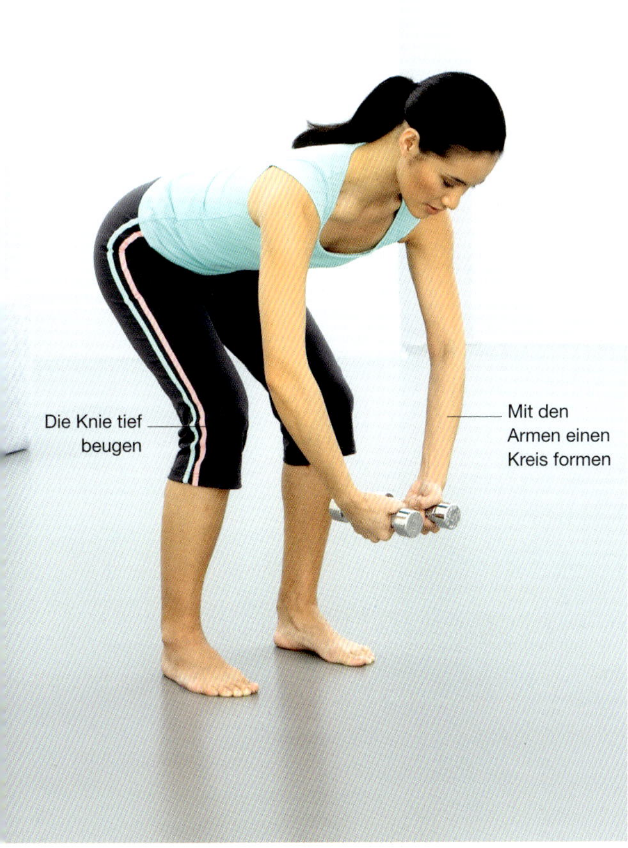
Die Knie tief beugen
Mit den Armen einen Kreis formen

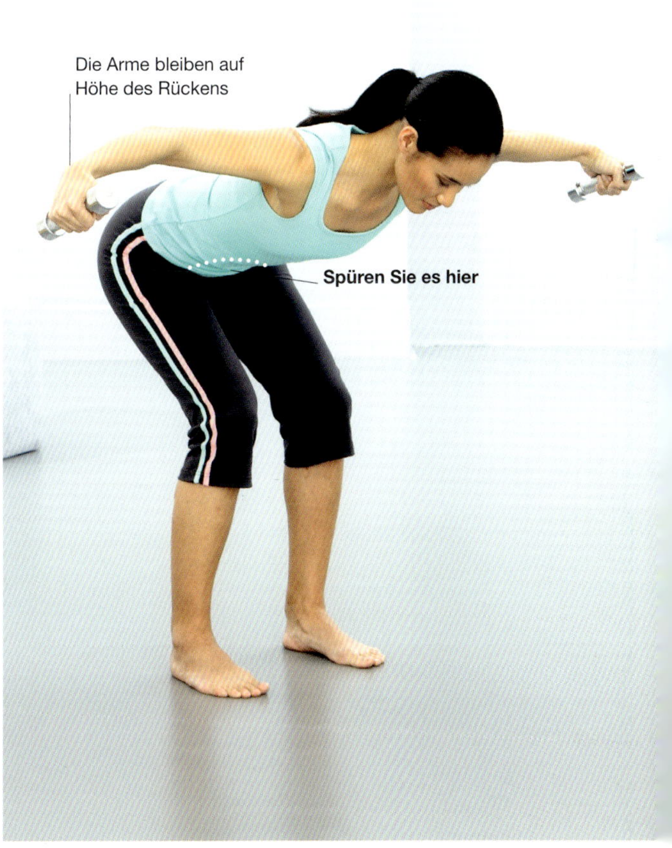
Die Arme bleiben auf Höhe des Rückens
Spüren Sie es hier

# >> Trizepsstraffung

7a Stellen Sie sich gerade hin, die Füße parallel, in jeder Hand eine Hantel. Beugen Sie sich aus der Hüfte heraus vor, die Arme neben dem Körper anwinkeln, die Ellbogen sind etwas höher als der Rücken. Bauchmuskeln anspannen und vorbereitend einatmen.

7b Ausatmen und beide Arme nach hinten ausstrecken, dabei das Powerhouse fest anspannen. Langsam und kontrolliert zurückkommen, als würden Sie etwas zu sich hinschieben. Noch fünfmal wiederholen. Wieder über die Beine beugen und dann erst Wirbel für Wirbel aufrollen.

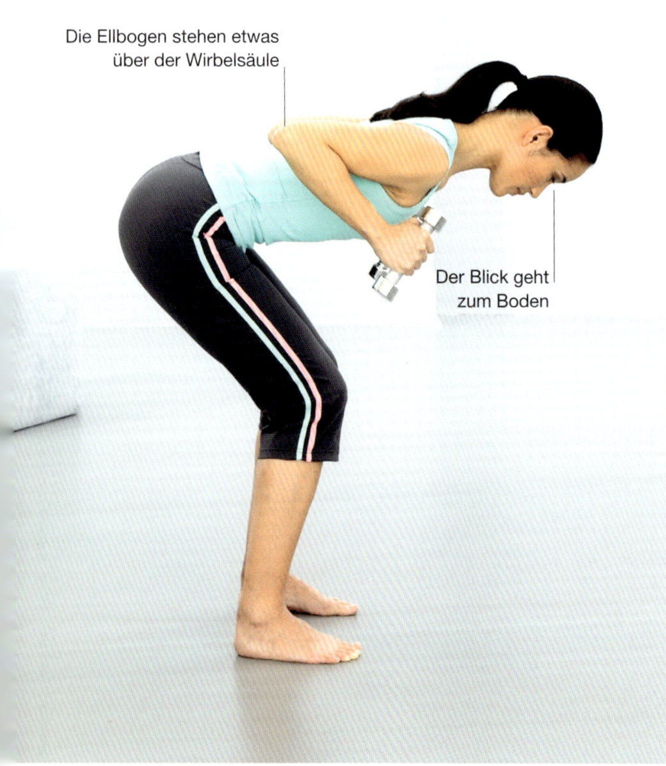
Die Ellbogen stehen etwas über der Wirbelsäule
Der Blick geht zum Boden

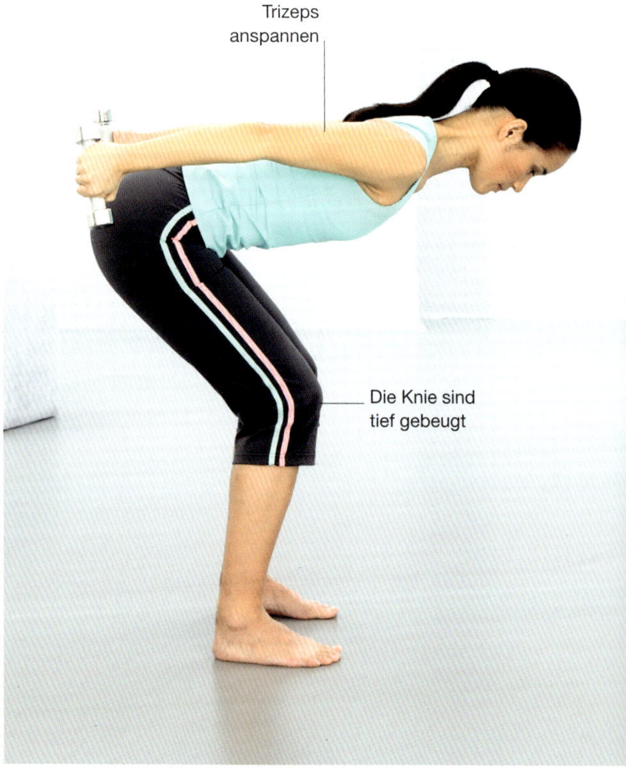
Trizeps anspannen
Die Knie sind tief gebeugt

# >> Baby Circles

8a Halten Sie in der Pilates-Grundhaltung (s. S. 17) die Hanteln vor Ihre Oberschenkel. Verlagern Sie Ihr Gewicht nach vorne, Richtung Zehen, dabei mit dem ganzen Körper etwas nach vorne lehnen und die Pomuskeln anspannen. Beschreiben Sie mit den Armen kleine Kreise, und heben Sie sie dabei gleichzeitig, bis sie über dem Kopf sind.

8b Jetzt in die andere Richtung kreisen, mit acht Schwüngen die Arme senken. Die gesamte Übung wiederholen. Der ganze Körper bleibt fest, nicht wackeln, wenn Sie mit den Armen Kreise beschreiben.

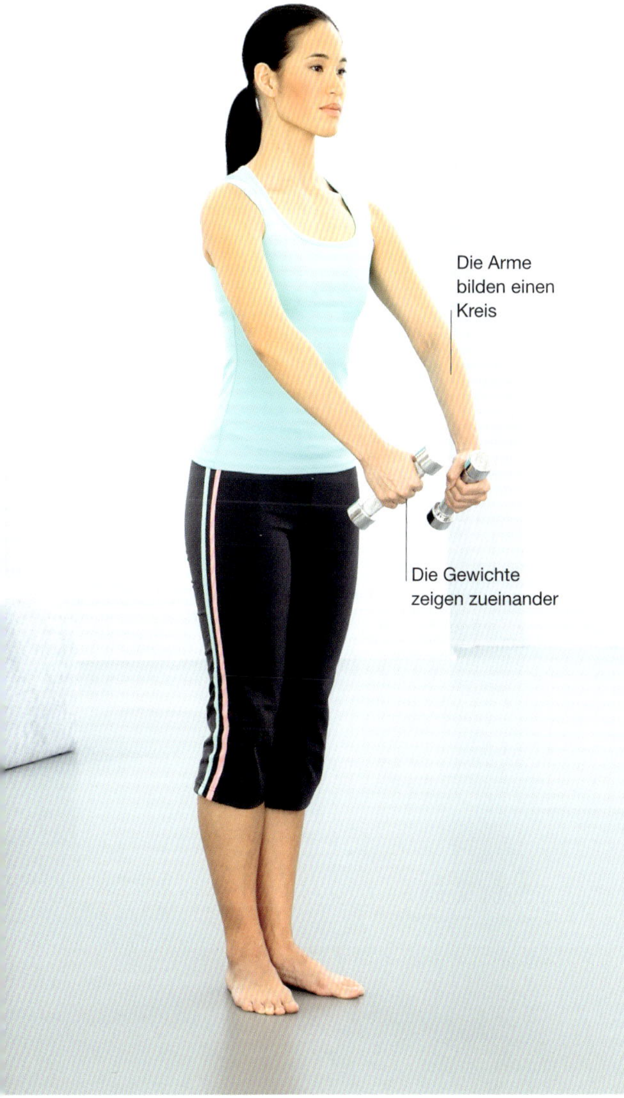
Die Arme bilden einen Kreis
Die Gewichte zeigen zueinander

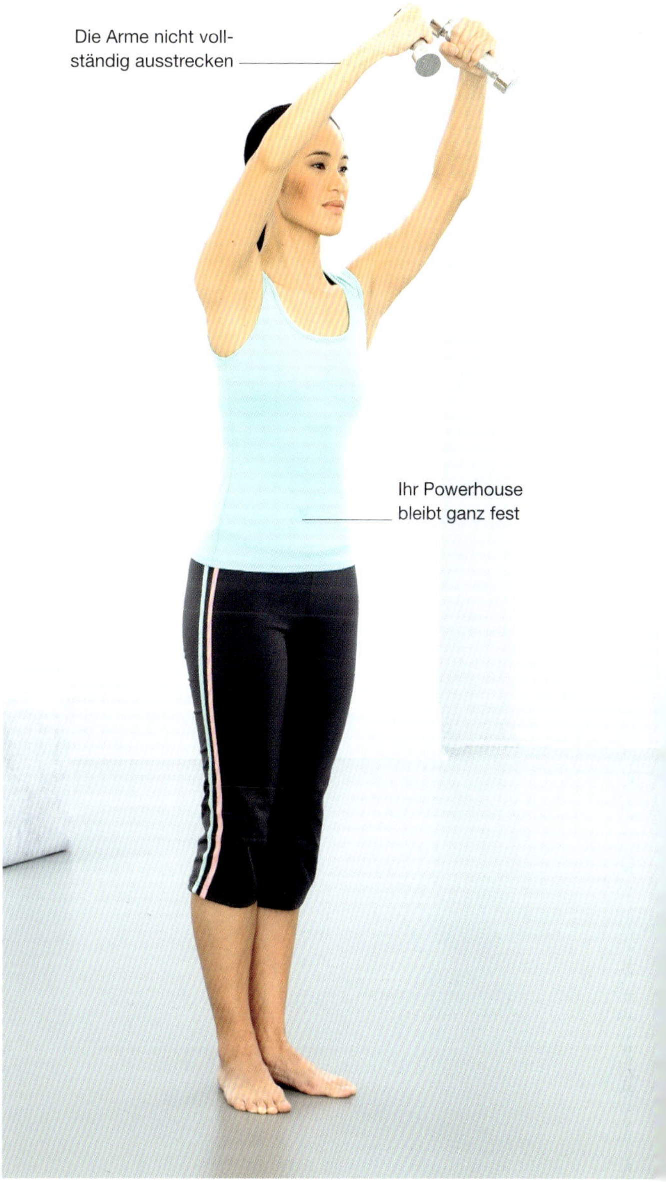
Die Arme nicht vollständig ausstrecken
Ihr Powerhouse bleibt ganz fest

# >> Ausfallschritte

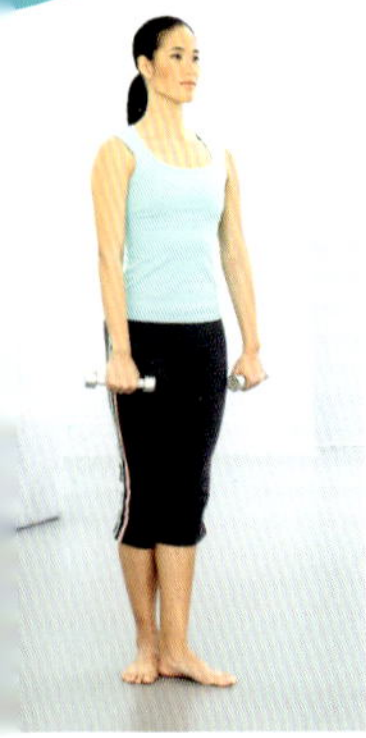

9a Mit den Hanteln in den Händen stehen Sie gerade, die Füße bilden ein »Y« (siehe kleines Foto). Drehen Sie Ihren Rumpf nach links; die Hanteln liegen vor den Oberschenkeln. Die hinteren Oberschenkelmuskeln anspannen, die Taille schmal machen und hochziehen. Jetzt wie beim Fechten mit links einen Ausfallschritt machen, die Arme dabei schnell heben.

9b Das Gewicht wieder auf das Standbein verlagern, dann den linken Fuß über den Boden zum rechten Fuß zurückschleifen und dabei die Arme senken. Noch dreimal wiederholen, dann die Seite wechseln.

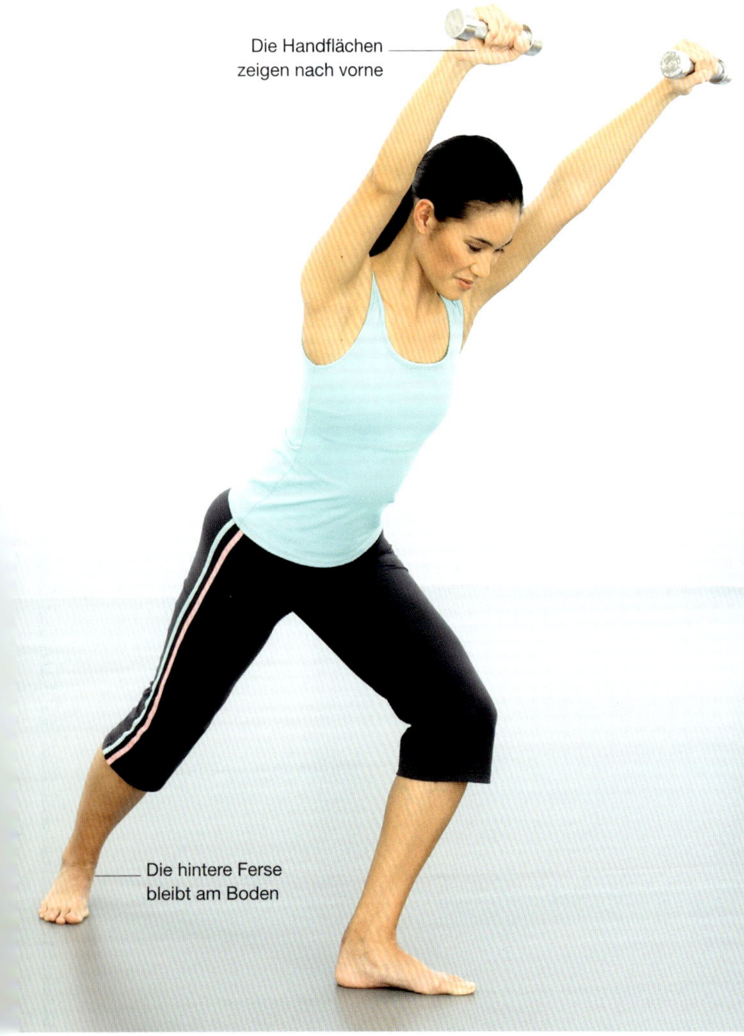
Die Handflächen zeigen nach vorne
Die hintere Ferse bleibt am Boden

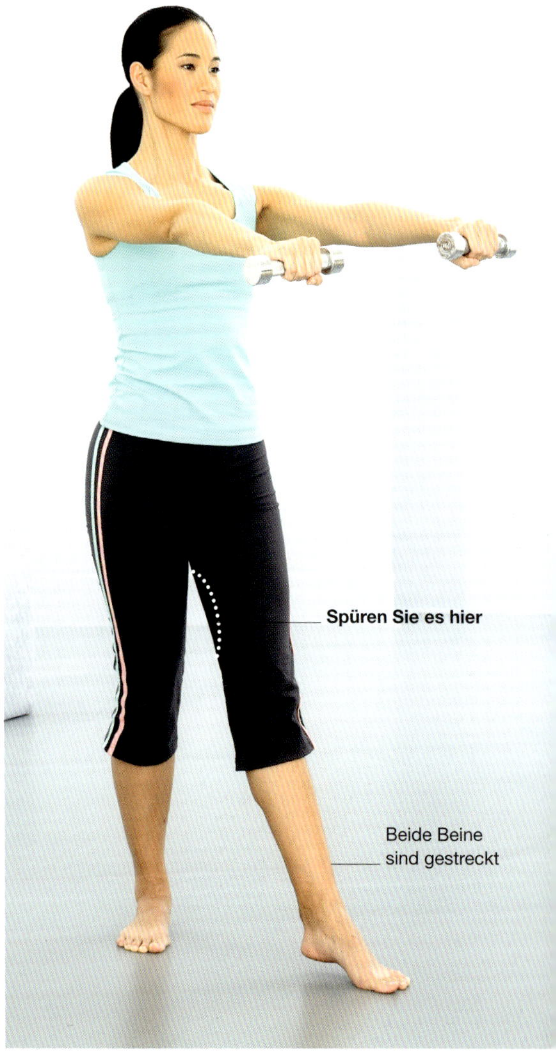
Spüren Sie es hier
Beide Beine sind gestreckt

# >> Seitbeugen

10a Strecken Sie in die Pilates-Grundhaltung den rechten Arm so nach oben zur Decke, dass er seitlich des Kopfes anliegt. Einatmen und noch höher strecken, dann nach links oben ziehen.

10b Dehnen Sie sich nach schräg oben, strecken Sie sich immer weiter. Der andere Arm hängt ganz locker neben dem Körper. Zur Mitte zurückkommen, dabei Widerstand aufbauen. Den Arm senken und die Übung nach links wiederholen. Machen Sie noch jeweils zwei Durchgänge.

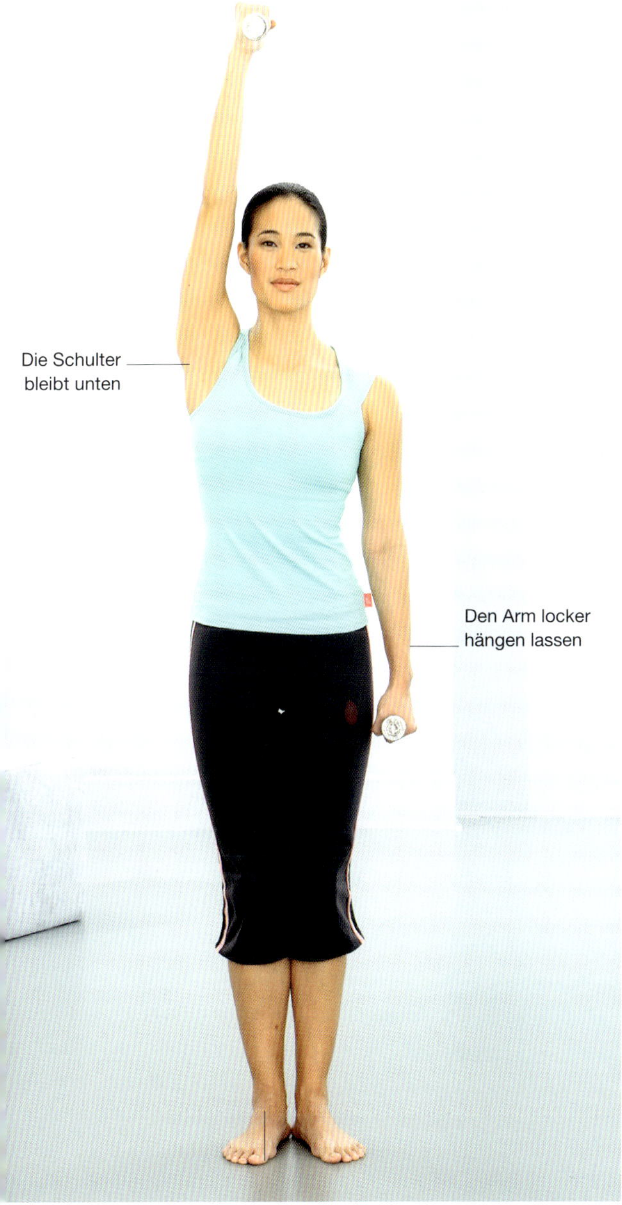
Die Schulter bleibt unten
Den Arm locker hängen lassen

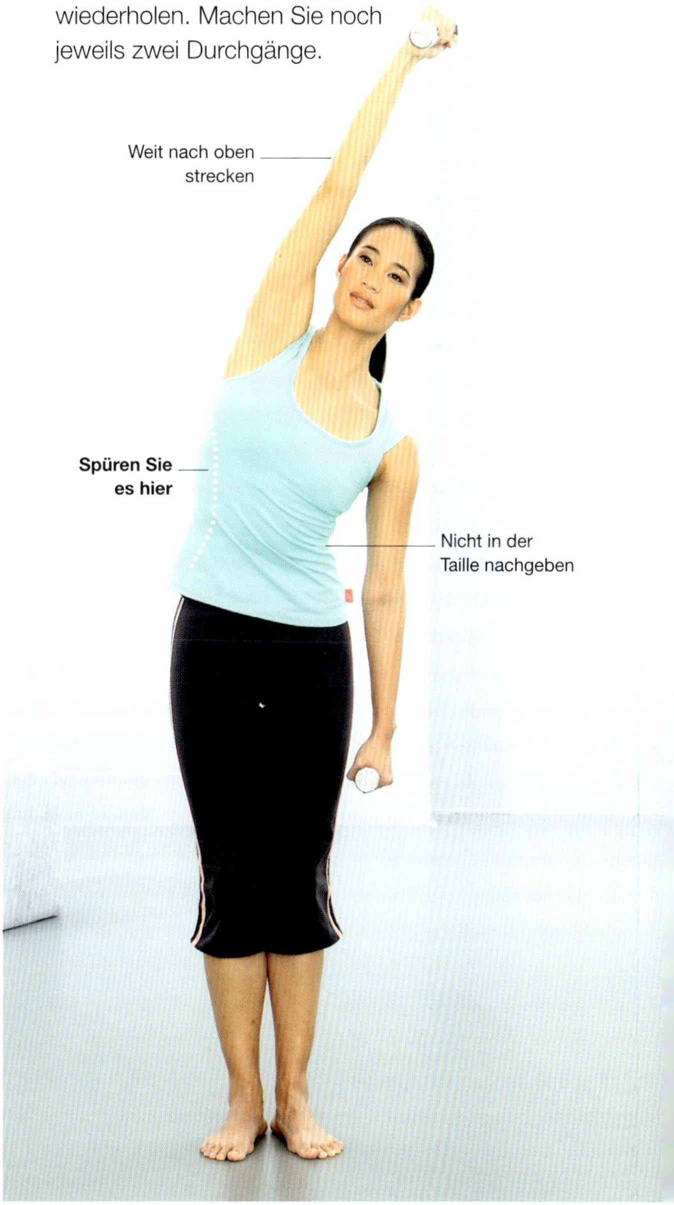
Weit nach oben strecken
Spüren Sie es hier
Nicht in der Taille nachgeben

# Liegestütz

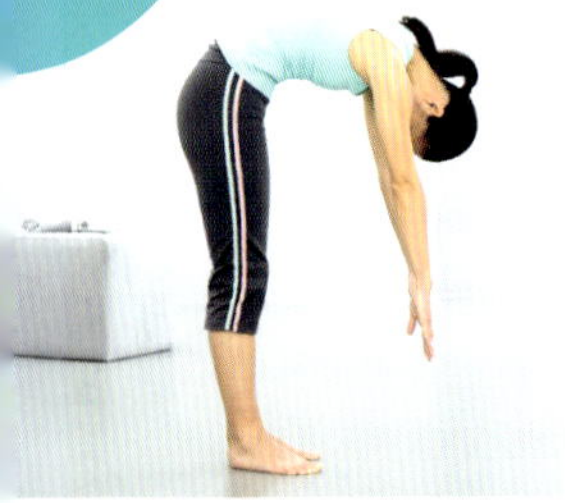

11a In der Pilates-Grundhaltung die hinteren Beinmuskeln anspannen. Die Arme zur Decke strecken und einatmen, dann Beine nach unten »tauchen«, bis die Hände den Boden berühren. Den Nabel einziehen. Mit den Händen nach vorne wandern, bis Sie in der Liegestützposition (Planke) sind. Die Knie senken und so beugen, dass die Füße zur Decke zeigen.

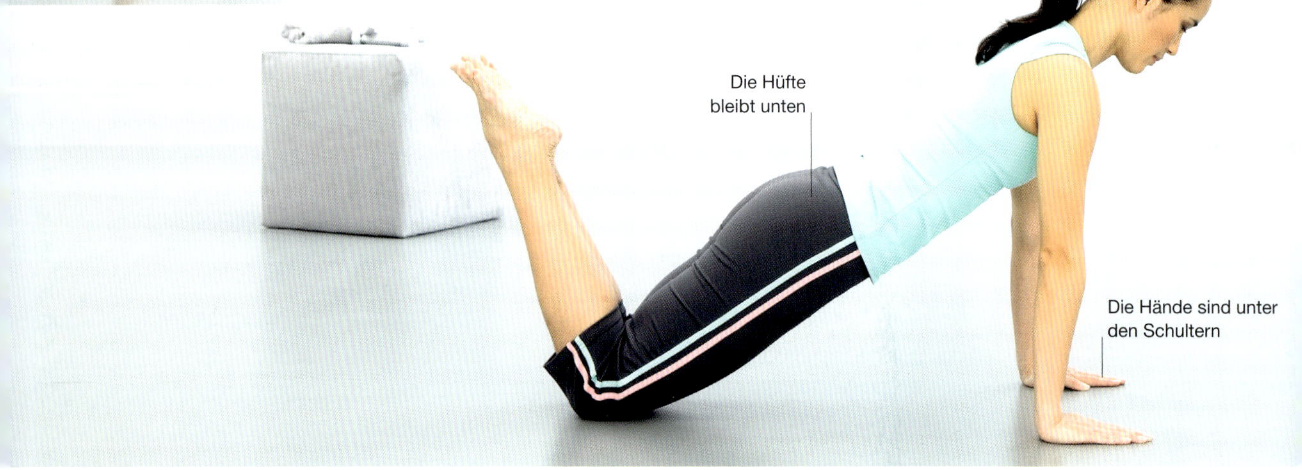
Die Hüfte bleibt unten
Die Hände sind unter den Schultern

11b Die Ellbogen zur Seite öffnen und den Oberkörper senken und wieder heben: Drei Liegestütze machen. Dann die Beine ausstrecken, die Zehen aufstellen, die Hüfte heben und die Fersen in den Boden schieben, dehnen. Nun mit den Händen vorsichtig zu den Füßen wandern, noch einmal dehnen und dann in den Stand aufrollen. Noch einmal wiederholen.

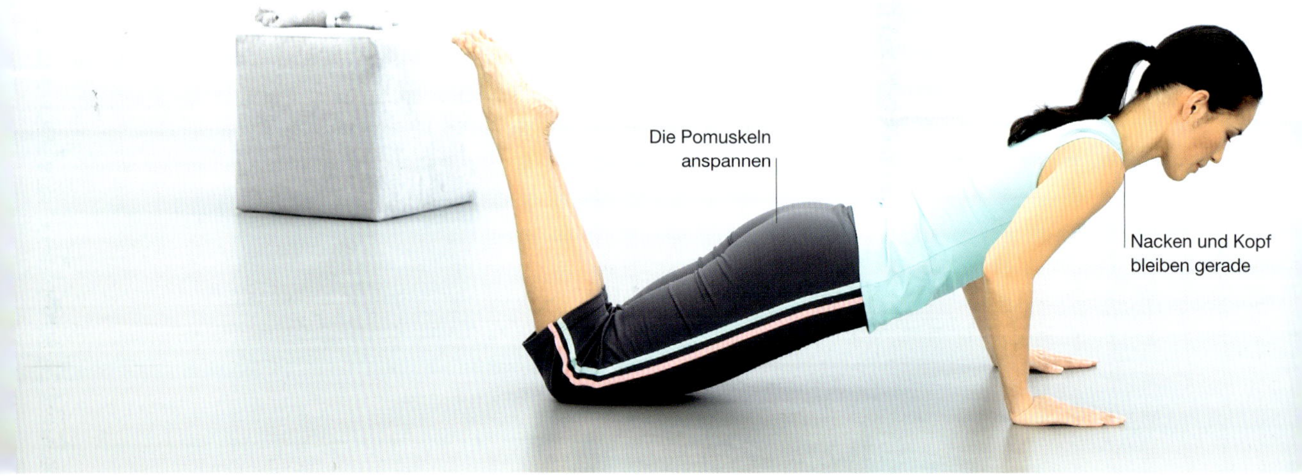

## >> Windmill

**12a** Stehen Sie gerade, und stellen Sie sich beim Einatmen vor, Ihre Wirbelsäule wäre ein Rad. Ausatmen und dann, mit dem Kopf beginnend, nach vorne abrollen. Versuchen Sie, das Gewicht etwas nach vorne zu verlagern und es dort zu halten.

**12b** Wenn Sie in der Vorbeuge sind und vollständig ausgeatmet haben, rollen Sie sich mit dem Einatmen langsam wieder auf. Zweimal wiederholen und jedes Mal das Ausatmen etwas länger ziehen. Dann die Schultern nach hinten unten ziehen, den Hals lang machen und auf die Grundhaltung konzentrieren.

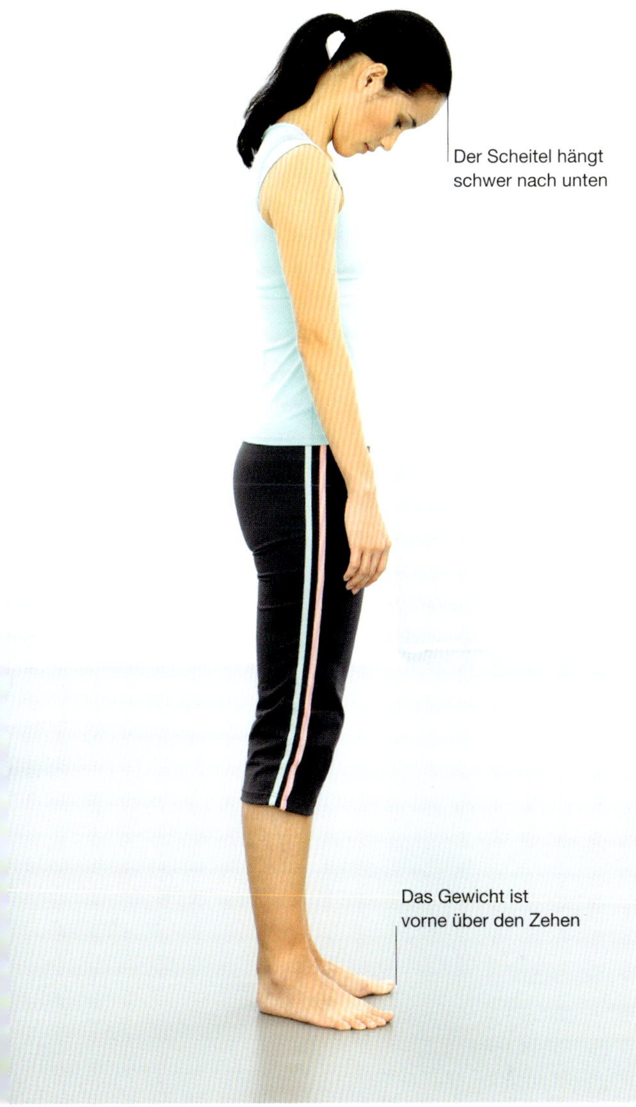
Der Scheitel hängt schwer nach unten
Das Gewicht ist vorne über den Zehen

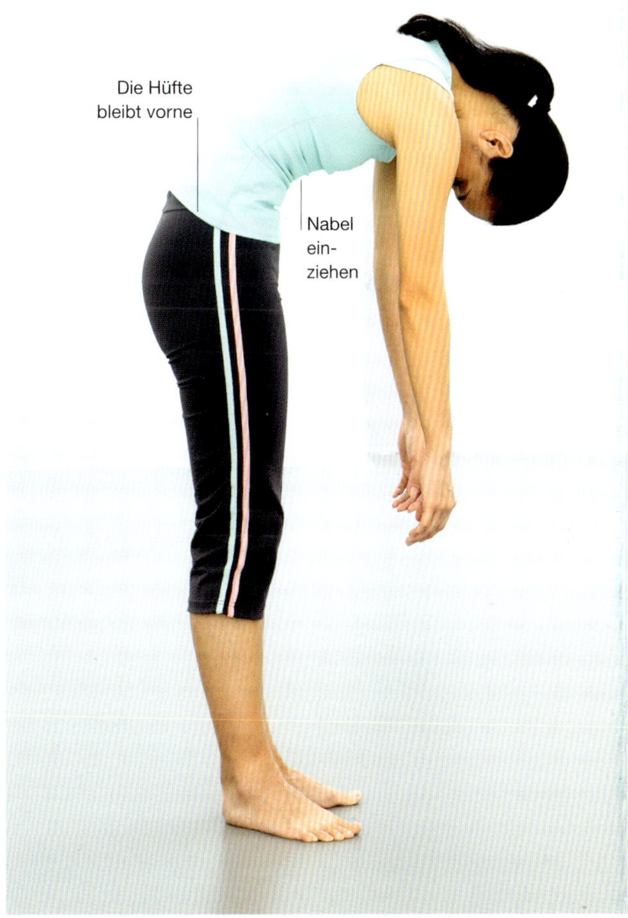
Die Hüfte bleibt vorne
Nabel ein-ziehen



# Übungen im Stand >>

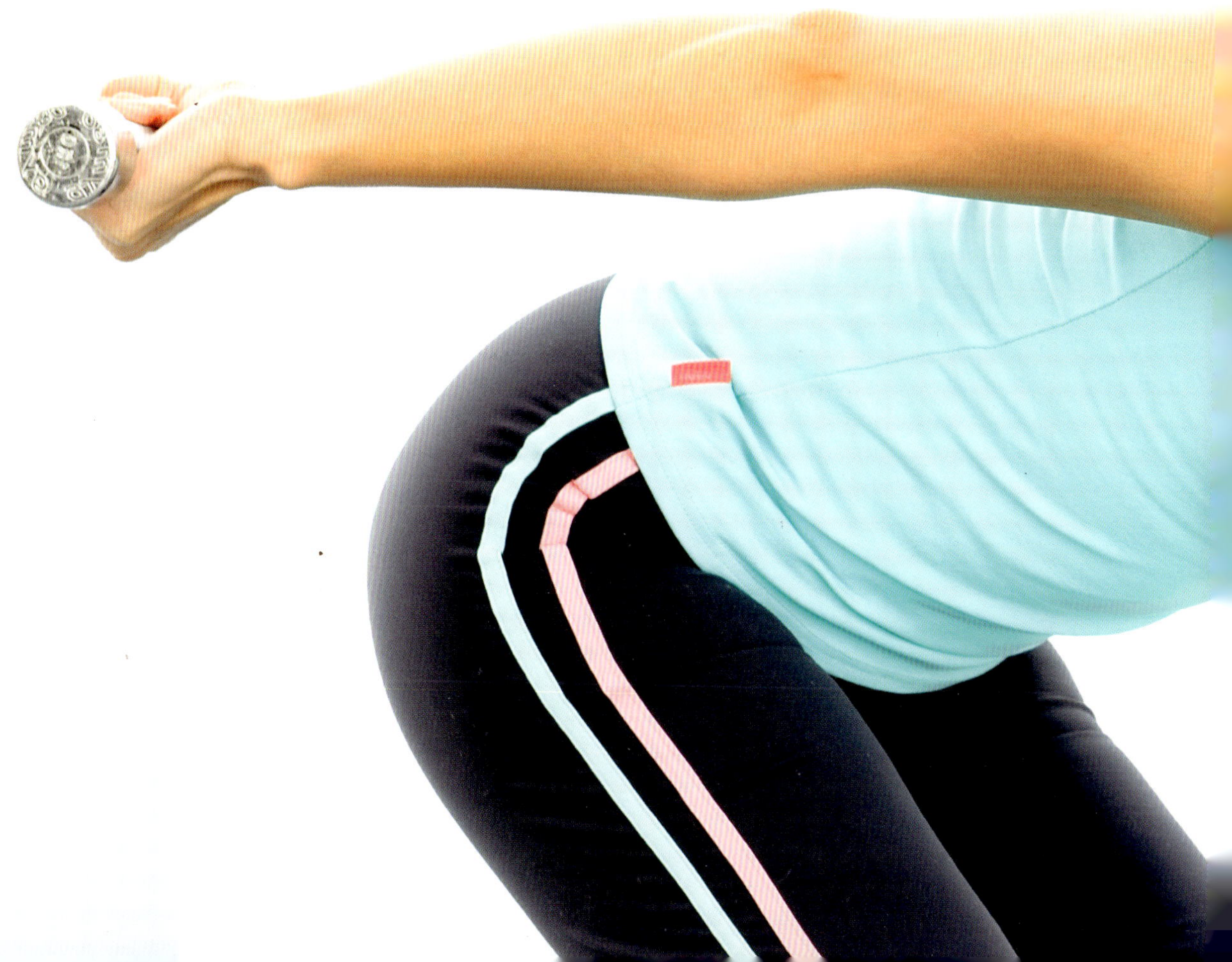

# **Übungen im Stand** auf einen Blick

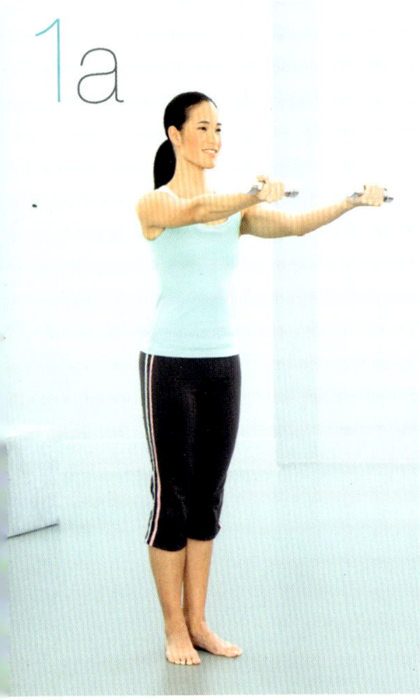

▲ **Front Curls**, Seite 46

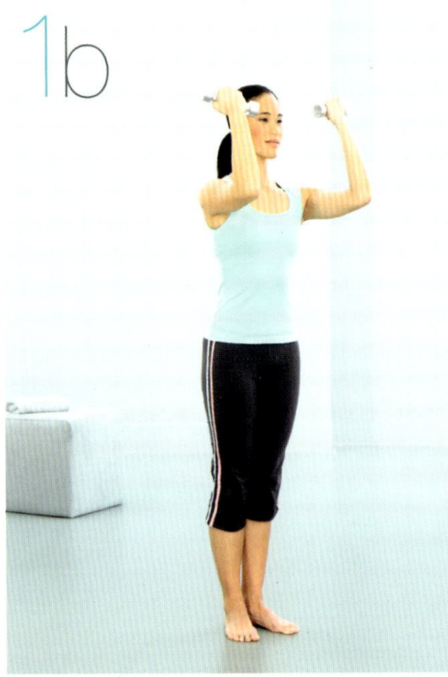

▲ **Front Curls**, Seite 46

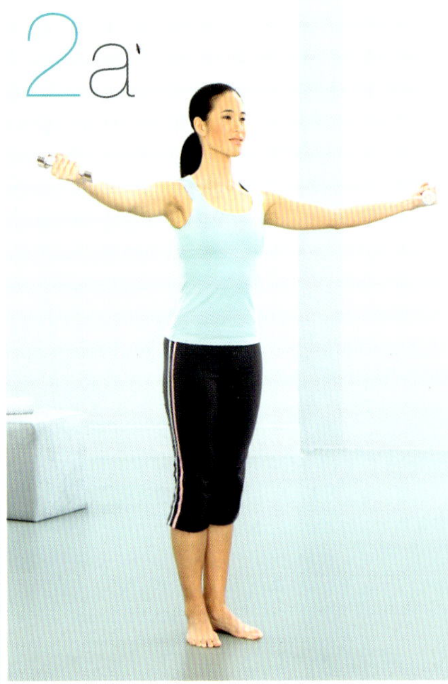

▲ **Side Curls**, Seite 47

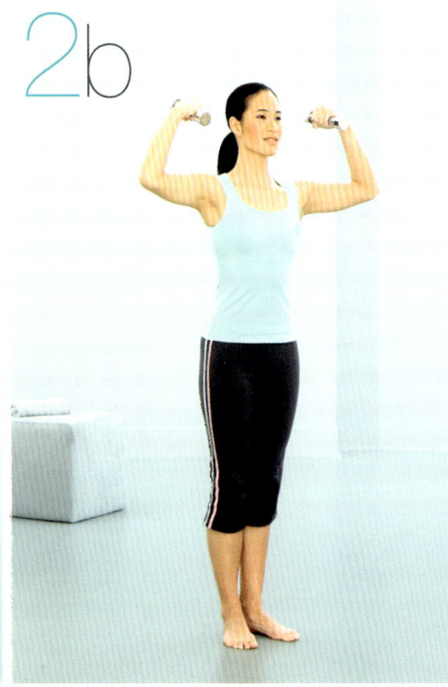

▲ **Side Curls**, Seite 47

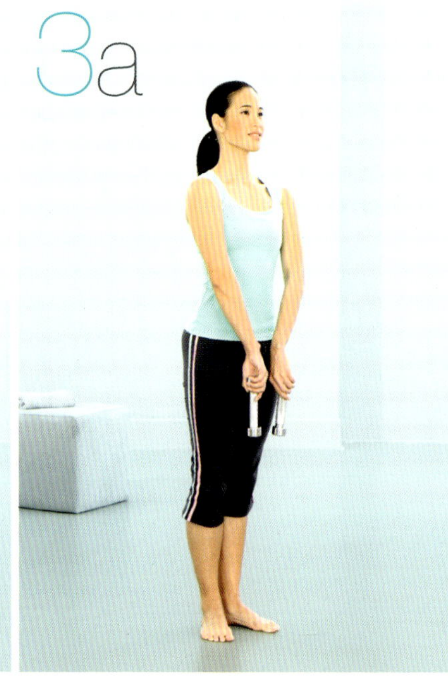

▲ **Zip Ups**, Seite 48

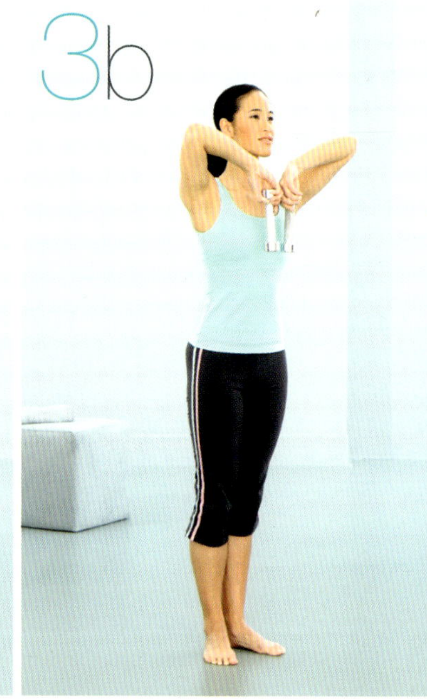

▲ **Zip Ups**, Seite 48

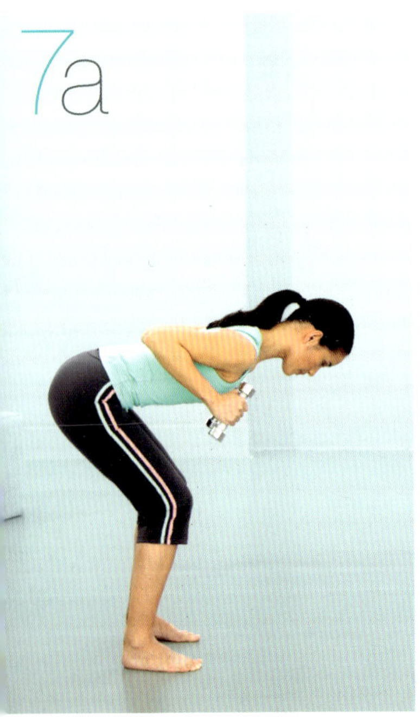

**Trizepsstraffung**, Seite 52

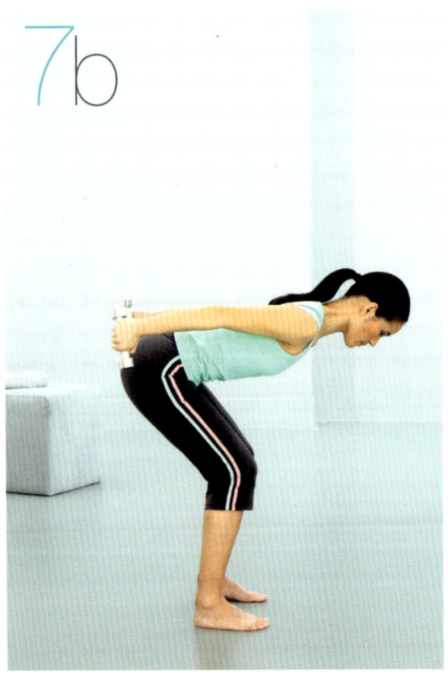

▲ **Trizepsstraffung**, Seite 52

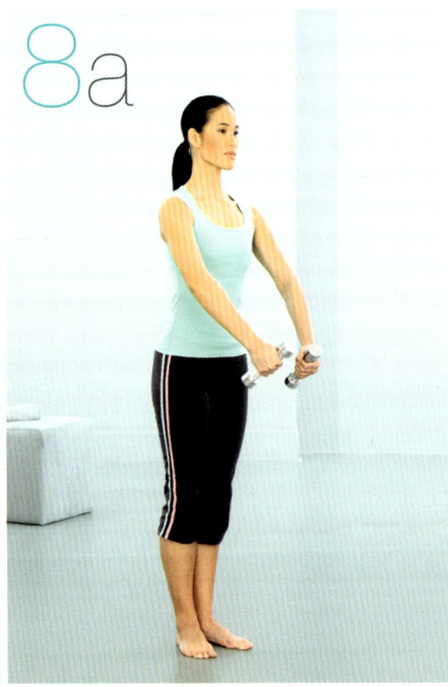

▲ **Baby Circles**, Seite 53

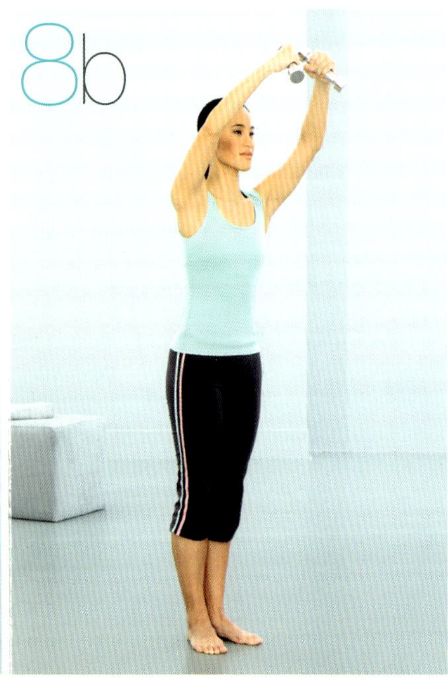

▲ **Baby Circles**, Seite 53

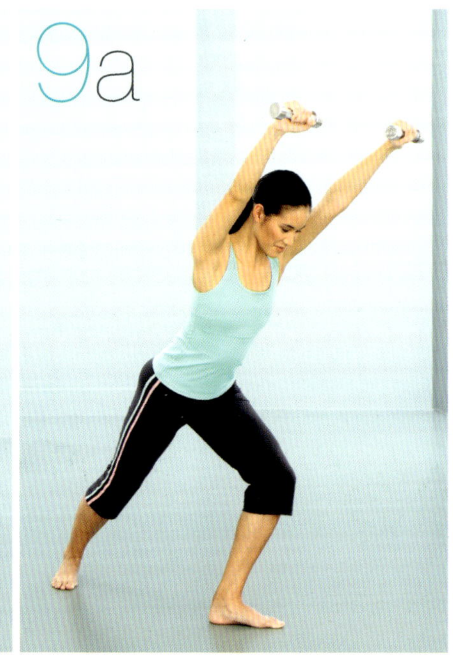

▲ **Ausfallschritte**, Seite 54

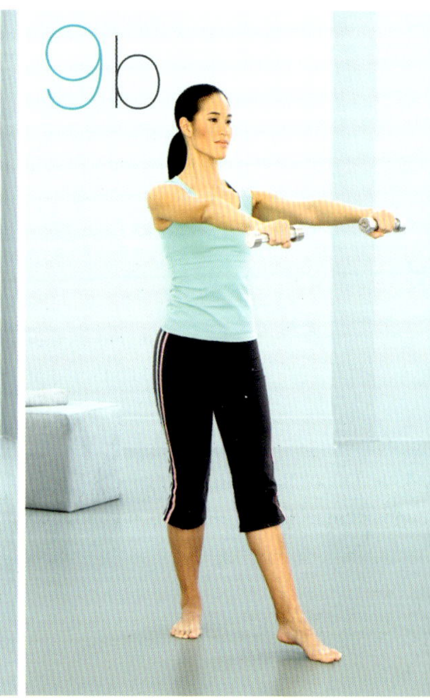

▲ **Ausfallschritte**, Seite 54

# 15 Minuten **Übersicht**

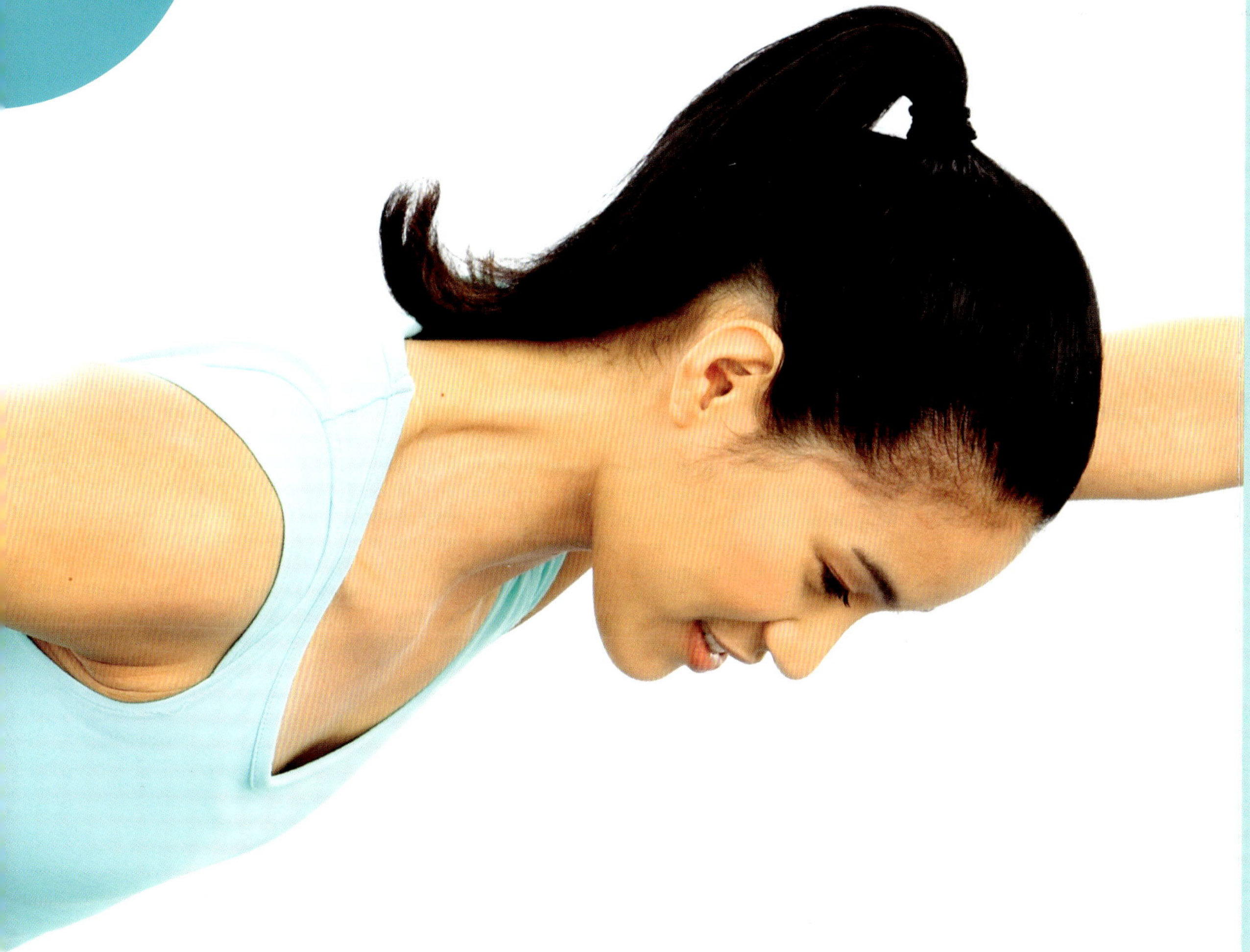



## >> Tipps & Tricks

Bei dieser Übungseinheit mit Hanteln fällt es nicht schwer, den Widerstand zu spüren, der durch das Gewicht entsteht. Versuchen Sie einmal, die Sequenz ohne Hanteln auszuführen, dabei aber die Muskeln genauso anzuspannen, als ob Sie mit Gewichten arbeiten würden. Dann merken Sie, was mit »innerem Widerstand« gemeint ist.

### >> Checkliste

Obwohl es den Anschein hat, als wären diese Übungen vor allem für die Arme, betreffen sie Ihr Kraftzentrum ebenso sehr.

- Bewegen Sie sich in Ihrem »Rahmen«. Prüfen Sie dazu, ob sich Ihre Arme stets innerhalb Ihres Gesichtsfelds befinden.
- Haben Sie bei jeder Übung dieser Sequenz an den inneren Widerstand gedacht?
- Merken Sie, wie Sie erst den unteren Körper stabilisieren müssen, um den Oberkörper gut bewegen zu können?
- Achten Sie darauf, bei den **Front Curls** ebenso wie bei allen Übungen im Stand das Gewicht leicht nach vorne zu verlagern, als würden Sie sich gegen den Wind stemmen.
- Gelingt es Ihnen, bei den **Side Curls** mithilfe Ihrer Muskeln die Schultern herunterzudrücken?
- Können Sie bei den **Zip Ups** und **Salutes** Ihren Körper so ausrichten und halten, dass die Wirbelsäule nicht wackelt?
- Manche der Übungen werden mit parallel gestellten Füßen ausgeführt. Können Sie Ihre Beine so ausrichten, dass Füße, Knie und Hüfte nach vorne zeigen?
- Haben Sie daran gedacht, bei den **Seitbeugen** etwas Gewicht auf der Außenkante des Standbein-Fußes zu halten?
- Die **Ausfallschritte** haben es in sich. Gelingt es Ihnen, gleichzeitig das Bein zurückzuholen und die Arme zu senken, sodass alle Gliedmaßen gleichzeitig ankommen?

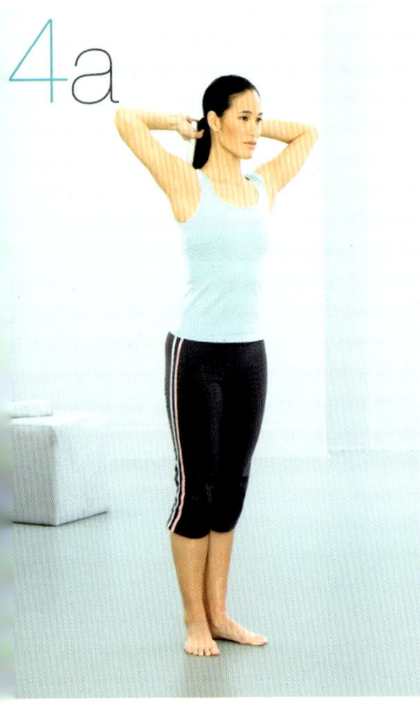


▲ **Salutes**, Seite 49

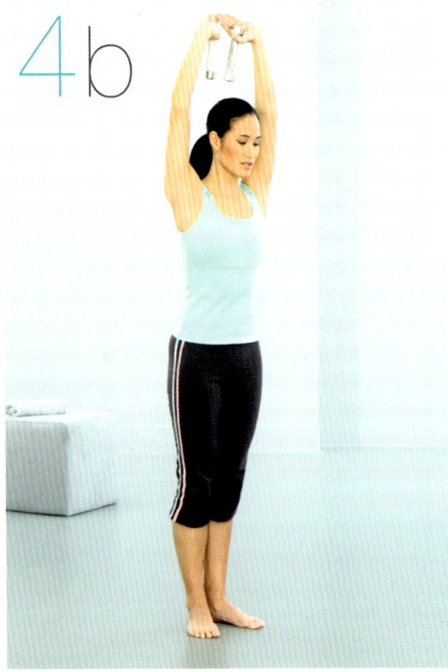


▲ **Salutes**, Seite 49

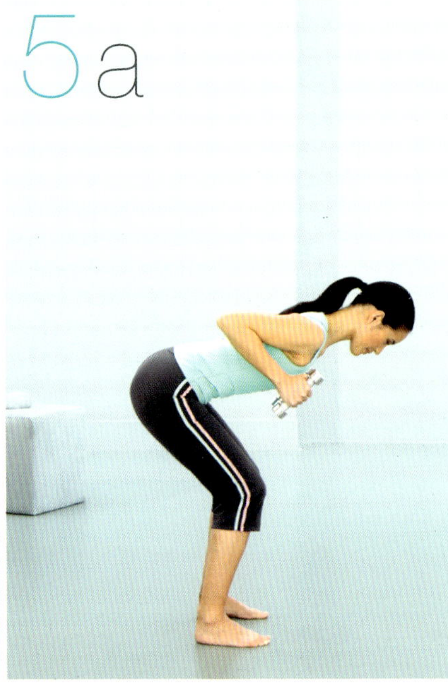


▲ **Boxing**, Seite 50

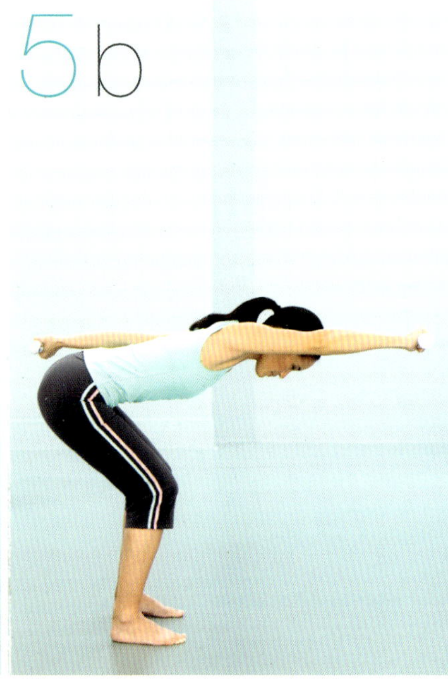


▲ **Boxing**, Seite 50

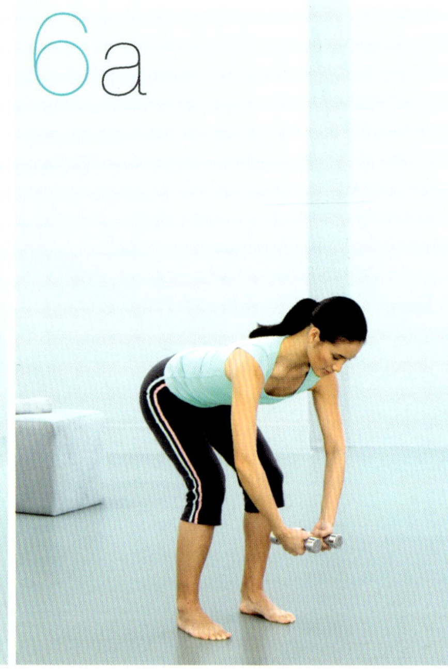


▲ **The Bug**, Seite 51

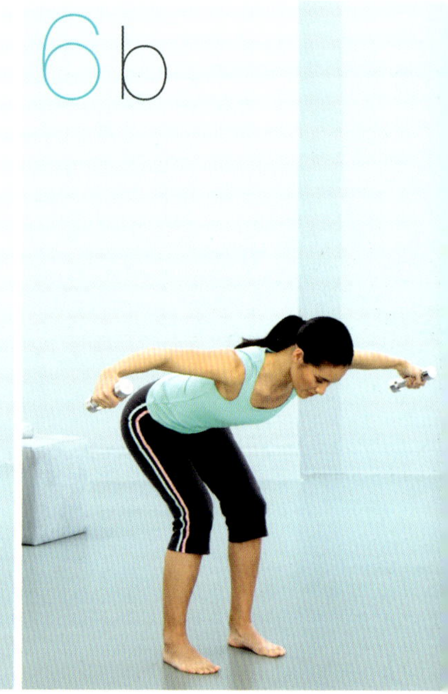


▲ **The Bug**, Seite 51

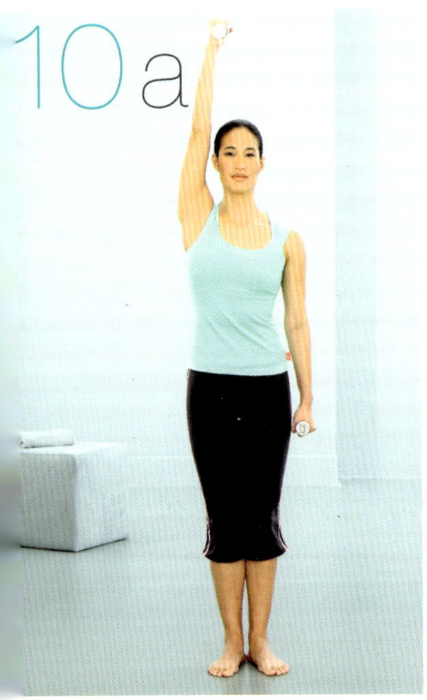


▲ **Seitbeugen**, Seite 55

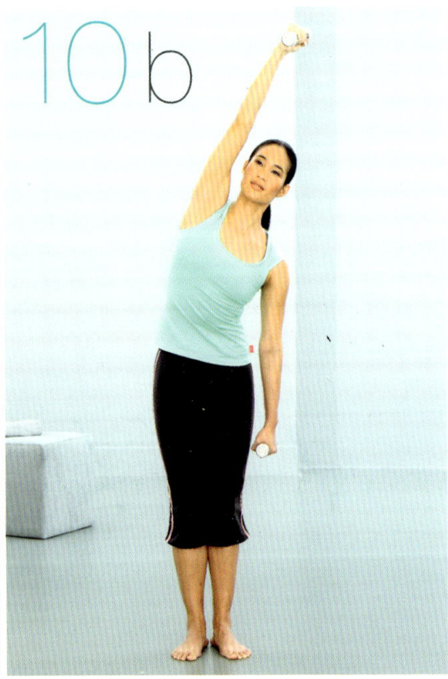


▲ **Seitbeugen**, Seite 55

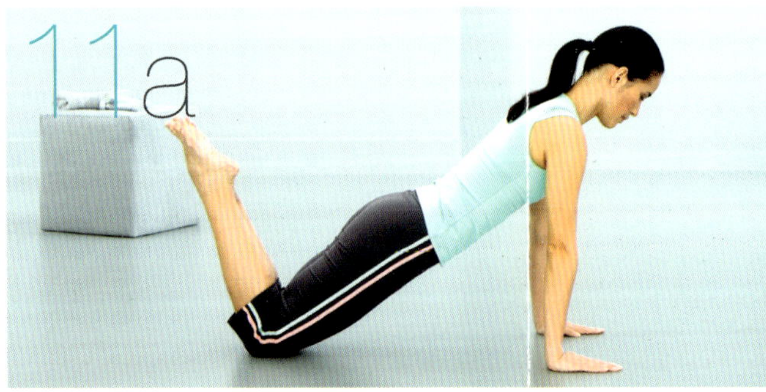


▲ **Liegestütz**, Seite 56

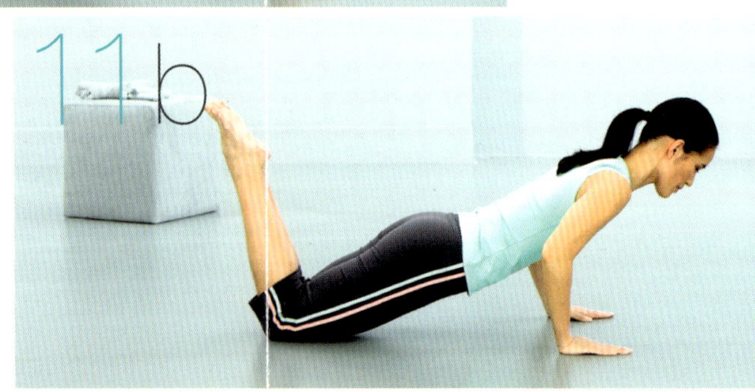


▲ **Liegestütz**, Seite 56

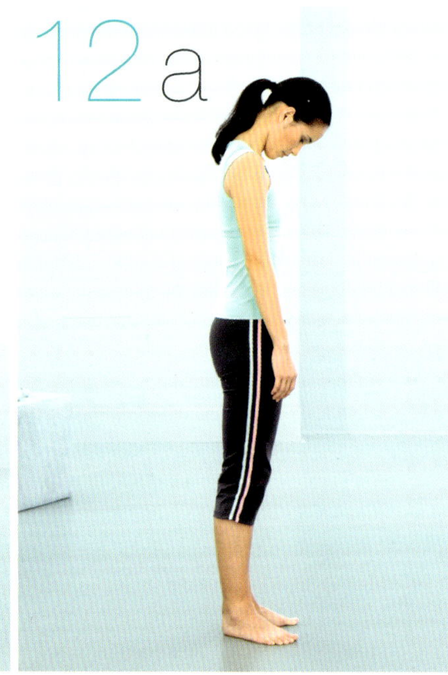


▲ **Windmill**, Seite 57

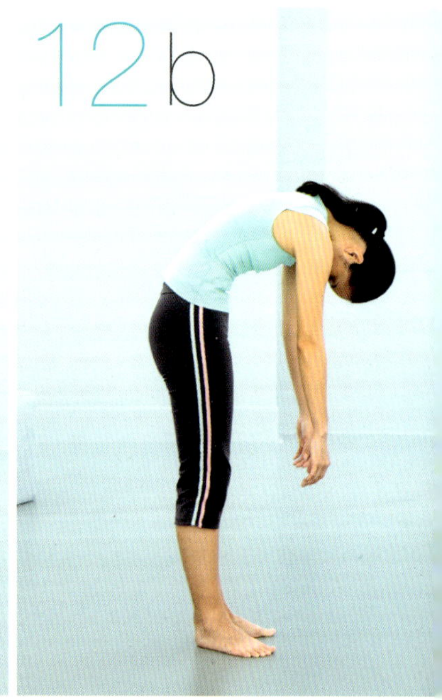


▲ **Windmill**, Seite 57

## Tipps für Anfänger

Die Hanteln bringen Abwechslung in Ihr Trainingsprogramm. Achten Sie darauf, jede Übung vorsichtig und präzise auszuführen.

• Variieren Sie bei den Übungen mit den Hanteln den Winkel, dann fällt es leichter, bis zum Schluss durchzuhalten.

• Wenn Sie bei den Vorbeugen weniger tief in die Knie gehen, ist die Übung nicht so anstrengend.

• Um Überanstrengung zu vermeiden, können Sie leichtere Hanteln nehmen oder diese ganz weglassen.

## Tipps für Fortgeschrittene

Die Übungen werden schwieriger, wenn Sie mehr Wiederholungen machen oder das Tempo verringern. Die größte Herausforderung ist es aber, bei jeder Übung auf alle Feinheiten zu achten.

• Lernen Sie, bei den **Baby Circles** den Rumpf ganz stillzuhalten, wie sehr sich die Arme auch bewegen mögen.

• Konzentrieren Sie sich bei den **Ausfallschritten** auf das Heranziehen der Füße, damit aktivieren Sie die inneren Oberschenkelmuskeln.

• Steigern Sie mit der Zeit das Gewicht der Hanteln um 0,5 –1 Kilo. Nehmen Sie aber nie Hanteln, die schwerer sind als 2 Kilo.

## Tipps vom Trainer

Feilen Sie an den Übergängen. Die Bewegungen, die Sie zwischen den Übungen machen, sind ebenso wichtig wie die eigentlichen Übungen.

• Achten Sie darauf, ruhig und konzentriert zu atmen. Immer vorbereitend einatmen und mit der Ausführung einer Bewegung ausatmen.

• Denken Sie an Ihre Gelenke. Es ist wichtig, niemals die Ellbogen oder Knie zu überstrecken oder zu verkrampfen. Denken Sie daran: Ihre Muskeln bewegen die Knochen, nicht andersherum.

• Wenn Sie mit Hanteln arbeiten, achten Sie darauf, dass Ihre Handgelenke gerade sind. Dadurch erreichen Sie, dass Ihre Unterarme stabil bleiben – wenn Sie die Handgelenke abknicken oder spreizen, haben Sie die Hanteln nicht fest im Griff.

# 15 Minuten

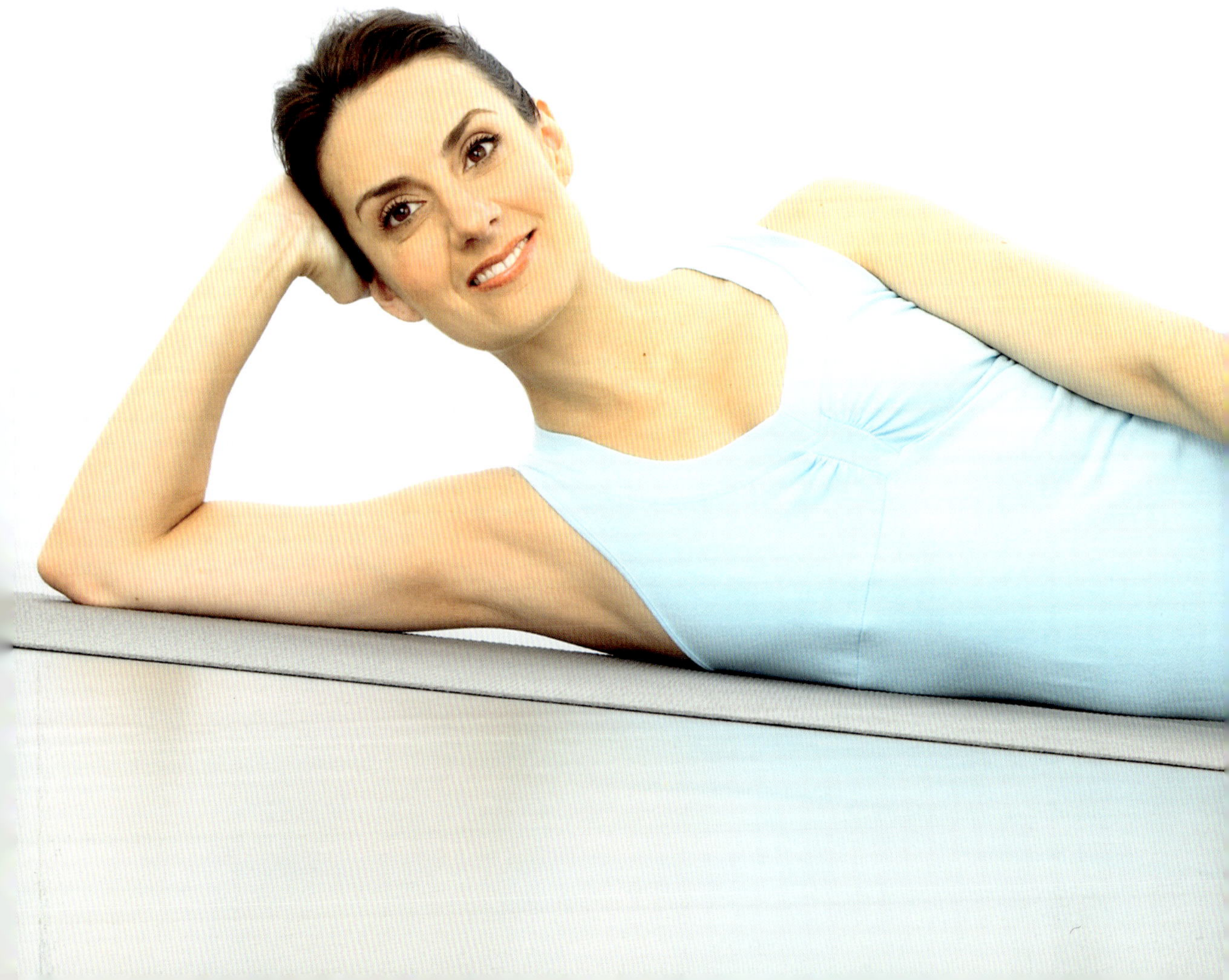

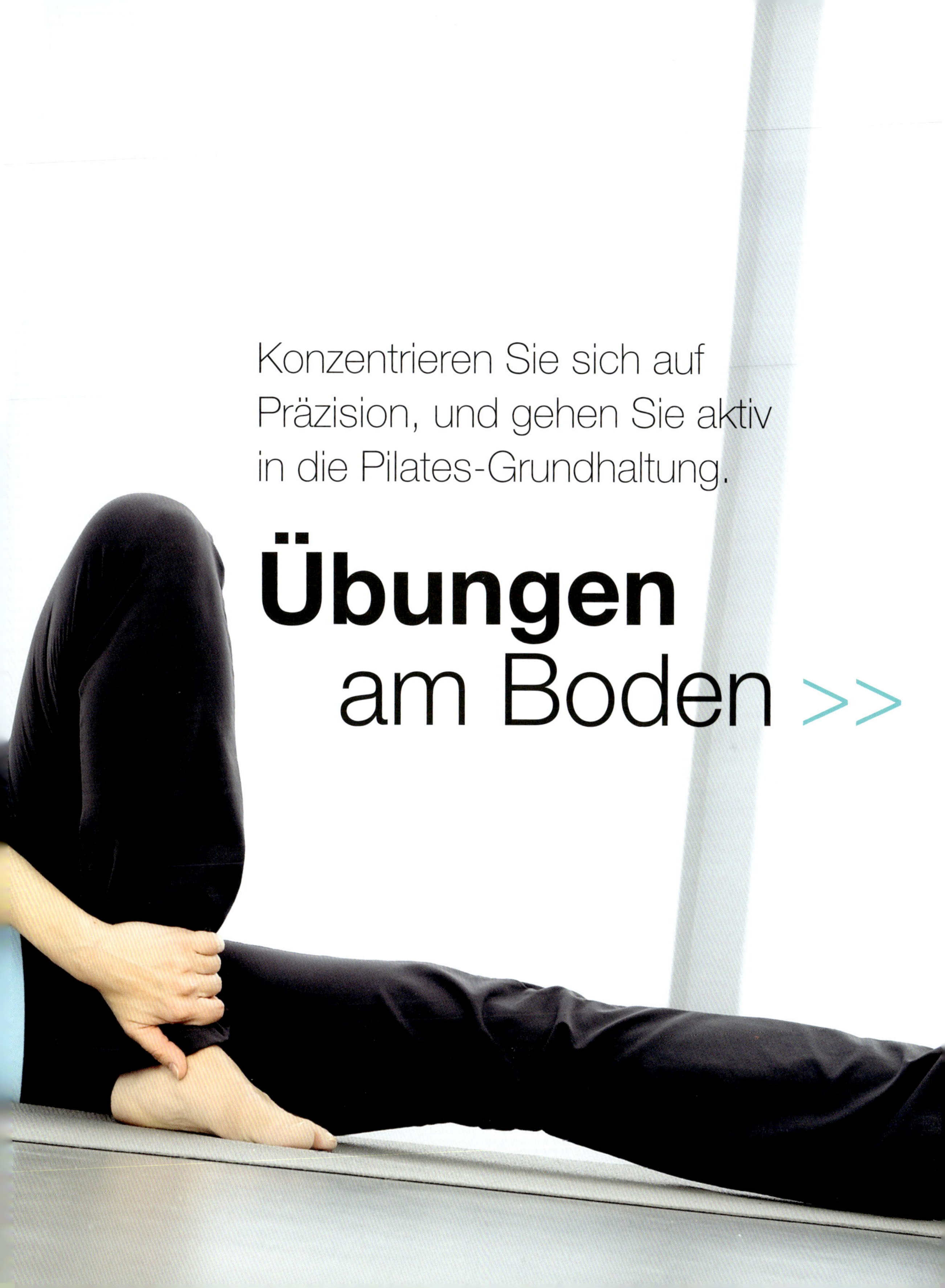

Konzentrieren Sie sich auf Präzision, und gehen Sie aktiv in die Pilates-Grundhaltung.

# Übungen am Boden >>

# >> **Übungen** am Boden

Diese Übungseinheit beginnt wie üblich mit einer kurzen Vorbereitungsphase und endet mit einer Übung im Stand. Im Mittelpunkt stehen die Förderung der Ausdauer und das Sich-Zentrieren. Konzentrieren Sie sich auf die Ausführung jeder einzelnen Übung und gleichzeitig auf die Pilates-Prinzipien.

Wir beginnen mit zwei Übungen, die ich selbst entwickelt habe und die die Pilates-Grundhaltung trainieren. Dann kommen klassische Side Kicks aus dem Programm von Joseph Pilates. Es folgt ein abgewandelter Teaser im Sitzen – eine für Pilates charakteristische Übung. Ziel dieser Übung ist es, sowohl die Bauchmuskeln zu trainieren als auch beim Abrollen die Kontrolle über den Körper zu behalten – eine Herausforderung. Diese Übungseinheit endet mit zwei Übungen, die Joseph Pilates ursprünglich an Geräten ausführen ließ: The Hug und Armkreisen. Dazwischen stelle ich Ihnen The Mermaid vor, eine Übung, die die Anmut und Geschmeidigkeit der Pilates-Methode versinnbildlicht.

## Anfang und Ende

Denken Sie noch nicht an die Muskeln, die Sie gleich trainieren wollen, wenn Sie mit ausgestreckten Beinen auf der Matte sitzen. Aktivieren Sie stattdessen alle anderen Muskelgruppen. Sitzen Sie gerade, die Taille ist hochgezogen, der Hals lang. Wenn Sie dann Ihren Körper auf die Pilates-Grundstellung vorbereiten, denken Sie darüber nach, was alles in dieser Position beachtet werden muss.

Zuletzt kommt mit Armkreisen eine Übung im Stand, die eigentlich für die Arbeit am Gerät entwickelt wurde, aber auch ohne funktioniert.

## Übergänge

Jetzt sind die Übergänge zwischen den einzelnen Übungen komplexer als zuvor. Die Vorbereitung zu den Side Kicks ist eine Übung, die Ihre Stabilität fördert. Wenn Ihr Körper richtig ausgerichtet ist, werden Sie kaum etwas justieren müssen. Lassen Sie auch zwischen den Übungen die Beinmuskulatur stets angespannt. Betrachten Sie das Ende einer Übung als Anfang der nächsten. Obwohl der Teaser vor allem in der zweiten Hälfte anspruchsvoll ist, sollten Sie den ersten Teil nicht vernachlässigen. In dieser Übungseinheit fließt alles zusammen, was Sie bisher gelernt haben.

### >> **Der Schlüssel** zum Erfolg

- **Die Pilates-Grundstellung** geht von den Pomuskeln aus. Spannen Sie im Sitzen beide Pohälften fest an, sodass sie ein Stückchen von der Matte »abheben«.
- **Beim Heben und Senken der Beine** in den Side Kicks ist der Tempowechsel wichtig. Das Bein schwingt hoch und geht mit zunehmendem Widerstand runter.
- **The Mermaid** ist eine Dehn-und-Streckübung. Knicken Sie auf keinen Fall in der Taille ein, sondern ziehen Sie sich vom Po aus hoch, als würde jemand Sie an Ihrem Arm hochziehen.

**The Mermaid ist eine klassische** Pilates-Übung. Der untere Teil des Körpers ist fest im Boden verankert, während der obere ganz lang gestreckt wird.

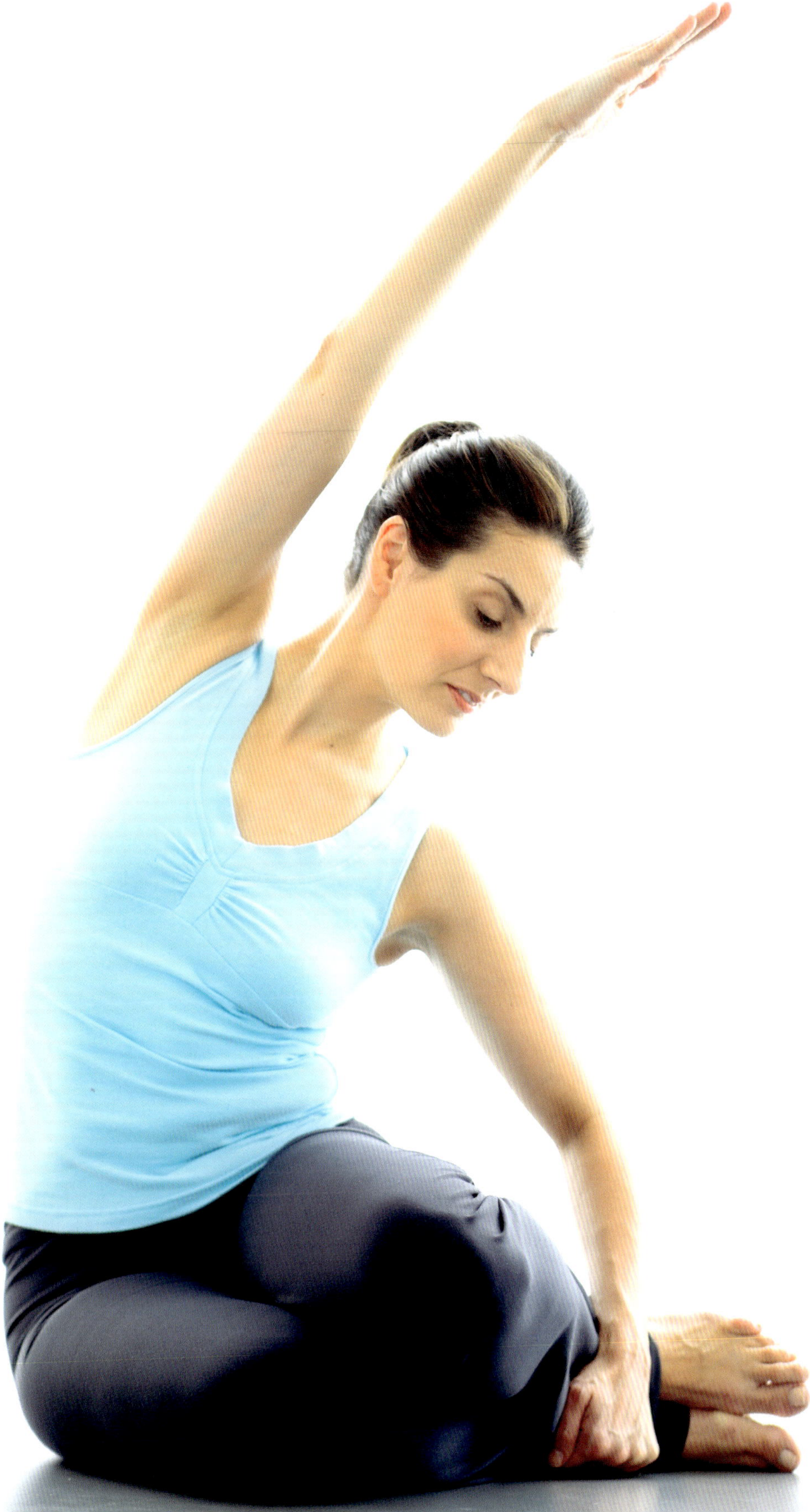

# >> Pilates-Grundstellung I & II

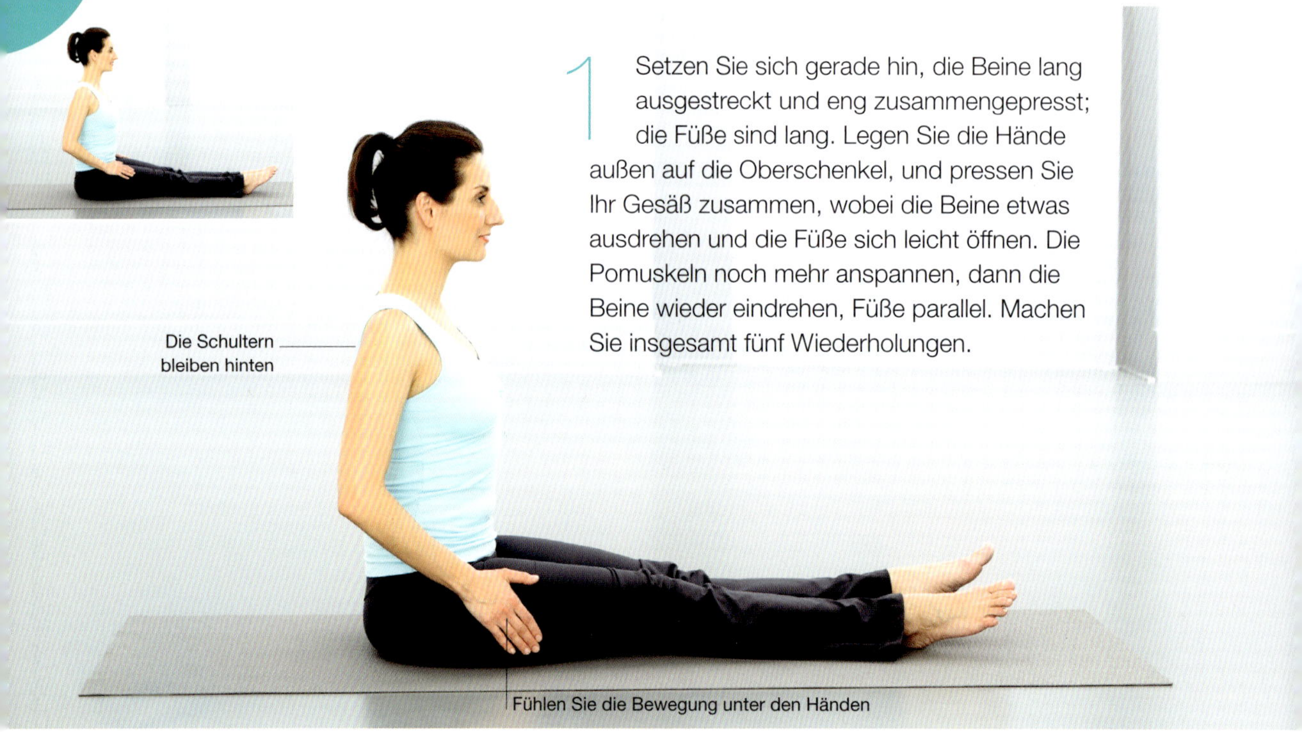
Die Schultern bleiben hinten
Fühlen Sie die Bewegung unter den Händen

1 Setzen Sie sich gerade hin, die Beine lang ausgestreckt und eng zusammengepresst; die Füße sind lang. Legen Sie die Hände außen auf die Oberschenkel, und pressen Sie Ihr Gesäß zusammen, wobei die Beine etwas ausdrehen und die Füße sich leicht öffnen. Die Pomuskeln noch mehr anspannen, dann die Beine wieder eindrehen, Füße parallel. Machen Sie insgesamt fünf Wiederholungen.

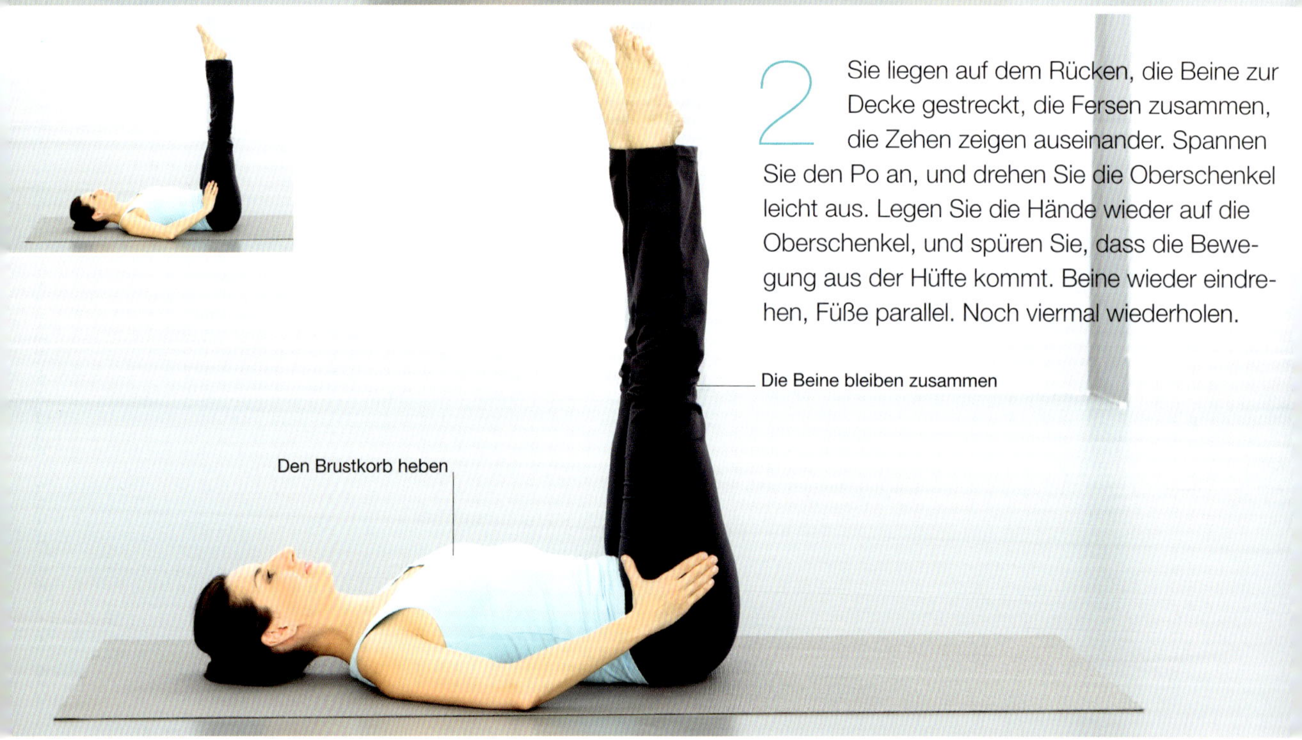
Die Beine bleiben zusammen
Den Brustkorb heben

2 Sie liegen auf dem Rücken, die Beine zur Decke gestreckt, die Fersen zusammen, die Zehen zeigen auseinander. Spannen Sie den Po an, und drehen Sie die Oberschenkel leicht aus. Legen Sie die Hände wieder auf die Oberschenkel, und spüren Sie, dass die Bewegung aus der Hüfte kommt. Beine wieder eindrehen, Füße parallel. Noch viermal wiederholen.

# >> Vorbereitung: Side Kicks

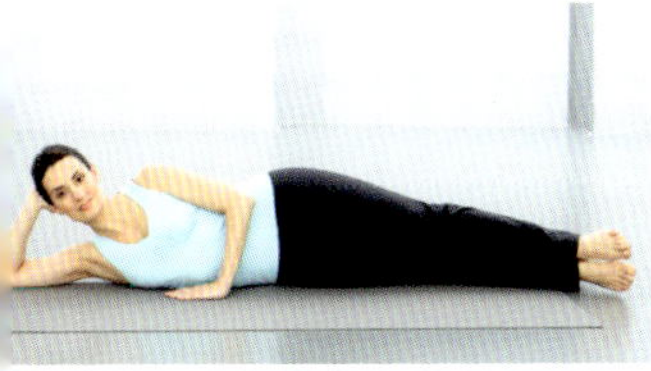

**3a** Legen Sie sich auf die rechte Seite, und zwar an den hinteren Rand der Matte. Stützen Sie den Ellbogen auf, der Kopf ruht auf der rechten Hand, die linke liegt vor Ihrem Powerhouse (s. S. 17) auf der Matte. Brustkorb heben, die Bauchmuskeln fest anspannen und dann beide Beine heben, dabei die Beine fest zusammenpressen.

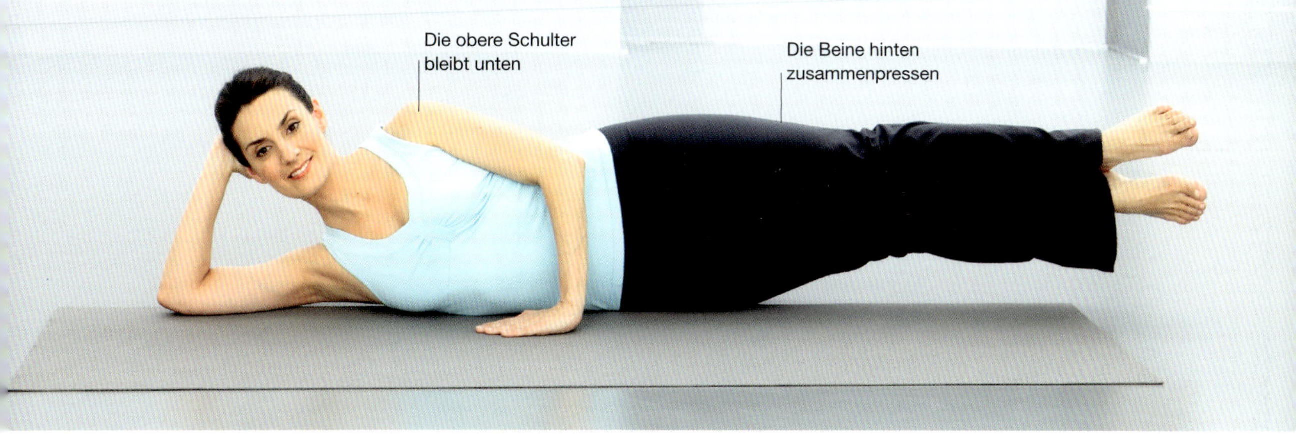
Die obere Schulter bleibt unten
Die Beine hinten zusammenpressen

**3b** Bleiben Sie in der seitlichen Haltung, bringen Sie Ihre Beine zum vorderen Rand der Matte, und legen Sie sie kontrolliert ab. Sie sollten nun einen 45-Grad-Winkel zur Matte bilden, die Hüften und Schultern sind genau auf einer Linie.

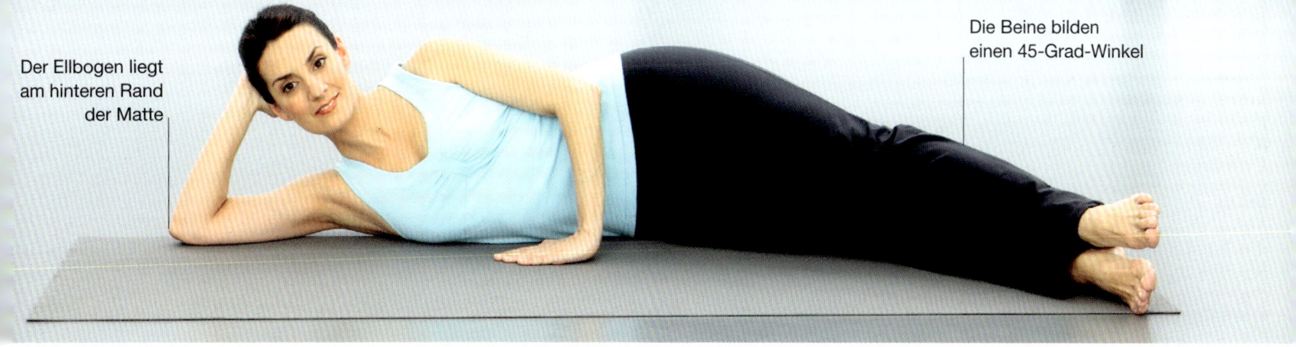
Der Ellbogen liegt am hinteren Rand der Matte
Die Beine bilden einen 45-Grad-Winkel

# >> Side Kicks Front

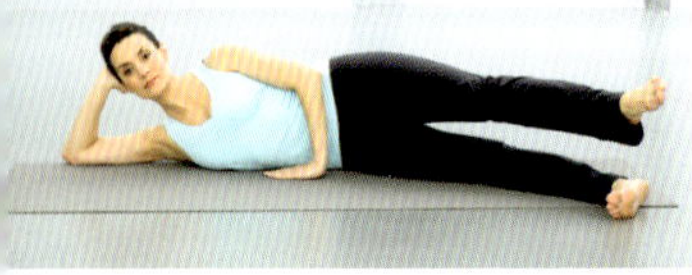

**4a** Bleiben Sie auf der rechten Seite liegen, die Beine im 45-Grad-Winkel vor dem Körper. Heben Sie nun Ihr linkes Bein, und drehen Sie es leicht in Richtung Decke aus. Der rechte Fuß ist angezogen und drückt fest in den Boden. Strecken Sie das obere Bein nach vorne, und machen Sie zwei kleine Kicks.

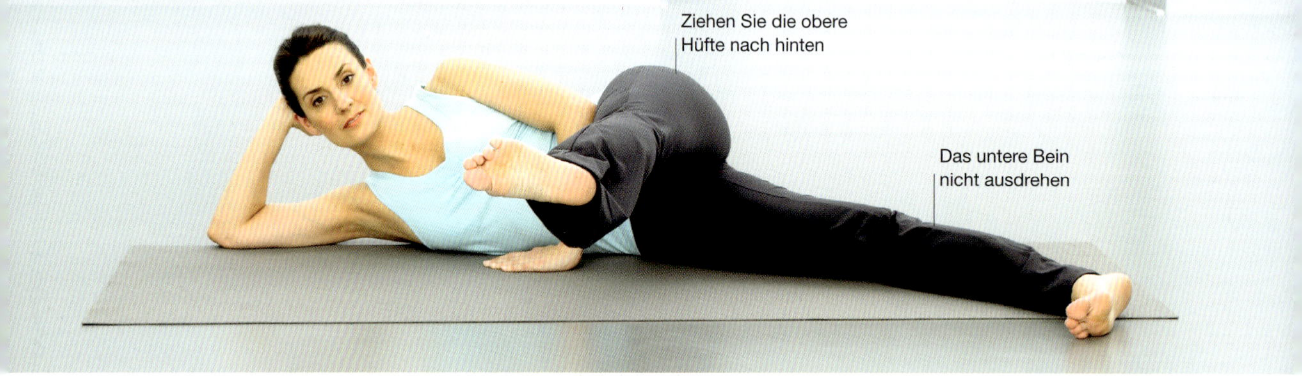
Ziehen Sie die obere Hüfte nach hinten
Das untere Bein nicht ausdrehen

**4b** Bringen Sie nun das Bein zurück, und führen Sie es etwas nach hinten, dabei die Pomuskeln fest anspannen. Der Oberkörper bleibt fest. Machen Sie insgesamt sechs Wiederholungen, und versuchen Sie jedes Mal, die Übung noch präziser auszuführen. Bringen Sie dann das Bein in die Ausgangsposition zurück.

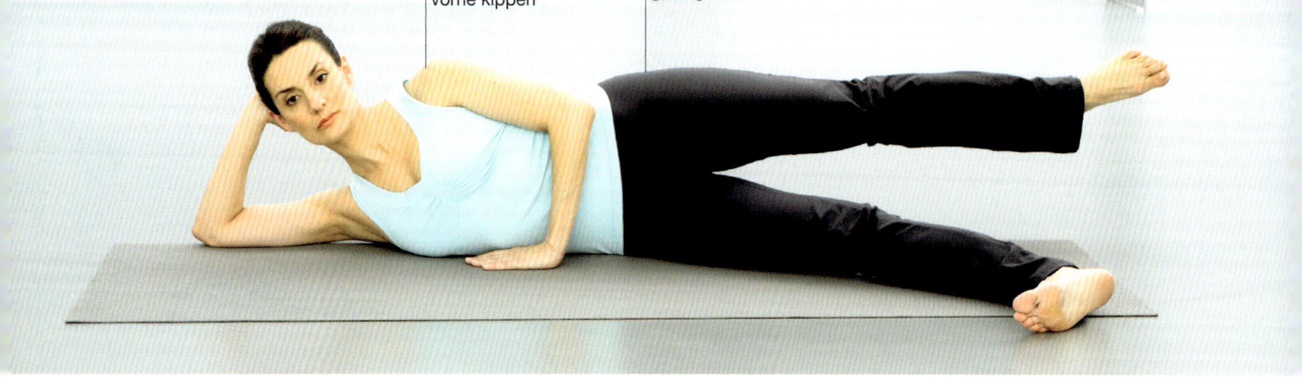
Nicht nach vorne kippen
Die Hüfte bleibt ganz gerade

# Side Kicks Up and Down

**5a** Heben Sie das linke Bein leicht an, und drehen Sie es aus, sodass Knie und Fußrücken zur Decke zeigen. Einatmen und dann das linke Bein mit einer schnellen Bewegung hoch nach oben kicken. Zielen Sie dabei mit dem Fuß auf einen Punkt genau hinter Ihrem Ohr.

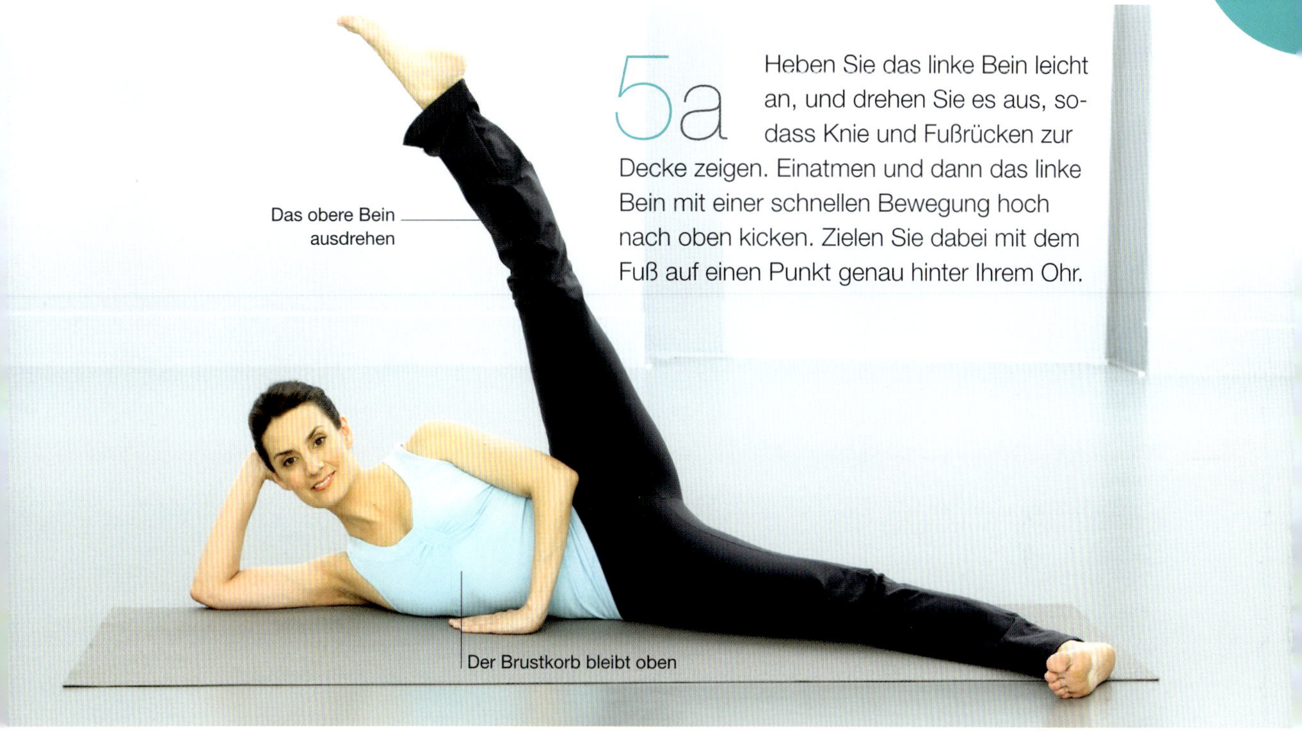
Das obere Bein ausdrehen
Der Brustkorb bleibt oben

**5b** Jetzt mit Widerstand (s. S. 17) das Bein senken, dabei bis drei zählen. Denken Sie an die Gegenbewegung (s. S. 17). Wenn das Bein sinkt, sollten Sie Ihre Bauchmuskeln nach innen und oben ziehen. Brustkorb heben und noch fünfmal wiederholen.

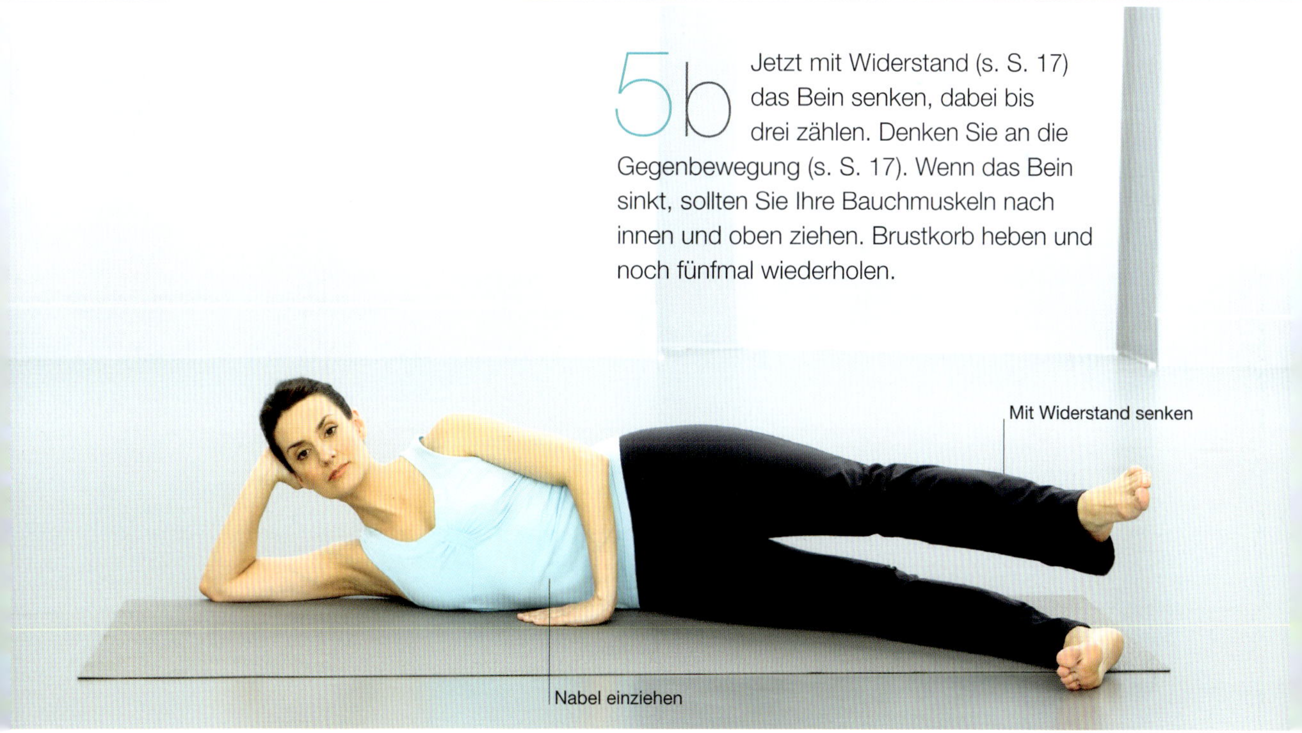
Mit Widerstand senken
Nabel einziehen

# >> Side Kicks Circles

**6a** Bleiben Sie auf der Seite, und legen Sie das obere Bein vor das untere. Das obere Bein wird während der Übung immer schwerer werden. Drehen Sie es zur Decke hin aus, der Knöchel ist lang.

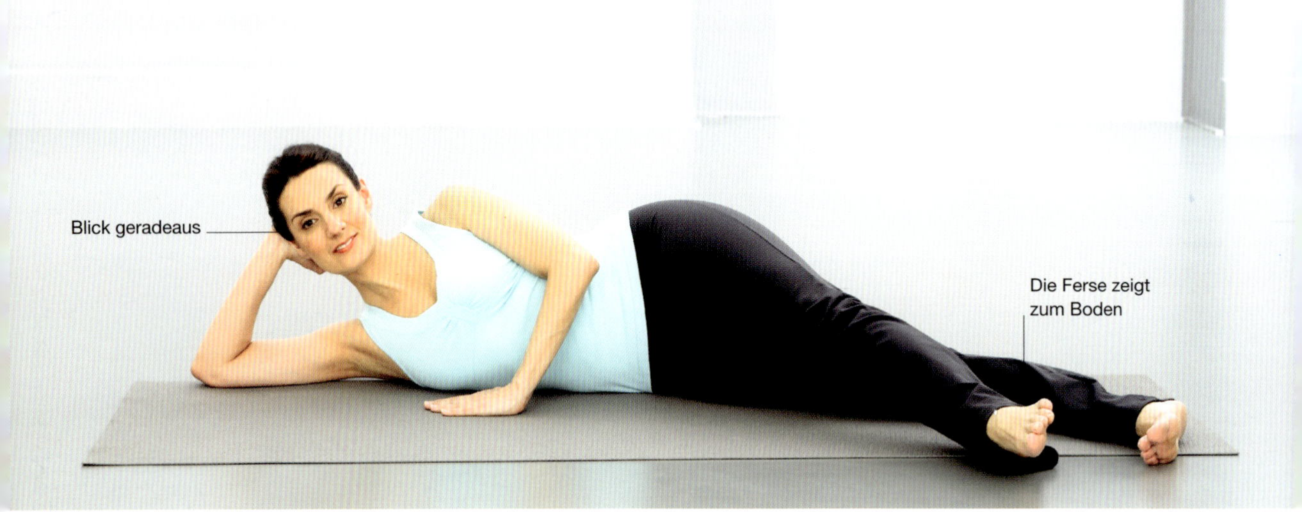
Blick geradeaus
Die Ferse zeigt zum Boden

**6b** Jetzt mit dem oberen Bein zehn kleine Kreise beschreiben, der Körper bleibt dabei ganz fest. Kurze Pause, dann wechseln und in die andere Richtung kreisen. Die Kreise sind klein. Konzentrieren Sie sich auf die Abwärtsbewegung. Machen Sie zehn Kreise und dann eine kleine Pause, bevor Sie das obere Bein auf dem unteren ablegen.

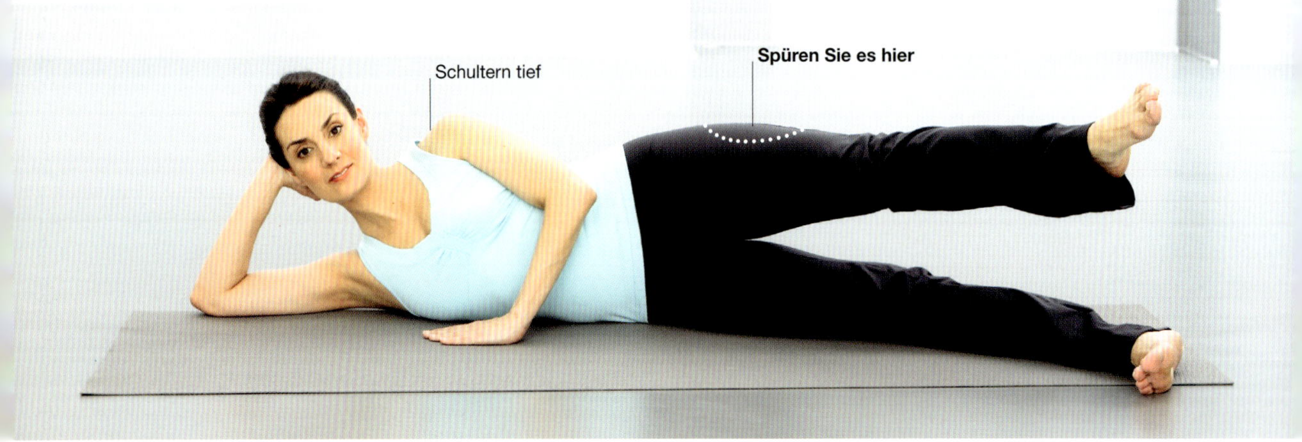
Schultern tief
Spüren Sie es hier

# >> Side Kicks Inner Thigh Lifts



7a Bleiben Sie auf der rechten Seite liegen. Kreuzen Sie nun das linke Bein vor dem rechten, und umfassen Sie den linken Knöchel. Der linke Fuß liegt flach auf dem Boden, Knie und Zehen zeigen zum rechten Fuß. Jetzt den rechten Fuß anwinkeln und das gesamte rechte Bein von der Matte abheben.

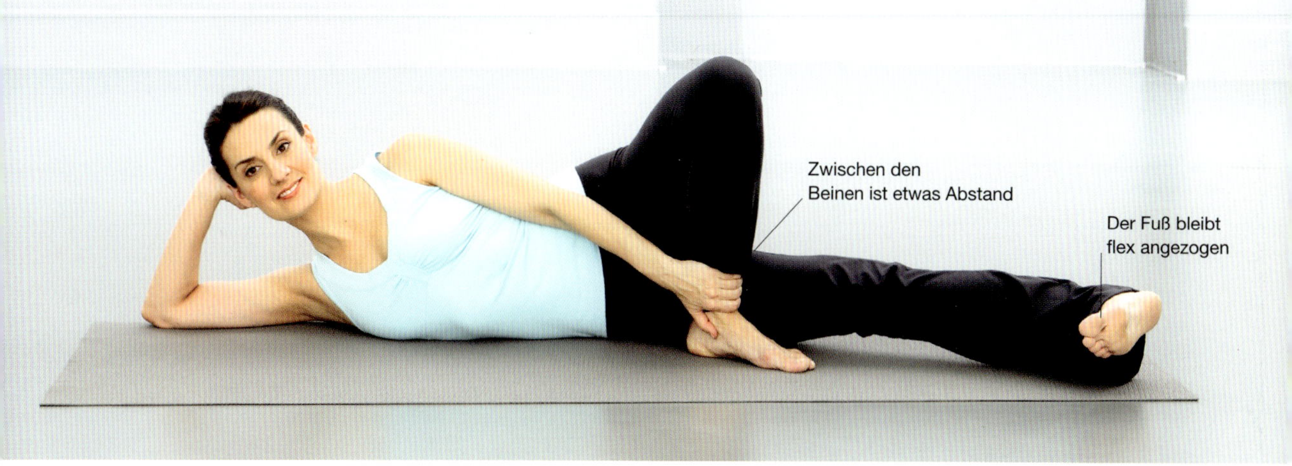
Zwischen den Beinen ist etwas Abstand
Der Fuß bleibt flex angezogen

7b Ohne einzuknicken, heben Sie nun das rechte Bein so hoch es geht und senken es wieder bis kurz über der Matte. Führen Sie diese Bewegung insgesamt achtmal aus. Bei der letzten Wiederholung halten Sie das Bein oben, und perfektionieren Sie noch einmal Ihre gesamte Körperhaltung: Werden Sie lang, machen Sie sich gerade, drehen Sie das Bein noch ein wenig. Dann kontrolliert absenken.

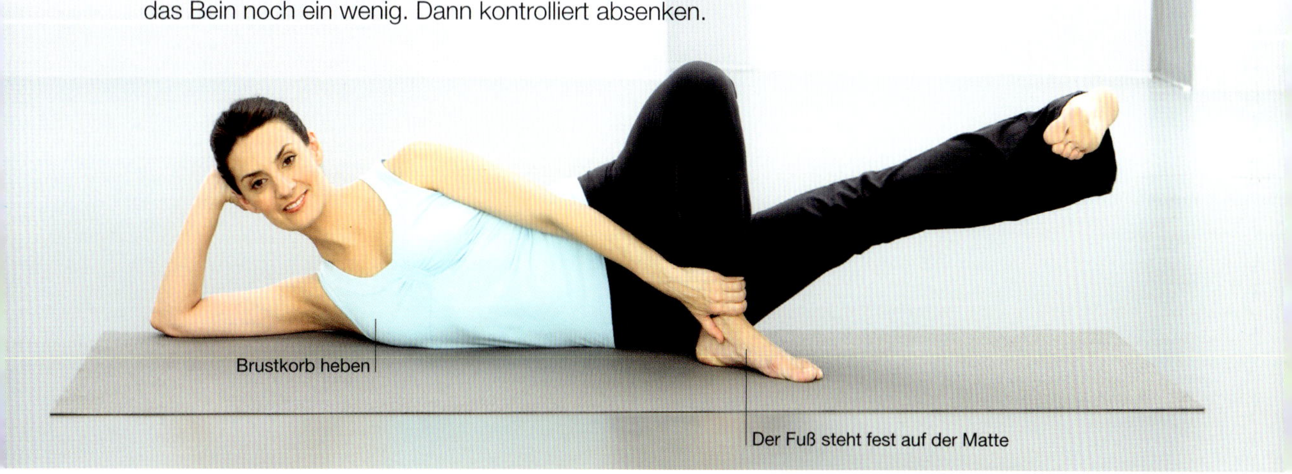
Brustkorb heben
Der Fuß steht fest auf der Matte

# >> Side Kicks Bicycle

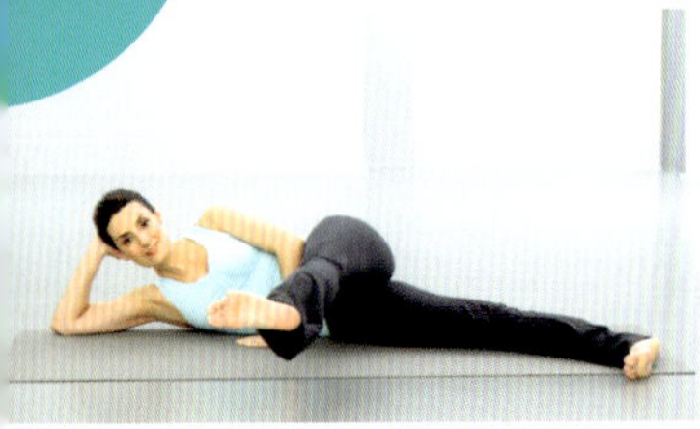

**8a** Legen Sie sich auf die Seite, die Beine im 45-Grad-Winkel nach vorne ausgestreckt. Heben Sie das linke Bein etwas an, und schwingen Sie es dann nach vorne, ohne im Rücken nachzugeben. Schaffen Sie eine Gegenbewegung, indem Sie die linke Hüfte etwas nach hinten ziehen. Beugen Sie das linke Knie, und führen Sie es in Richtung Schulter.

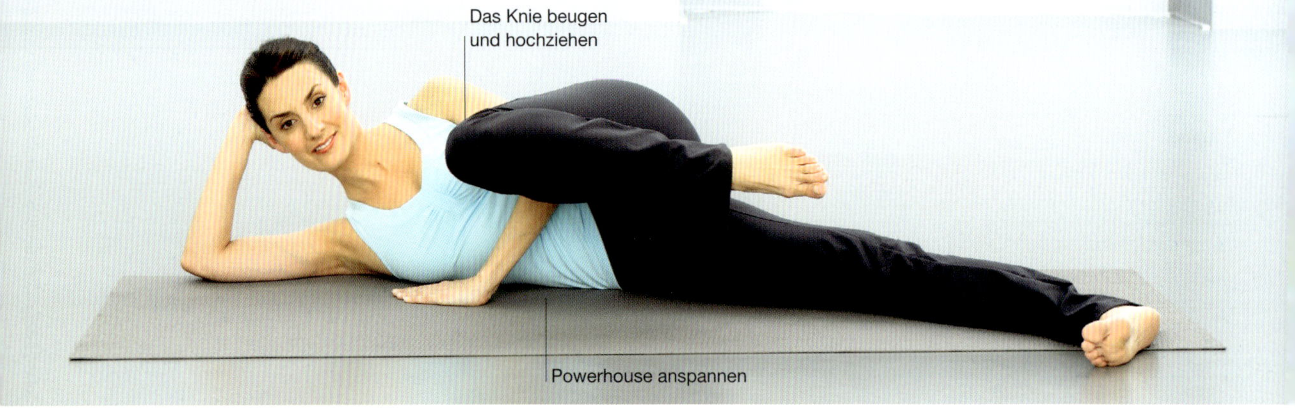
Das Knie beugen
und hochziehen
Powerhouse anspannen

**8b** Führen Sie nun das linke Knie zum rechten, und strecken Sie dann das Bein nach hinten aus. Ziehen Sie die Taille hoch – das ist die Gegenbewegung zum Bein, das nach unten zieht. Machen Sie zwei Wiederholungen, und bringen Sie dann das Bein zurück in die Ausgangsposition. Nun die Übung dreimal in die andere Richtung ausführen.

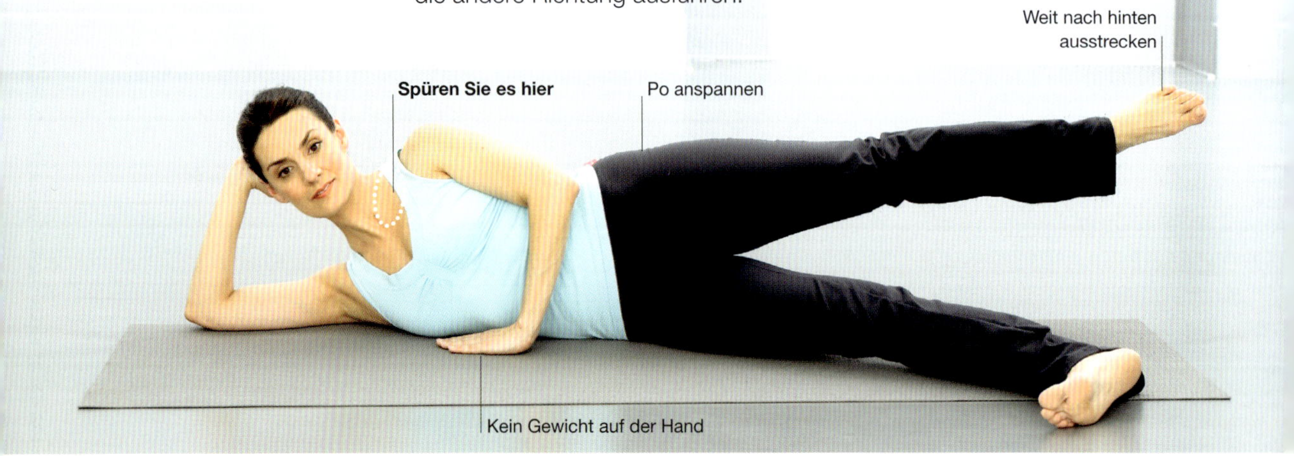
Weit nach hinten
ausstrecken
Spüren Sie es hier
Po anspannen
Kein Gewicht auf der Hand

# >> Fersenschläge

**9a** Drehen Sie sich auf den Bauch, das Gesicht liegt auf der Matte. Schieben Sie Ihre Hände unter die Stirn, und strecken Sie die Beine aus. Spannen Sie die Bauch- und Pomuskeln an, und heben Sie beide Beine von der Matte ab. Achten Sie darauf, dass Ihre Schultern unten bleiben, während Sie die Beine öffnen. Beginnen Sie nun, die Fersen gegeneinanderzuschlagen.

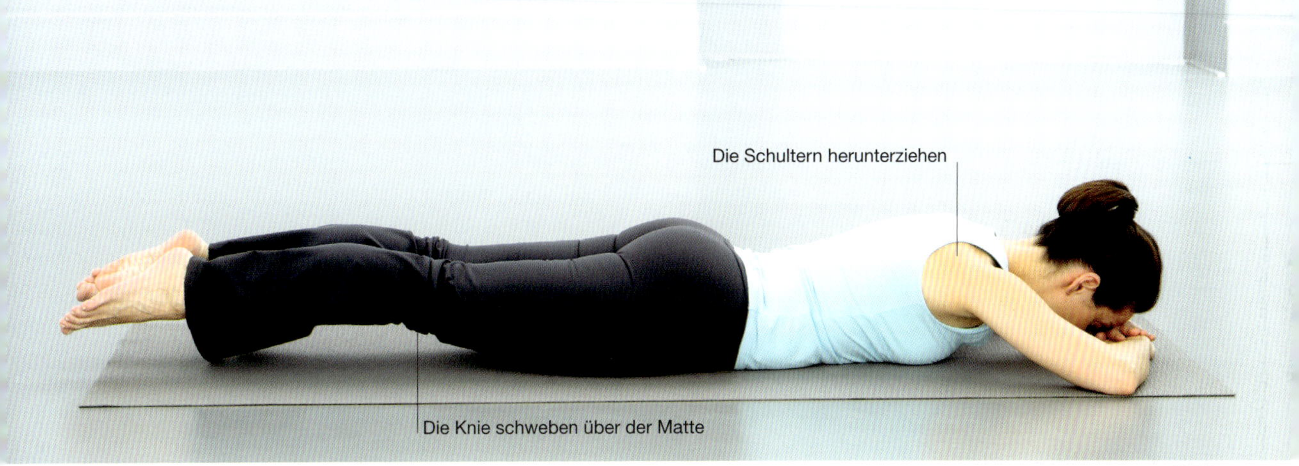
Die Schultern herunterziehen
Die Knie schweben über der Matte

**9b** Weiter schnelle Schläge machen und bis 20 zählen, dabei ganz normal atmen. Die Knie bleiben gerade – die Bewegung geht von den Oberschenkelinnenseiten aus. Am Ende eine Pause machen, beide Beine lang ziehen, Bauchmuskeln anspannen, Nacken und Schultern sind entspannt. Dann erst die Beine langsam auf der Matte ablegen. Drehen Sie sich nun auf die linke Seite, und machen Sie alle Side-Kick-Übungen mit dem anderen Bein (3a – 8b).

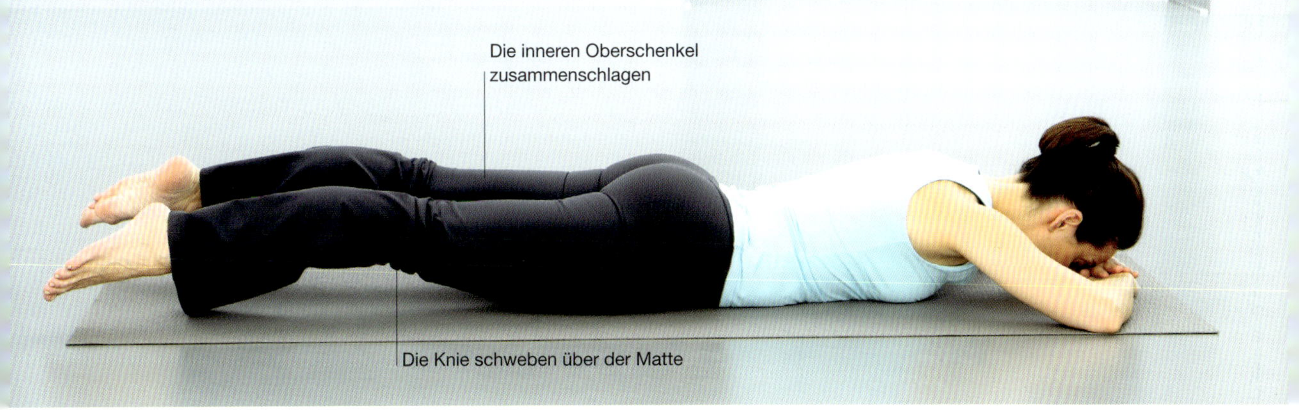
Die inneren Oberschenkel zusammenschlagen
Die Knie schweben über der Matte

# >> Teaser

10a Drehen Sie sich auf den Rücken, und ziehen Sie die Knie zur Brust, dabei die Arme nach hinten über den Kopf ausstrecken.

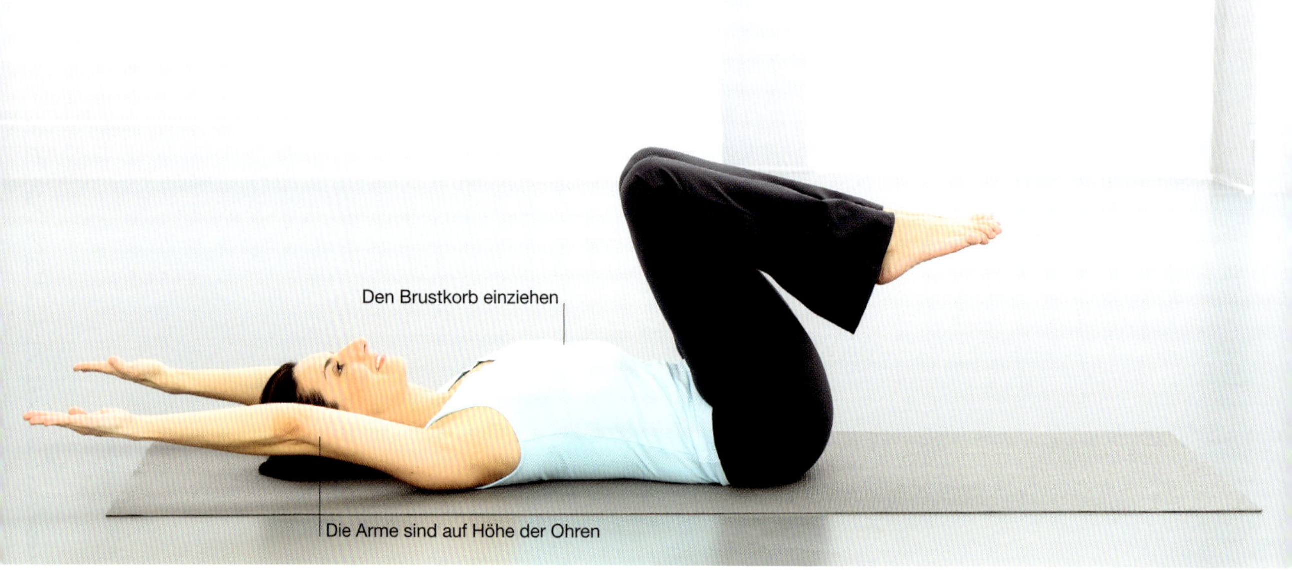
Den Brustkorb einziehen
Die Arme sind auf Höhe der Ohren

10b Auf eins in den Sitz hochschwingen, die Beine sind im 90-Grad-Winkel. Halten Sie die Balance, die Arme sind nach vorne ausgestreckt, der Nabel ist fest eingezogen, der Brustkorb bleibt offen. Jetzt ganz kontrolliert das Steißbein einrollen und die Wirbelsäule wieder auf die Matte abrollen. Knie anwinkeln, die Arme über den Kopf führen und die Übung noch fünfmal wiederholen.

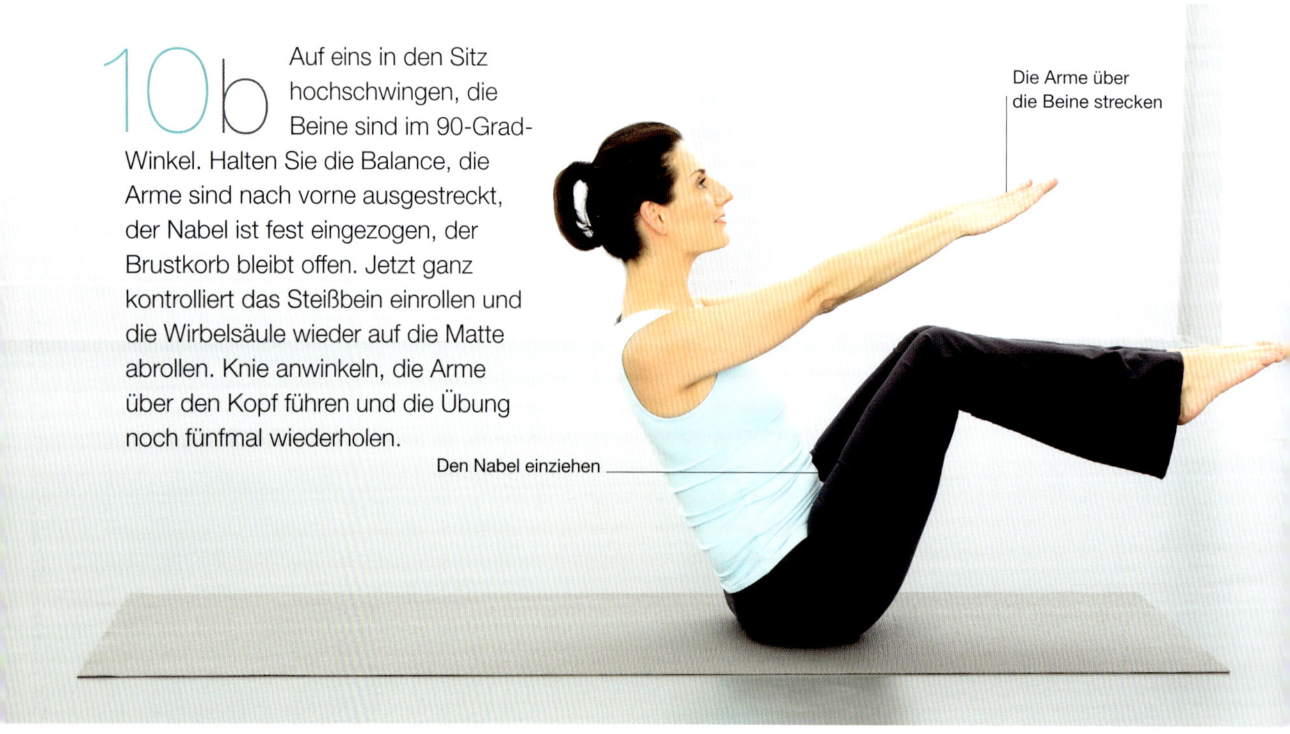
Die Arme über die Beine strecken
Den Nabel einziehen

# >> The Hug

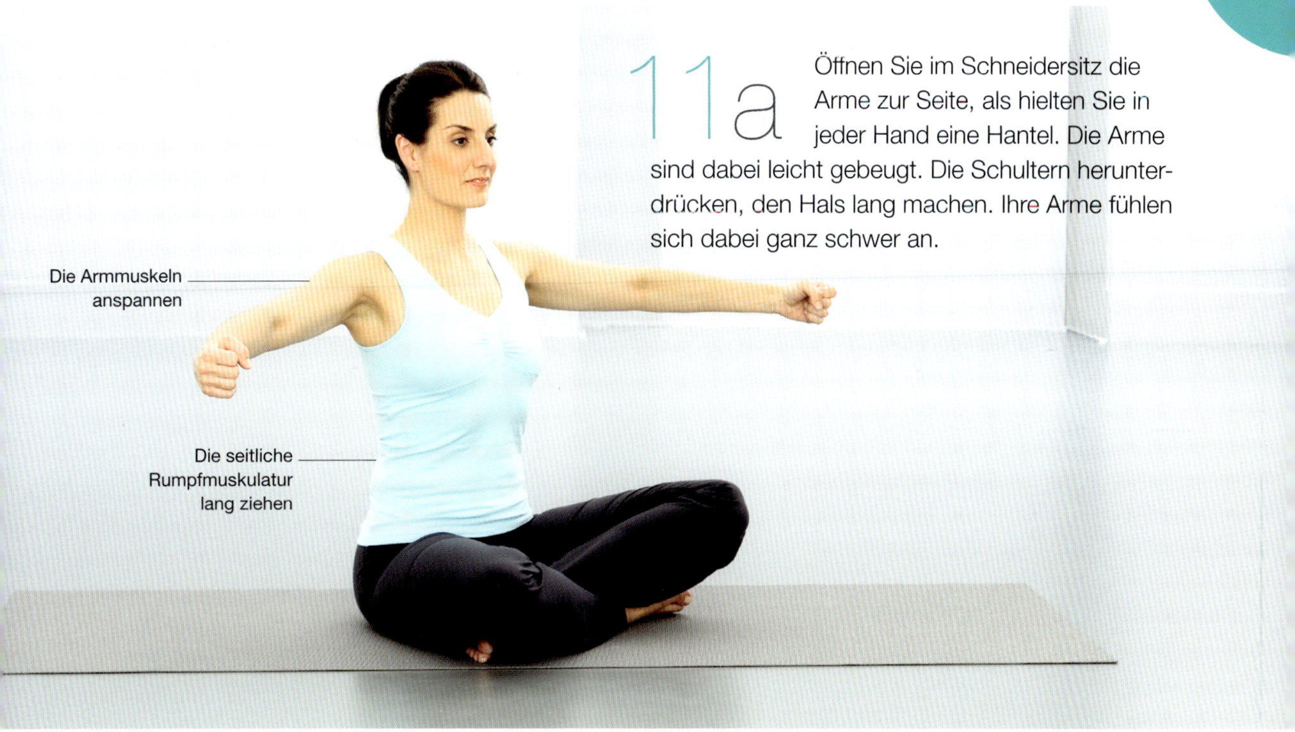
Die Armmuskeln anspannen
Die seitliche Rumpfmuskulatur lang ziehen

**11a** Öffnen Sie im Schneidersitz die Arme zur Seite, als hielten Sie in jeder Hand eine Hantel. Die Arme sind dabei leicht gebeugt. Die Schultern herunterdrücken, den Hals lang machen. Ihre Arme fühlen sich dabei ganz schwer an.

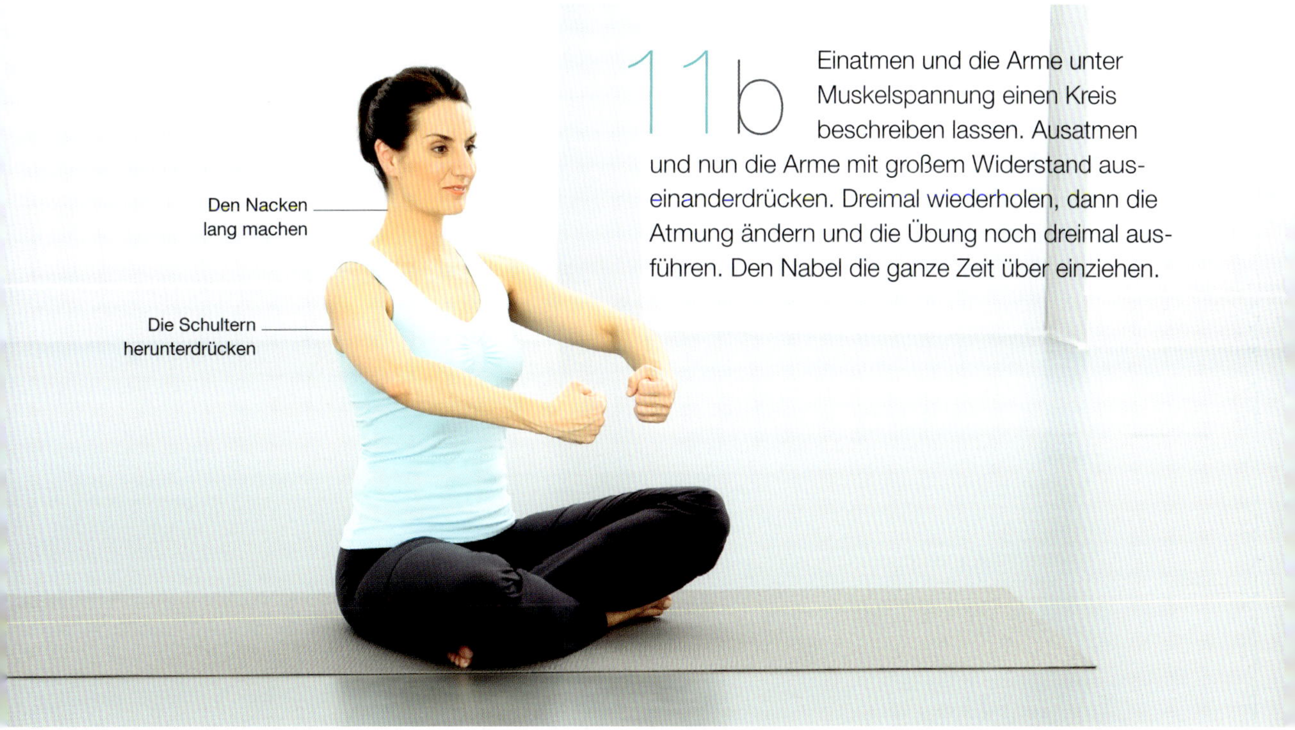
Den Nacken lang machen
Die Schultern herunterdrücken

**11b** Einatmen und die Arme unter Muskelspannung einen Kreis beschreiben lassen. Ausatmen und nun die Arme mit großem Widerstand auseinanderdrücken. Dreimal wiederholen, dann die Atmung ändern und die Übung noch dreimal ausführen. Den Nabel die ganze Zeit über einziehen.

# >> The Mermaid

## 12a

Setzen Sie sich rechts neben die angewinkelten Beine, die Waden und Knöchel dicht am Körper. Umfassen Sie mit der linken Hand die untere Fessel. Den freien rechten Arm nach oben über den Kopf schwingen und vorbereitend einatmen.

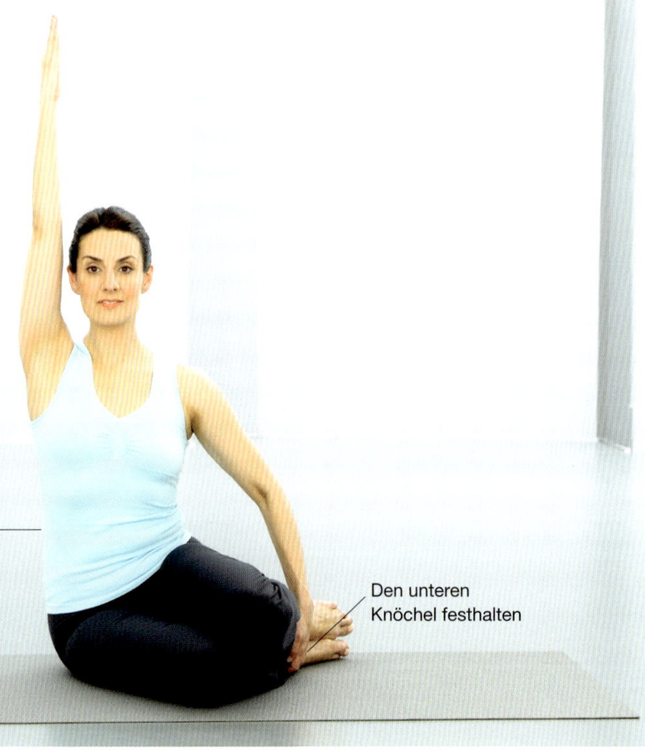
Taille strecken
Den unteren Knöchel festhalten

## 12b

Jetzt ausatmen und sanft über die Beine beugen, die ganze rechte Seite dehnen. Wenn Sie wieder zur Mitte kommen, versuchen Sie, den Körper und die rechte Hand noch höher zur Decke zu strecken. Machen Sie noch zwei Wiederholungen, und schließen Sie mit einer Pause, in der Sie die Taille strecken und die Schultern herunterziehen. Dann die Beine über vorn zur anderen Seite schwingen und die Übung dreimal wiederholen.

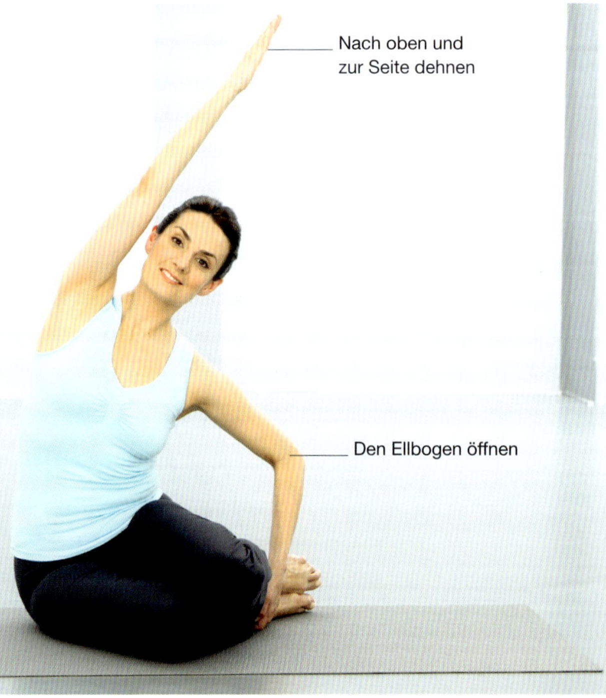
Nach oben und zur Seite dehnen
Den Ellbogen öffnen

# >> Armkreisen



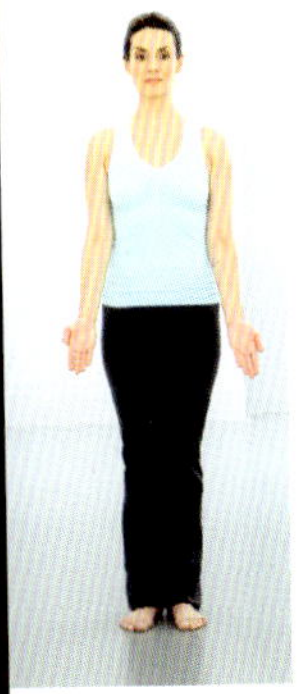

13a In der Pilates-Grundhaltung (s. S. 17) das Gewicht etwas nach vorne verlagern. Die Hände liegen vor den Oberschenkeln, Handflächen zeigen nach vorne. Einatmen, dann ausatmen und die Arme gerade nach oben schwingen.

13b Jetzt die Handflächen nach außen drehen und die Arme herunterkreisen. Dabei Widerstand aufbauen, als sei die Luft ganz dick. Zweimal wiederholen, dann die Atmung ändern und beim Hochschwingen einatmen, beim Herunterkreisen ausatmen. Noch dreimal wiederholen.

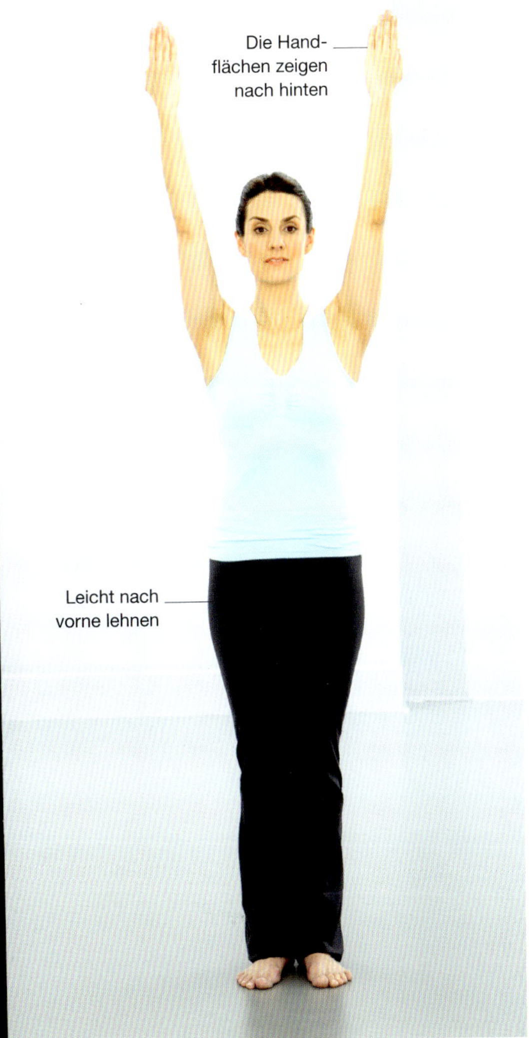
Die Handflächen zeigen nach hinten
Leicht nach vorne lehnen

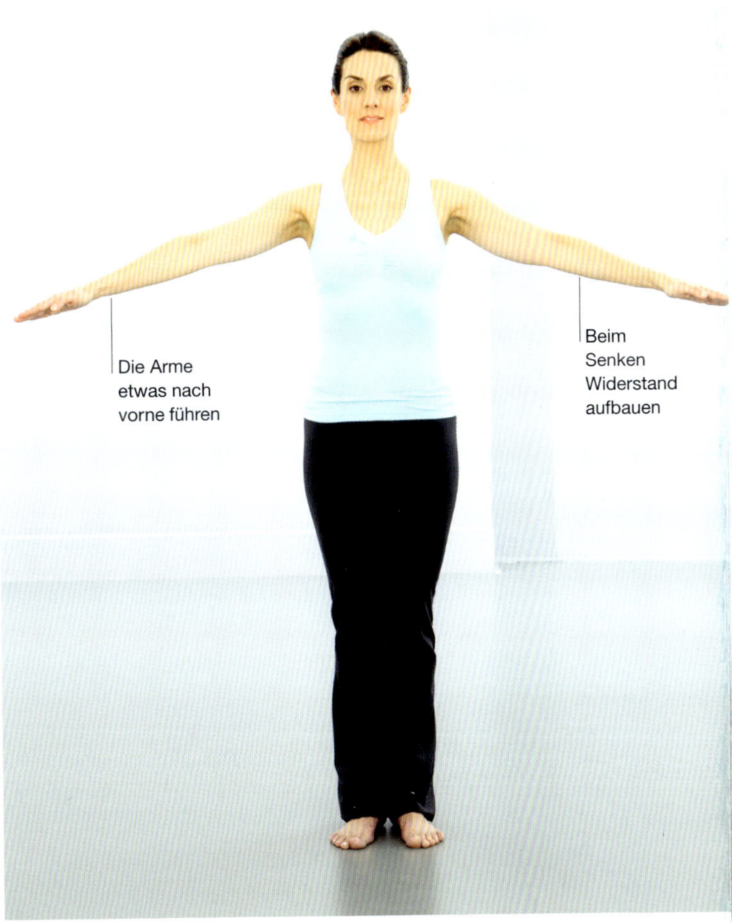
Die Arme etwas nach vorne führen
Beim Senken Widerstand aufbauen



# Übungen am Boden >>

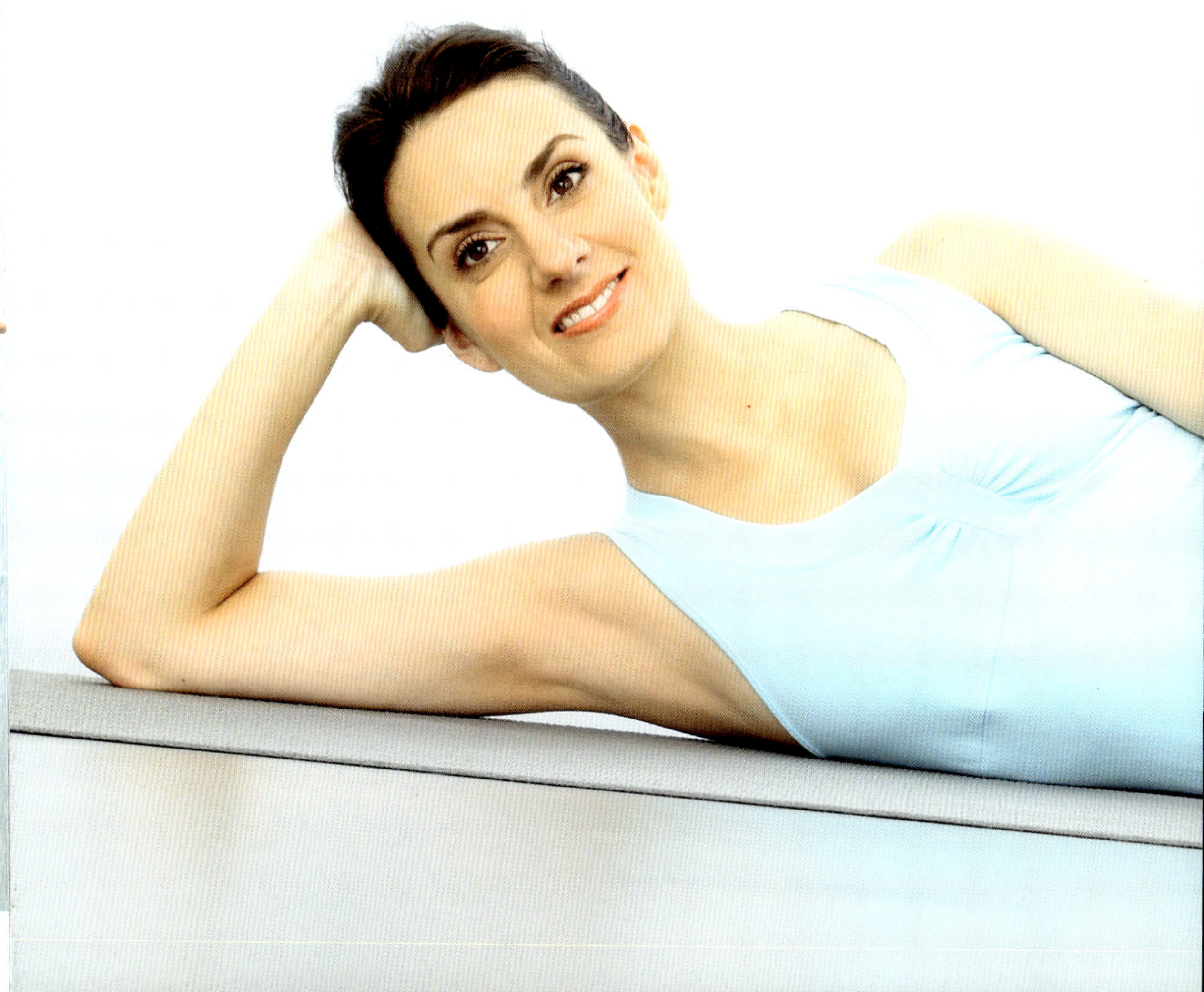

# **Übungen am Boden** auf einen Blick

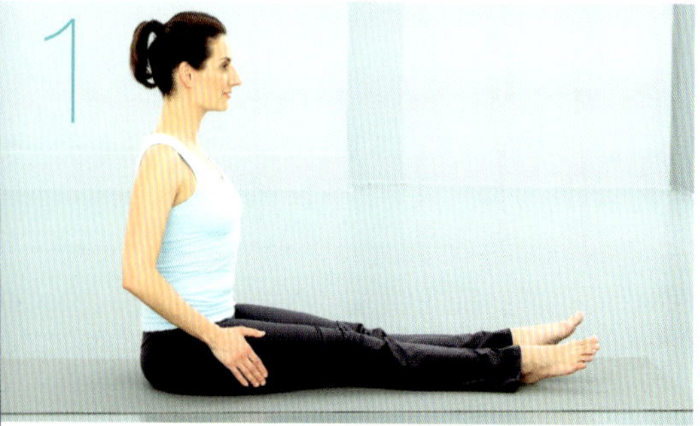


▲ **Pilates-Grundstellung I**, Seite 70

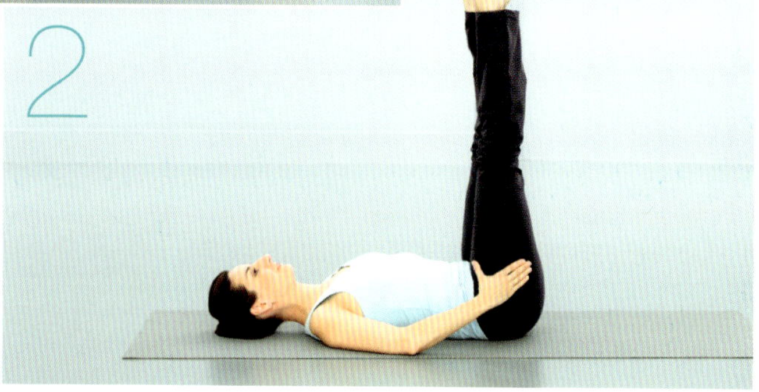


▲ **Pilates-Grundstellung II**, Seite 70

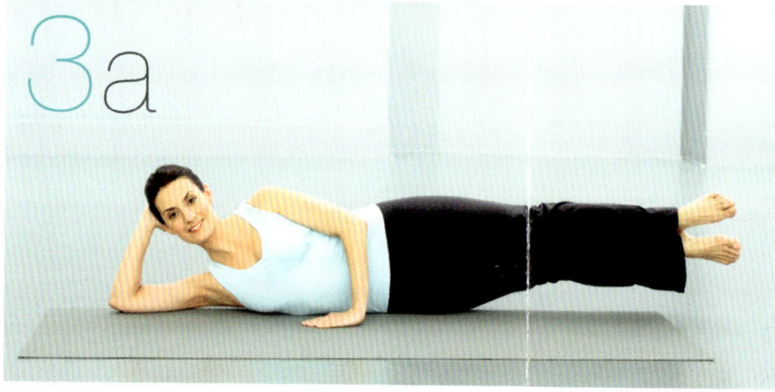


▲ **Vorbereitung: Side Kicks**, Seite 71

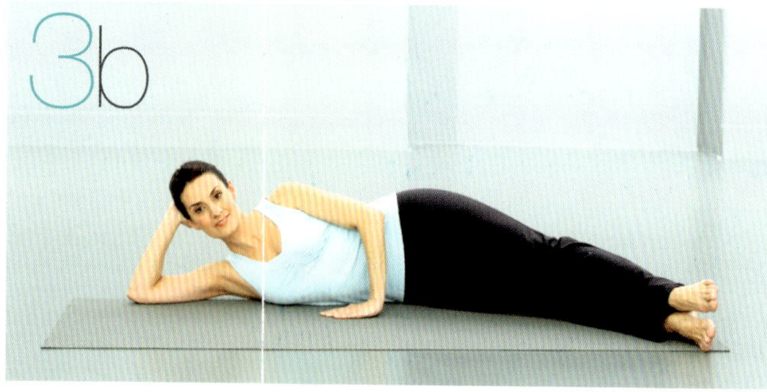


▲ **Vorbereitung: Side Kicks**, Seite 71

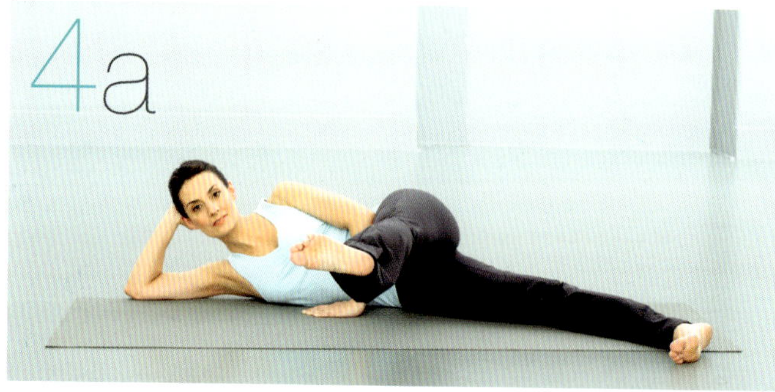


▲ **Side Kicks Front**, Seite 72

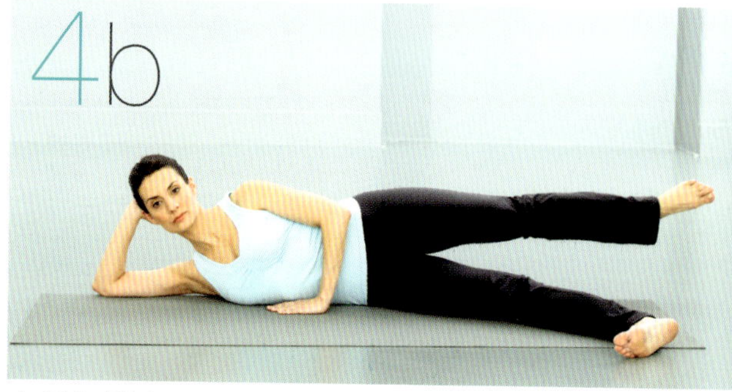


▲ **Side Kicks Front**, Seite 72

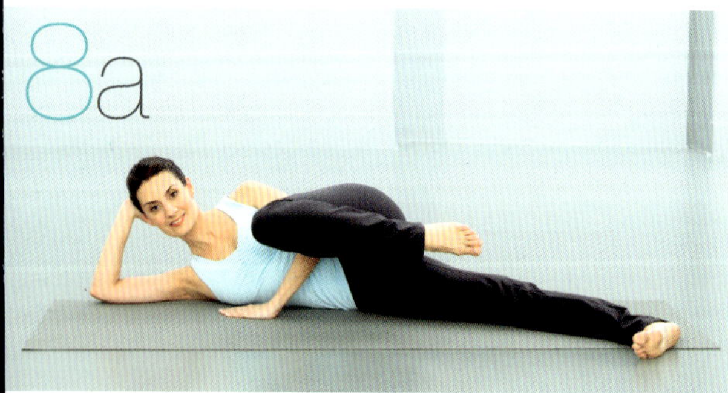


**Side Kicks Bicycle**, Seite 70

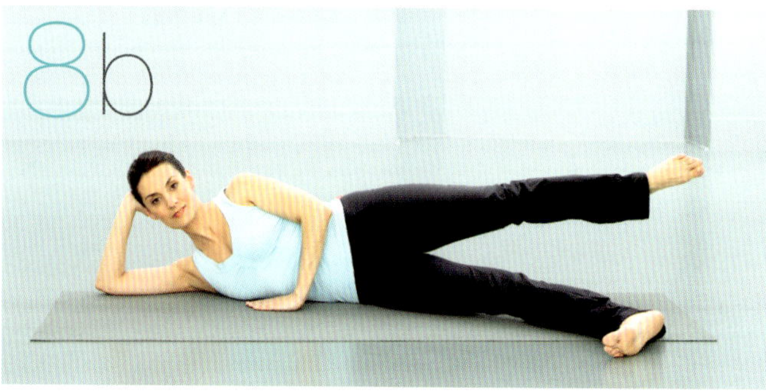


▲ **Side Kicks Bicycle**, Seite 76

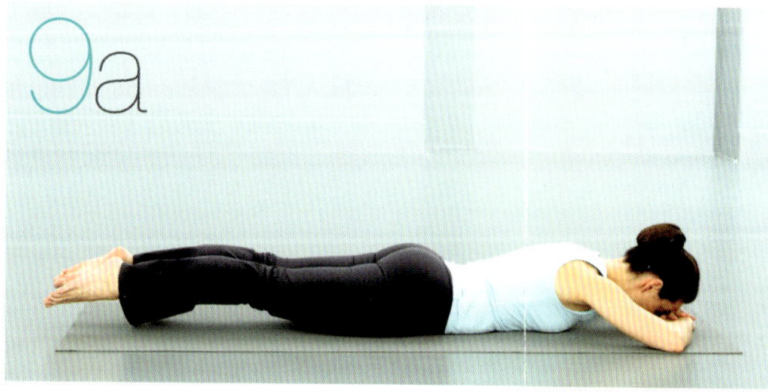


▲ **Fersenschläge**, Seite 77

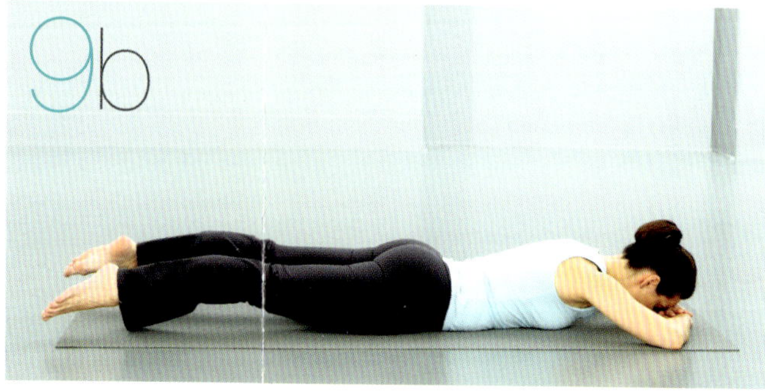


▲ **Fersenschläge**, Seite 77

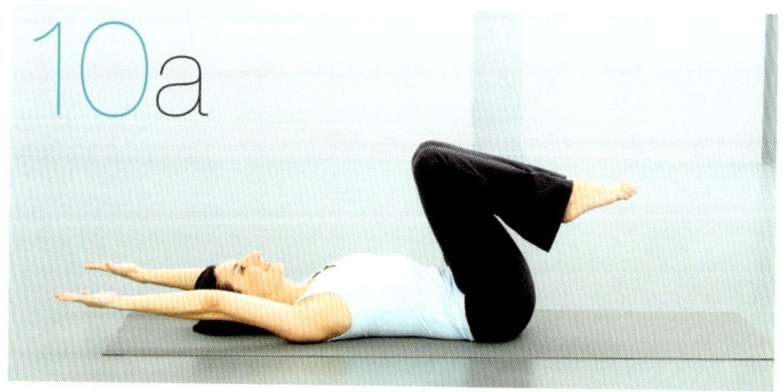


▲ **Teaser**, Seite 78

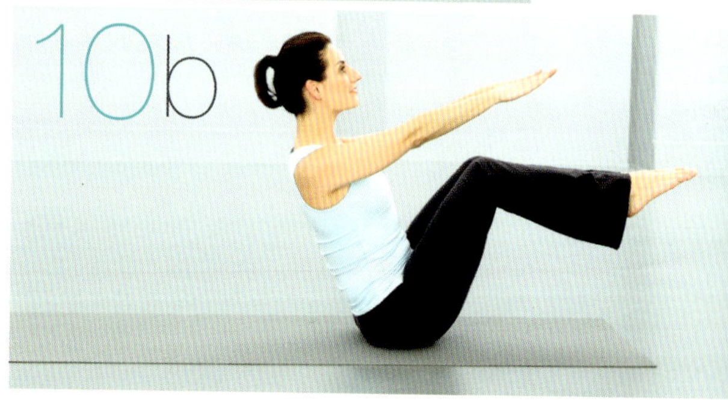


▲ **Teaser**, Seite 78

# 15 Minuten **Übersicht**

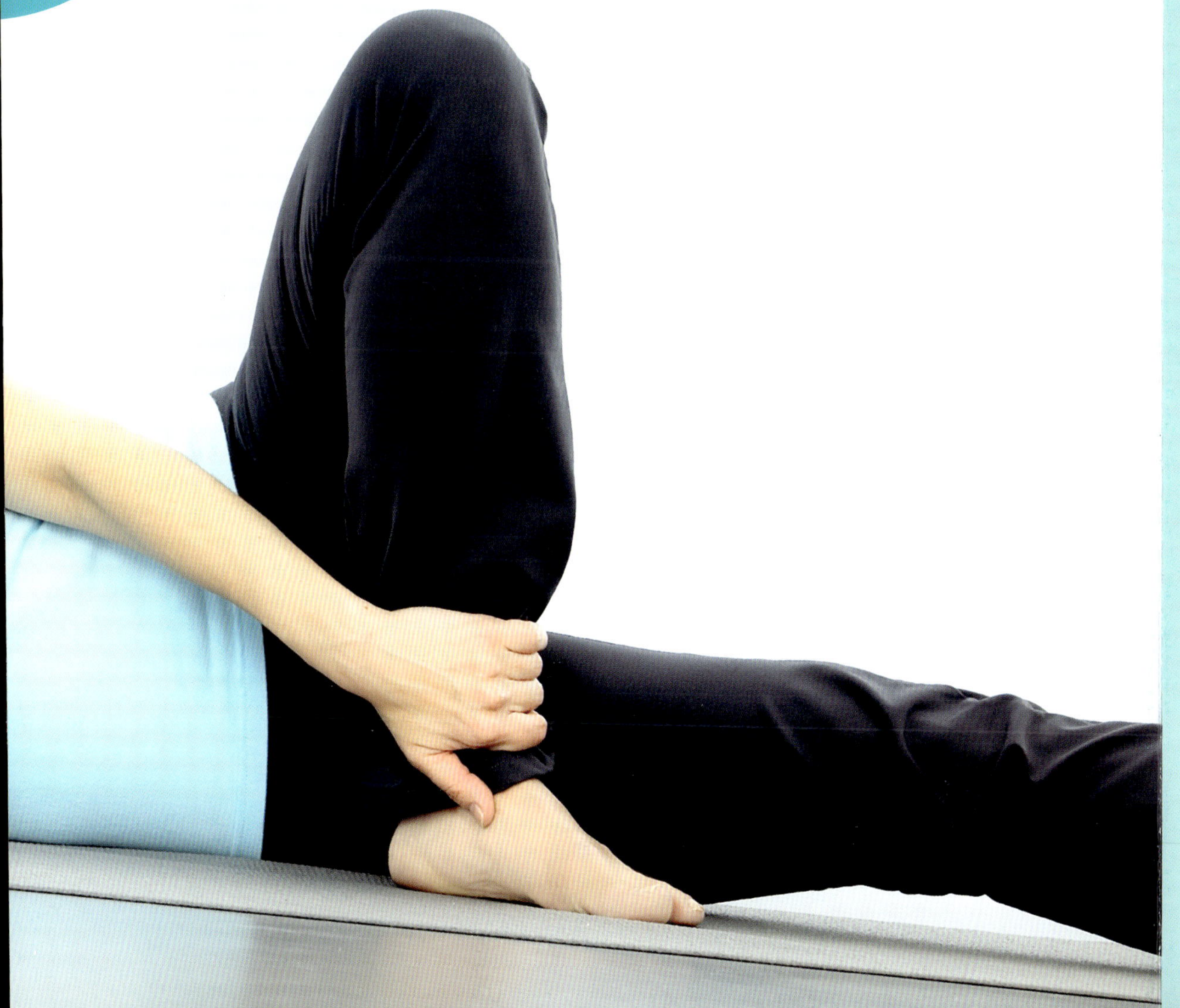



# >> Tipps & Tricks

Die Übungen am Boden erinnern ein wenig an normale Gymnastikübungen. Der entscheidende Unterschied liegt jedoch darin, dass es bei Pilates mehr um Präzision und die Körperhaltung geht. Achten Sie darauf, dass Sie Ihre Bewegungen stets kontrollieren, statt mit Schwung zu arbeiten. So trainieren Sie Ihre Muskeln und Ihre Körperhaltung am effektivsten.

## >> Checkliste

Jeder Teil einer Übung ist gleich wichtig. Kontrollieren Sie sich permanent, auch wenn Sie eine Übung zu beherrschen glauben.

- Haben Sie Widerstand eingebracht, den Rumpf gegen die Gliedmaßen gestreckt und umgekehrt?
- Haben Sie während der Übungen, bei denen der Unterkörper stark beansprucht wird, auf Ihren Oberkörper geachtet?
- Können Sie die **Pilates-Grundstellung** die ganze Zeit anwenden, auch bei den Übungen auf der Matte, wenn die Beine in der Luft sind?
- Können Sie bei der **Pilates-Grundstellung II** mit den Händen fühlen, wie Ihre Muskeln die Beine in die richtige Position ausdrehen?
- Die Serie von **Side Kicks** beinhaltet so intensive Beinarbeit, dass viele darüber ihren Oberkörper vergessen. Haben Sie die ganze Zeit über den Brustkorb gehoben und die Schultern heruntergedrückt?
- Können Sie bei den **Side Kicks Front** und den **Side Kicks Circles** den Rumpf ganz gerade halten, ohne nach vorne auf die Hand zu kippen, wenn das Bein nach hinten geht?
- Können Sie während der **Fersenschläge** die Schulterblätter aktiv nach unten und zusammenziehen, damit der Rücken gerade und der Brustkorb offen bleiben?

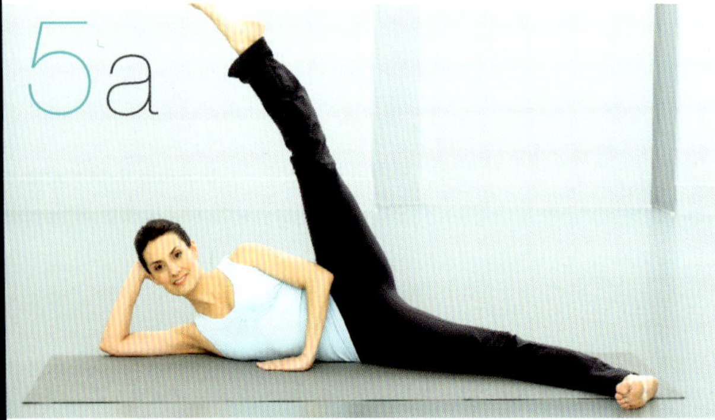


▲ **Side Kicks Up and Down**, Seite 73

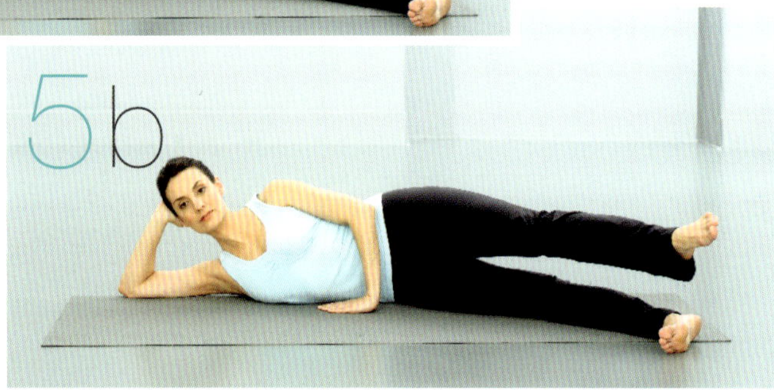


▲ **Side Kicks Up and Down**, Seite 73

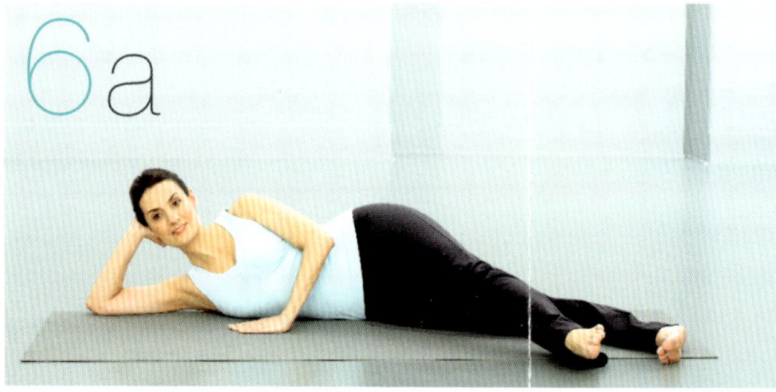


▲ **Side Kicks Circles**, Seite 74

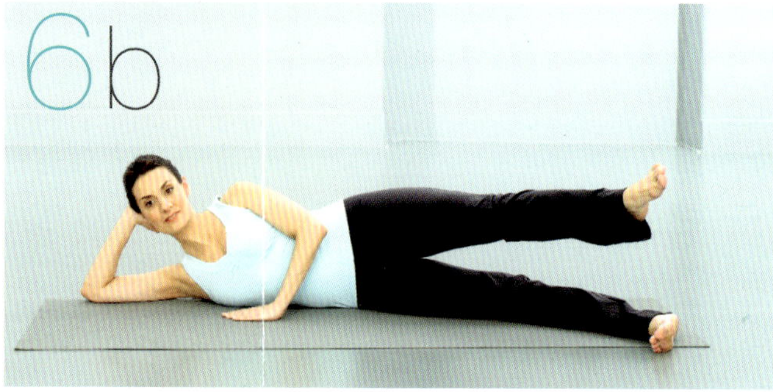


▲ **Side Kicks Circles**, Seite 74

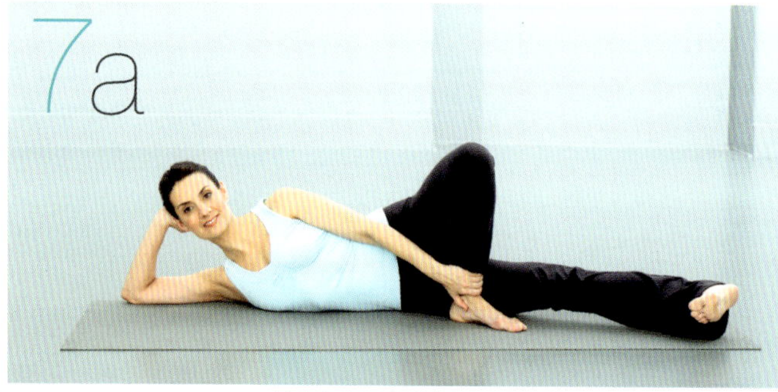


▲ **Side Kicks Inner Thigh Lifts**, Seite 75

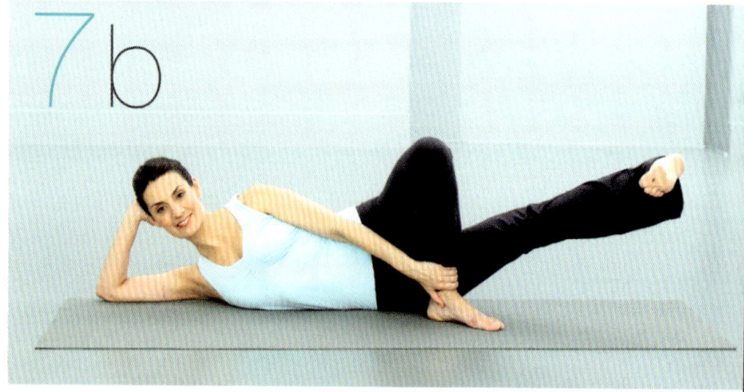


▲ **Side Kicks Inner Thigh Lifts**, Seite 75

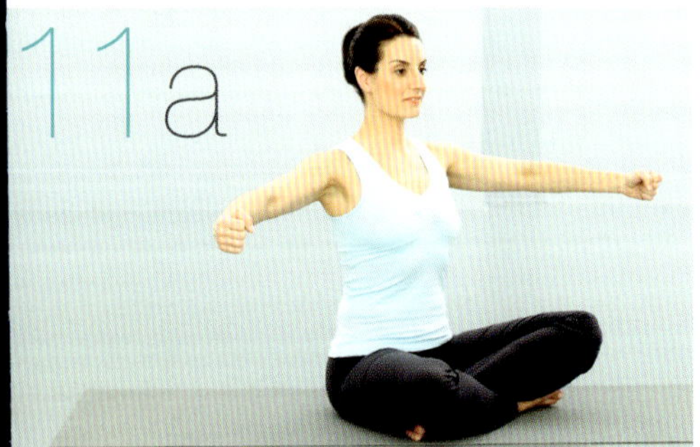


▲ **The Hug**, Seite 79

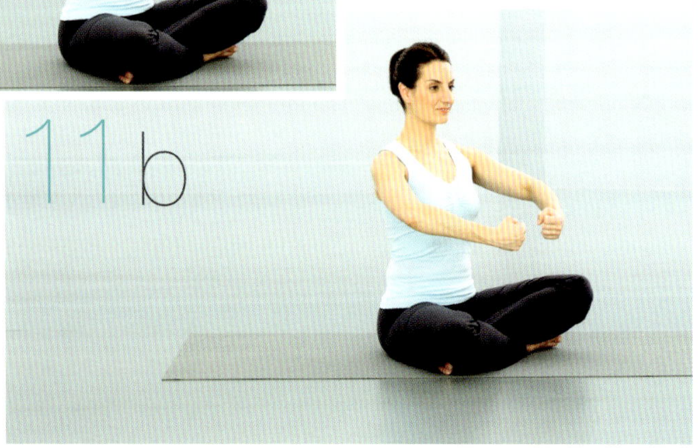


▲ **The Hug**, Seite 79

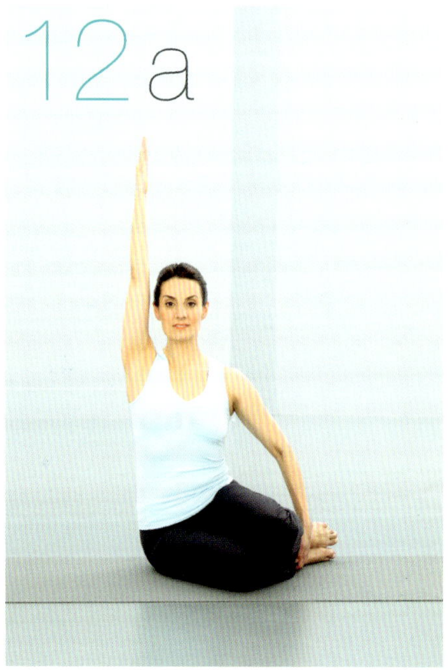


▲ **The Mermaid**, Seite 80

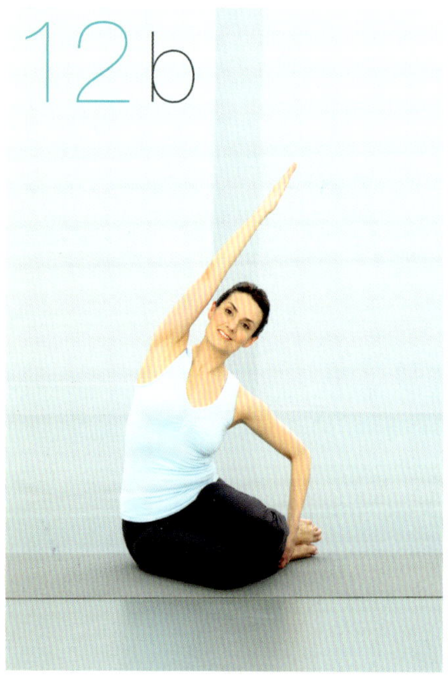


▲ **The Mermaid**, Seite 80

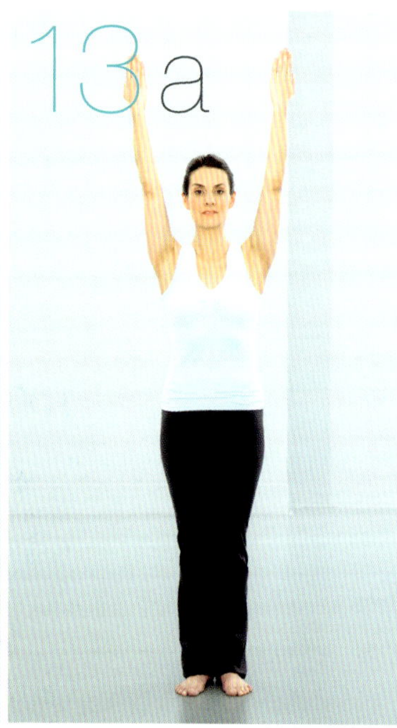


▲ **Armkreisen**, Seite 81

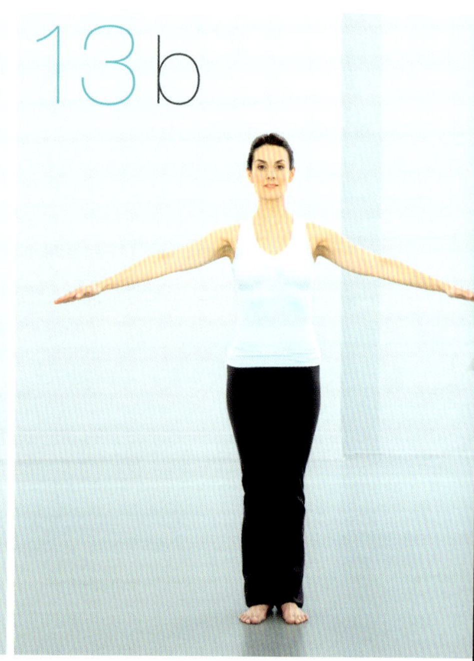


▲ **Armkreisen**, Seite 81

## Tipps für Anfänger

Um die Intensität zu verringern, können Sie die Arme und Beine näher an den Körper führen oder auch die Beine anwinkeln.

• Wenn die Hüfte bei den **Side Kicks** zu stark wackelt, halten Sie die Beine lieber in der Parallelstellung.

• Bei der **Mermaid** können Sie die Beine leicht geöffnet lassen, sodass die Schienbeine nebeneinanderliegen.

## Tipps für Fortgeschrittene

Experimentieren Sie. Eine leichte Drehung oder ein anderer Winkel kann eine Übung grundlegend verändern.

• Lernen Sie, bei den **Side Kicks** das untere Bein fest im Boden zu verankern, das fördert Ihre Stabilität.

• Versuchen Sie beim **Teaser** zusätzlich, die Beine im 45-Grad-Winkel auszustrecken, während Sie hochkommen.

• Wenn die **Side Kicks** Ihnen zu einfach werden, können Sie mit Gewichtsmanschetten um die Fesseln arbeiten.

• Halten Sie bei den **Side Kicks** die Hand nicht mehr vorne auf der Matte, sondern hinter dem Kopf.

## Tipps vom Trainer

Beginnen Sie erst mit den Übungen, wenn Sie in der richtigen Ausgangsposition liegen. Die Beinmuskeln sind immer fest angespannt.

• Denken Sie bei der **Pilates-Grundstellung** daran, dass die Bewegung von der Hüfte ausgeht. Üben Sie die Grundstellungen regelmäßig.

• Diese Version des **Teasers** habe ich entwickelt, um alle Selbstzweifel im Keim zu ersticken und Ihr Kraftzentrum zu stärken.

• Es schadet nichts, den Körper ab und zu mal auszutricksen, indem man mit der anderen Seite beginnt. Wenn Sie Ihre Beinarbeit normalerweise mit rechts beginnen, dann fangen Sie auch mal mit links an. Wenn Sie feststellen, dass Sie beim Schneidersitz immer das rechte Bein oben haben, nehmen Sie mal das linke Bein nach oben.

# 15 Minuten

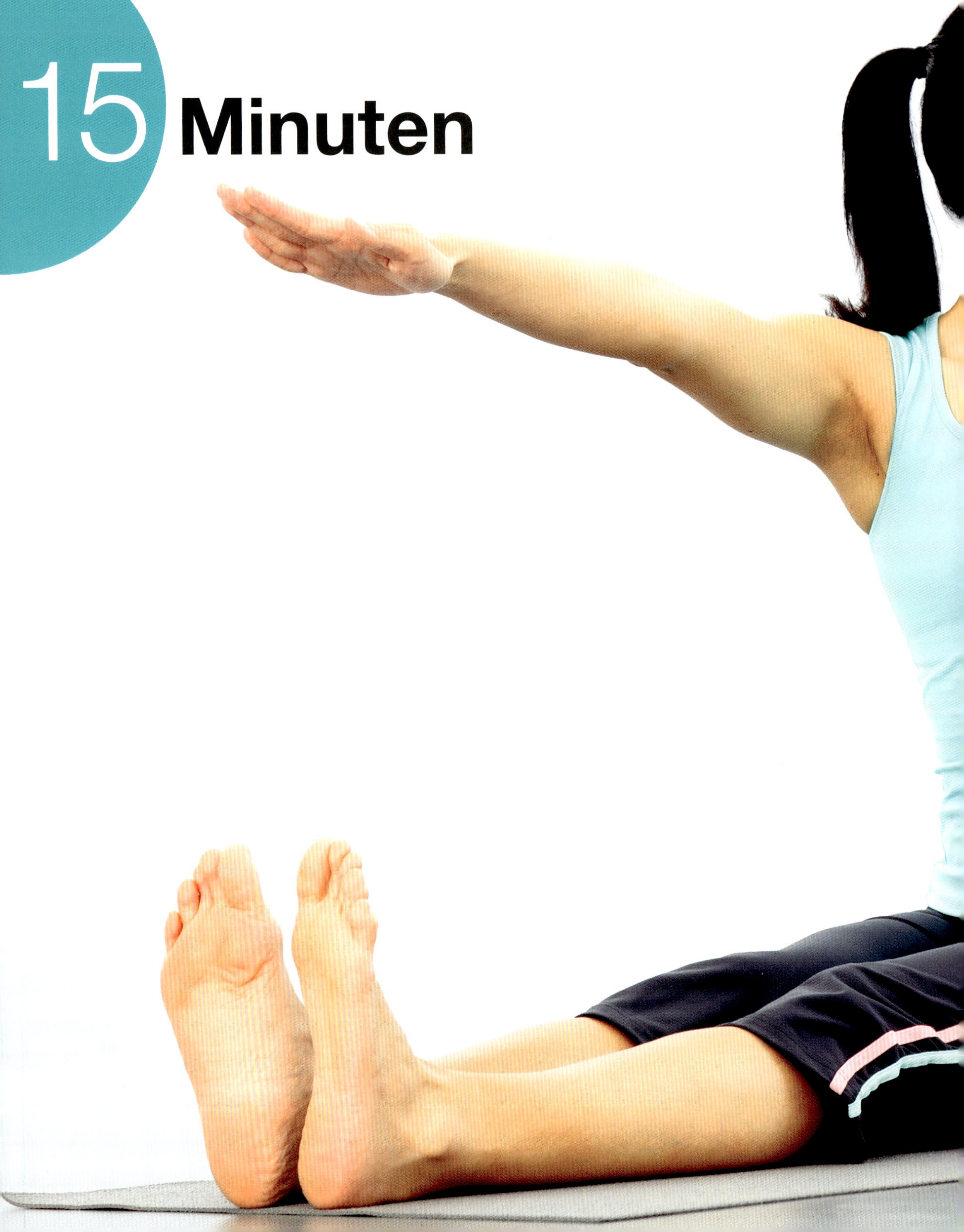

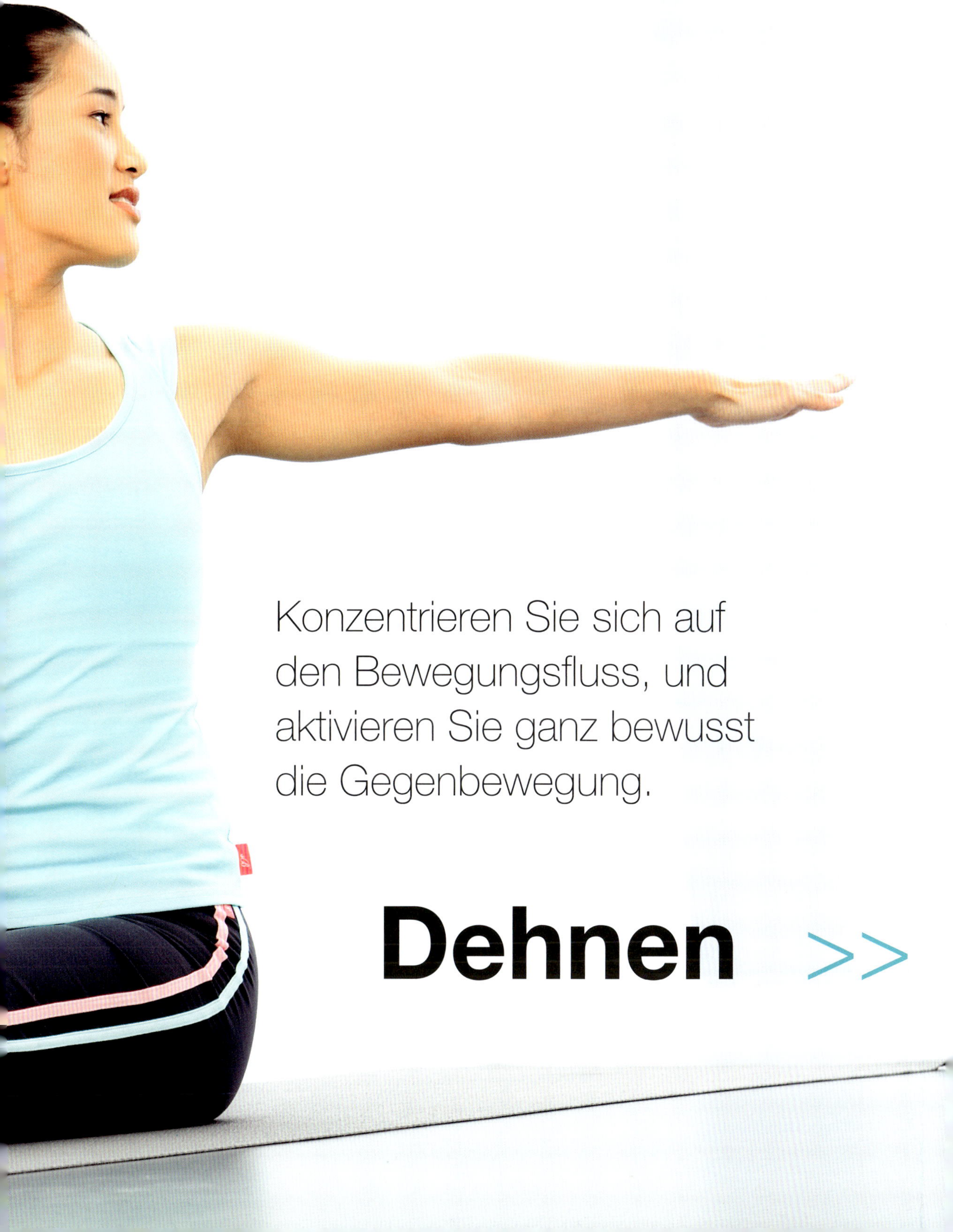

Konzentrieren Sie sich auf den Bewegungsfluss, und aktivieren Sie ganz bewusst die Gegenbewegung.

# Dehnen >>

# >> Dehnen

Die letzte Übungseinheit hilft den Muskeln, die Pilates-Bewegungsabläufe auch für den Alltag zu antizipieren – beim Beugen, Drehen, Nach-vorn-Lehnen oder Strecken. Integrieren Sie Pilates so in Ihre alltägliche Bewegung, dass Sie es nahezu stets anwenden und so Ihren Körper trainieren.

Wir beginnen mit zwei Übungen im Sitzen, die auch gegen Nackenbeschwerden helfen. Danach kommen eine etwas schwierigere Version von The Hundred und klassische Pilates-Ruderübungen. Dann geht es auf die Knie; diese klassischen Übungen stärken Ihre Widerstandskräfte. Schließlich folgen einige historische Pilates-Übungen im Stand, die die unteren Extremitäten kräftigen.

## Anfang und Ende

Bevor Sie mit den Nackenübungen beginnen, nehmen Sie sich Zeit, um Ihre Körperhaltung zu prüfen. Der Nacken ist die Verlängerung der Wirbelsäule: Sie können also nicht an der Ausrichtung des Halses arbeiten, wenn die Wirbelsäule rund ist. Fühlen Sie Ihren Scheitel, dort, wo der Kopf eine Kurve nach unten zum Nacken hin beschreibt. Egal, ob Sie sitzen, stehen, knien oder liegen, der Scheitel sollte immer nach oben gestreckt sein.

Am Schluss kommen die Ausfallschritte zur Seite – eine sehr funktionale Übung. Sie lernen hier, in dynamischen Bewegungen Ihr Kraftzentrum einzusetzen, und bereiten sich damit auf die vielen unerwarteten Bewegungen vor, die Sie im Alltag meistern müssen. Denken Sie daran, die Taille schmal zu halten und nach oben zu ziehen, während Sie die Beine wieder zusammenführen.

## Übergänge

Von den Nackenübungen bis hin zu den abschließenden Ausfallschritten sollten die Übergänge kontrolliert und geschmeidig sein. Um auf die Knie zu kommen, ziehen Sie die Knie an den Oberkörper heran und drehen sich dann auf die Knie, dabei den Oberkörper heben. Um in den Stand zu kommen, brauchen Sie nur die Hände auf die Matte zu legen, die Zehen aufzustellen und in den Stand aufzurollen. Wenn Sie von einer Übung im Stand zur nächsten wechseln, achten Sie vor allem auf die Ausrichtung des Oberkörpers. Ihr Ziel sollte es sein, sich symmetrisch und effektiv zu bewegen und dabei möglichst wenig Energie zu verbrauchen.

### >> **Der Schlüssel** zum Erfolg

- **Denken Sie bei der Brustkorbdehnung** daran, Ihr Powerhouse (s. S. 17) zu aktivieren, und ziehen Sie die Arme nach hinten, während Sie den Kopf drehen.
- **Wenn Sie bei der Oberschenkeldehnung** knien, spannen Sie alle Ihre Muskeln an, vom Kopf bis zu den Füßen. Machen Sie Ihren Körper ganz fest, als sei er aus Stahl.
- **Die Fußübungen** sind traditionelle Pilates-Bewegungen. Wenn Sie in die Hocke gehen, soll der gesamte Körper angespannt werden.

**Dieses Kapitel** vereint noch einmal alle Bewegungen der Pilates-Methode. Sie kräftigen Ihren Körper auch für den Alltag – so kann Pilates Sie überallhin begleiten.

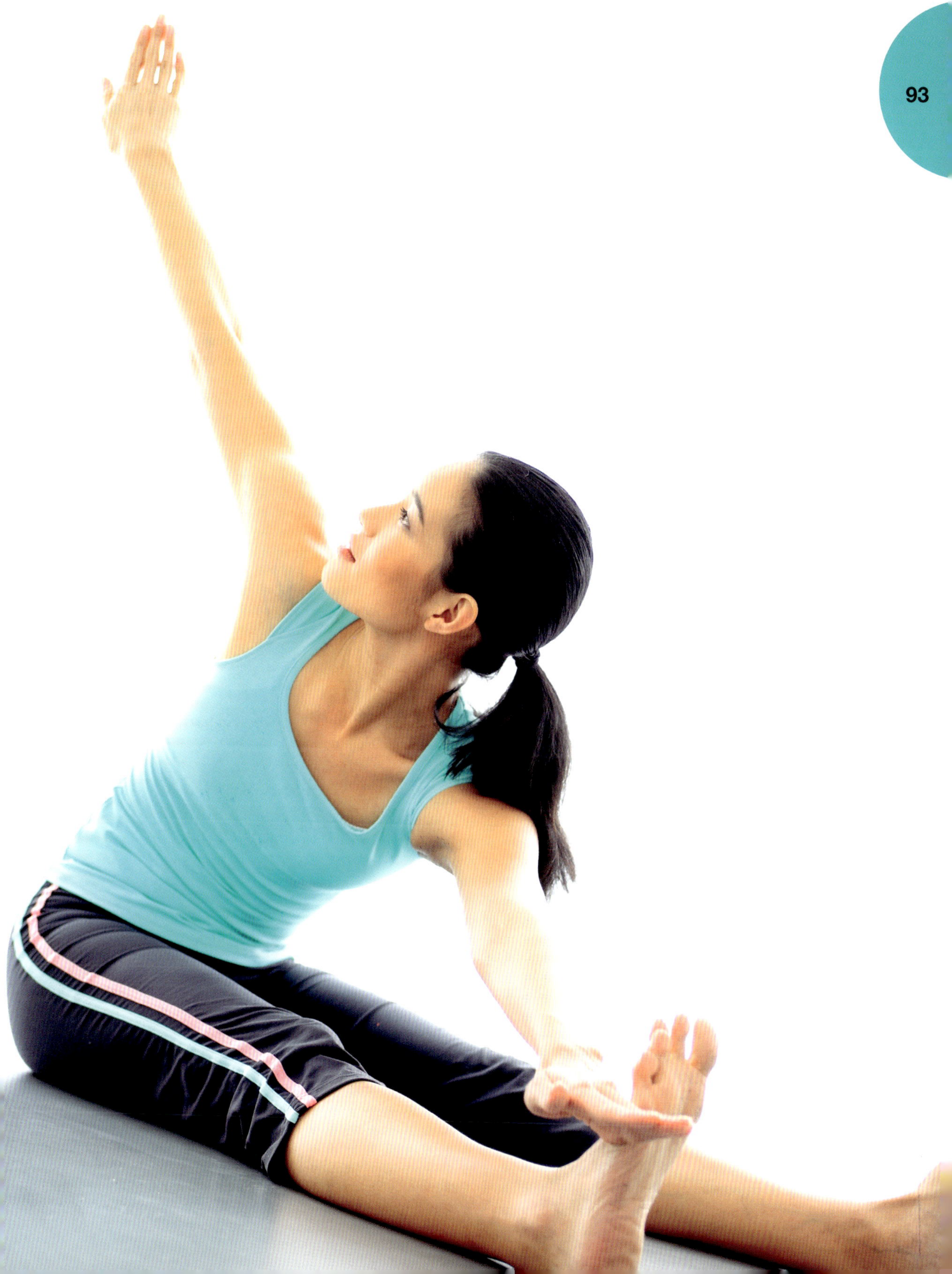

# >> Nackendehnung/Schulterrollen

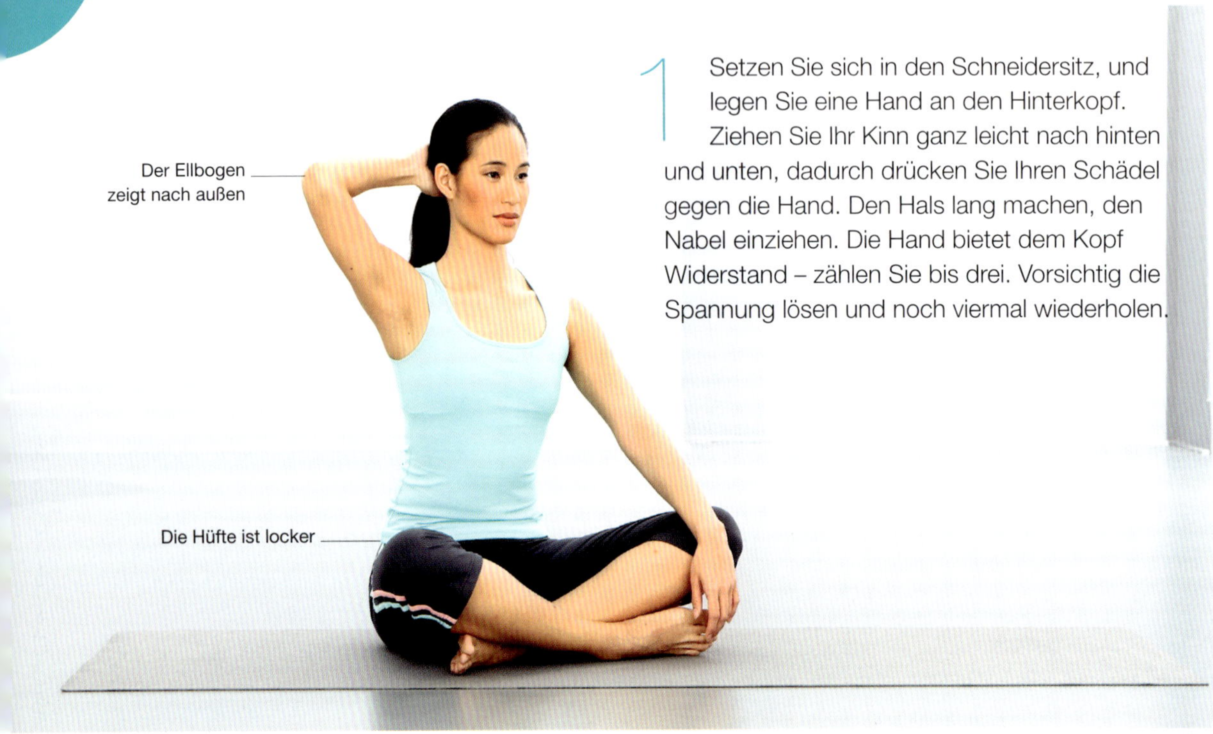
Der Ellbogen zeigt nach außen
Die Hüfte ist locker

1 Setzen Sie sich in den Schneidersitz, und legen Sie eine Hand an den Hinterkopf. Ziehen Sie Ihr Kinn ganz leicht nach hinten und unten, dadurch drücken Sie Ihren Schädel gegen die Hand. Den Hals lang machen, den Nabel einziehen. Die Hand bietet dem Kopf Widerstand – zählen Sie bis drei. Vorsichtig die Spannung lösen und noch viermal wiederholen.

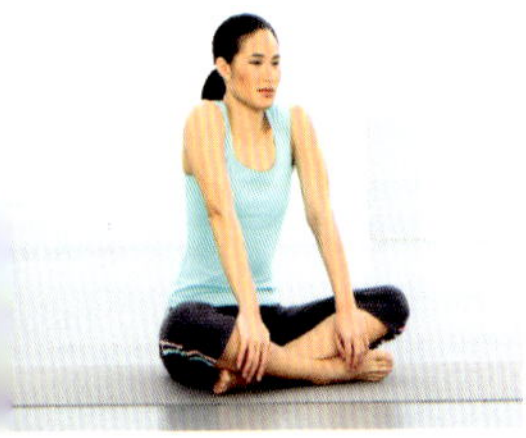

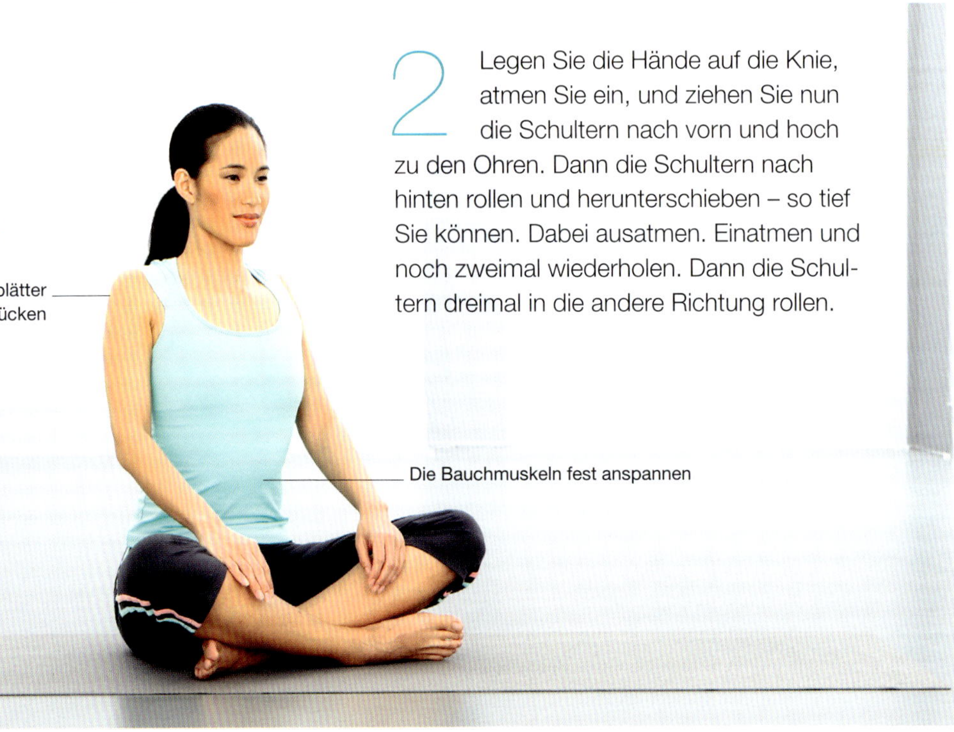
Die Schulterblätter zusammendrücken
Die Bauchmuskeln fest anspannen

2 Legen Sie die Hände auf die Knie, atmen Sie ein, und ziehen Sie nun die Schultern nach vorn und hoch zu den Ohren. Dann die Schultern nach hinten rollen und herunterschieben – so tief Sie können. Dabei ausatmen. Einatmen und noch zweimal wiederholen. Dann die Schultern dreimal in die andere Richtung rollen.

# >> The Hundred



**3a** Sitzen Sie gerade, die Beine nach vorne ausgestreckt. Strecken Sie die Arme über den Beinen aus, ziehen Sie die Taille nach innen und oben. Drücken Sie die Schultern fest herunter, und beginnen Sie, schnell mit den Armen auf- und abzupumpen. Machen Sie jeweils fünf Pumpbewegungen beim Einatmen und fünf beim Ausatmen.

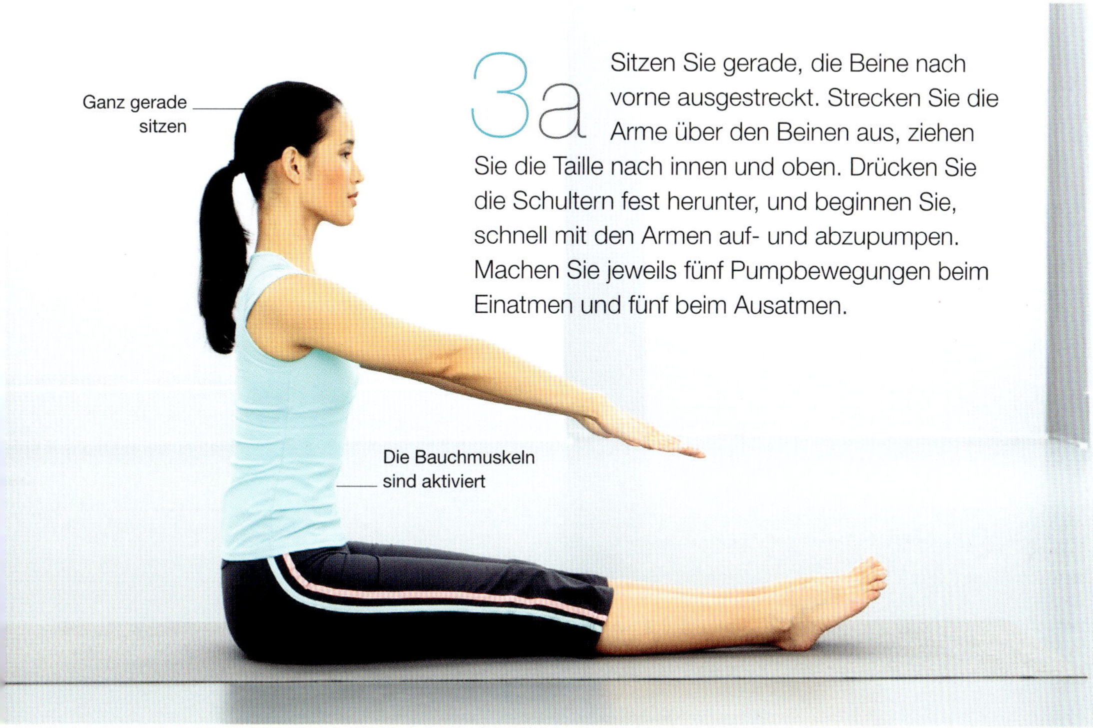
Ganz gerade sitzen
Die Bauchmuskeln sind aktiviert

**3b** Weiterpumpen, dabei die Po- und Oberschenkelmuskeln fest anspannen. Den Rumpf absolut fest halten. Wenn Sie 100 Pumpbewegungen gemacht haben, halten Sie die Spannung noch einen Augenblick.

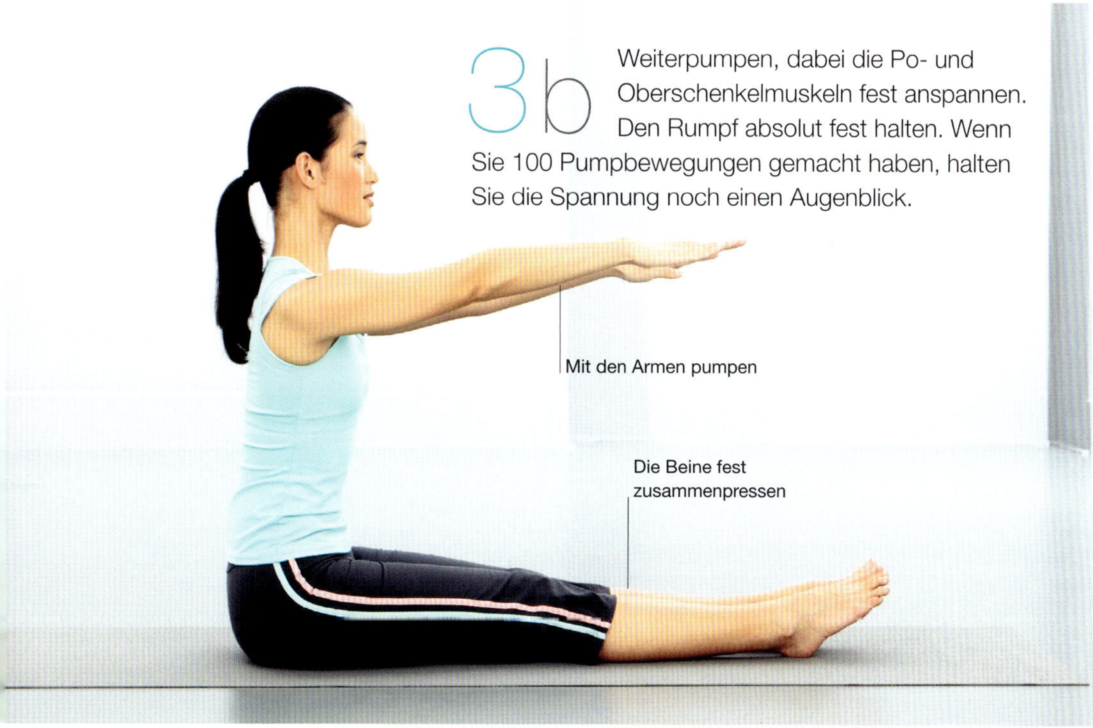
Mit den Armen pumpen
Die Beine fest zusammenpressen

# >> Rudern I

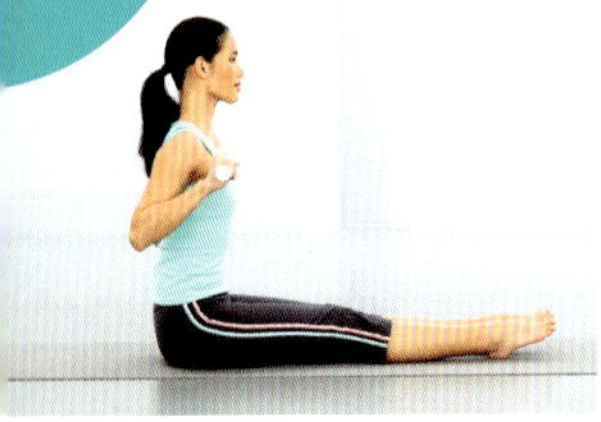

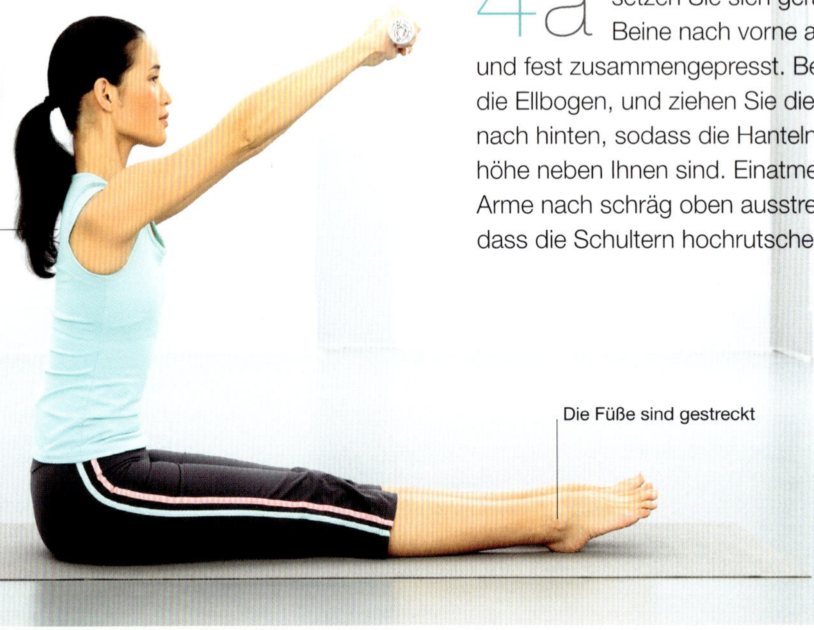
Die Schultern herunterdrücken
Die Füße sind gestreckt

**4a** Ergreifen Sie die Hanteln, setzen Sie sich gerade hin, die Beine nach vorne ausgestreckt und fest zusammengepresst. Beugen Sie die Ellbogen, und ziehen Sie diese leicht nach hinten, sodass die Hanteln auf Brusthöhe neben Ihnen sind. Einatmen und die Arme nach schräg oben ausstrecken, ohne dass die Schultern hochrutschen.

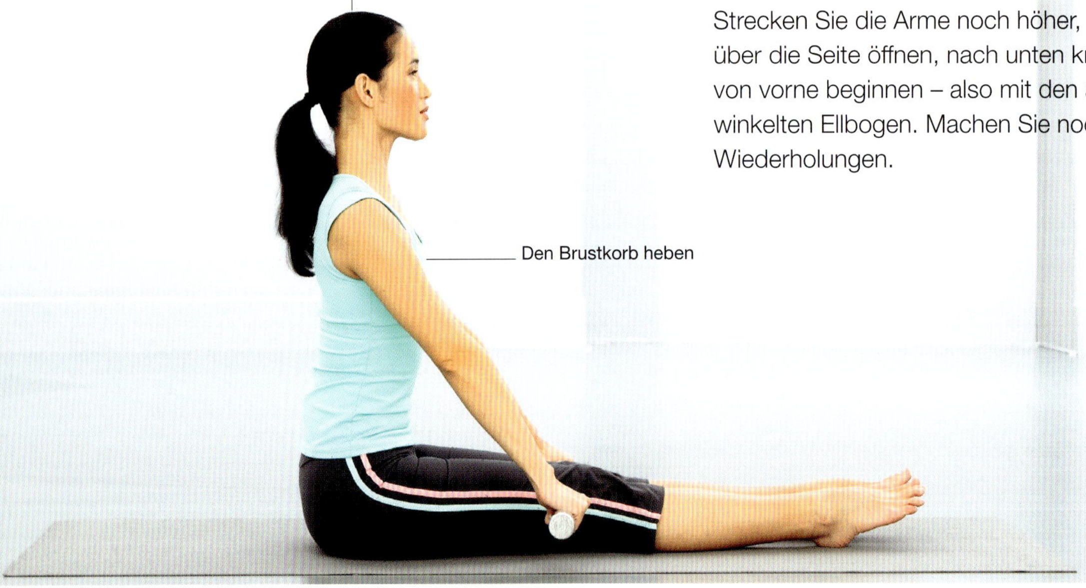
Strecken Sie sich, während Sie die Arme senken
Den Brustkorb heben

**4b** Ausatmen und Arme Richtung Boden senken. Einatmen und die Arme über den Kopf heben. Strecken Sie die Arme noch höher, dann über die Seite öffnen, nach unten kreisen und von vorne beginnen – also mit den angewinkelten Ellbogen. Machen Sie noch zwei Wiederholungen.

# >> Rudern II



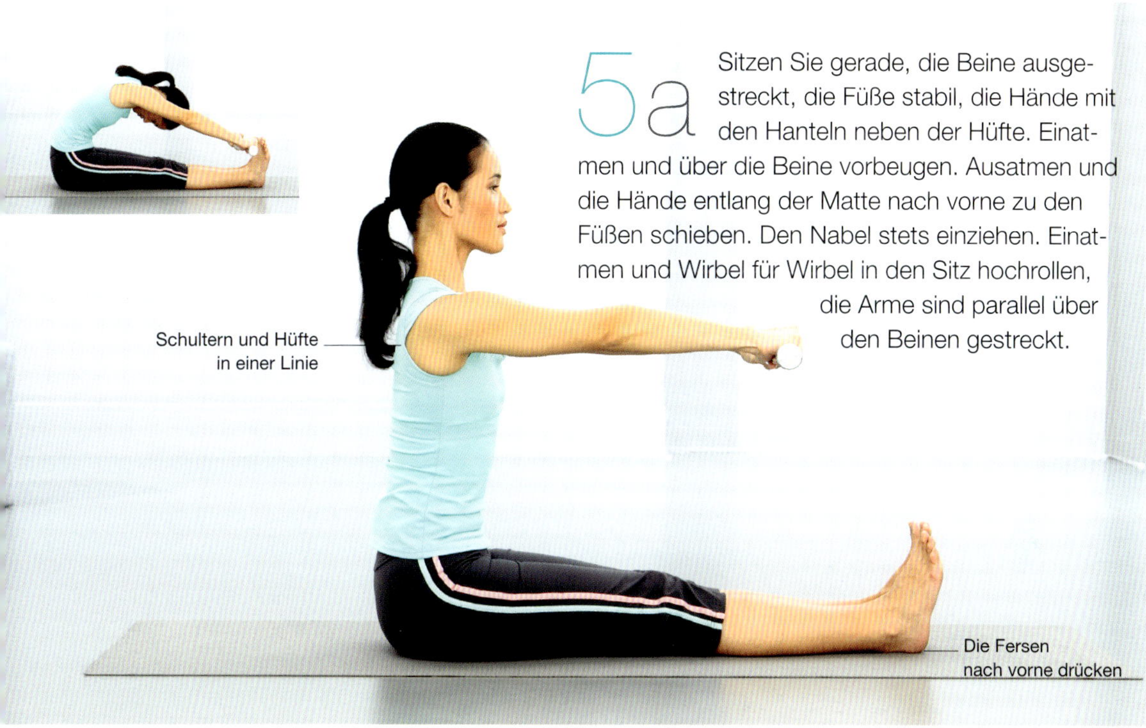
Schultern und Hüfte in einer Linie
Die Fersen nach vorne drücken

**5a** Sitzen Sie gerade, die Beine ausgestreckt, die Füße stabil, die Hände mit den Hanteln neben der Hüfte. Einatmen und über die Beine vorbeugen. Ausatmen und die Hände entlang der Matte nach vorne zu den Füßen schieben. Den Nabel stets einziehen. Einatmen und Wirbel für Wirbel in den Sitz hochrollen, die Arme sind parallel über den Beinen gestreckt.

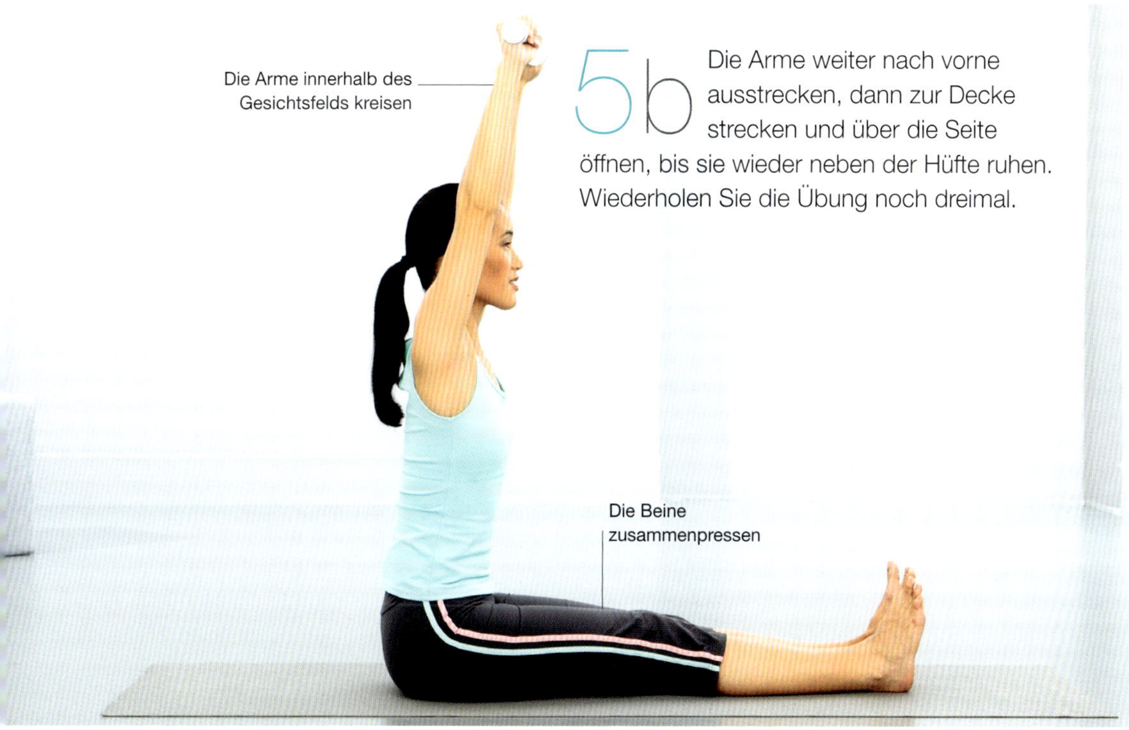
Die Arme innerhalb des Gesichtsfelds kreisen
Die Beine zusammenpressen

**5b** Die Arme weiter nach vorne ausstrecken, dann zur Decke strecken und über die Seite öffnen, bis sie wieder neben der Hüfte ruhen. Wiederholen Sie die Übung noch dreimal.

# >> Wirbelsäulendrehung

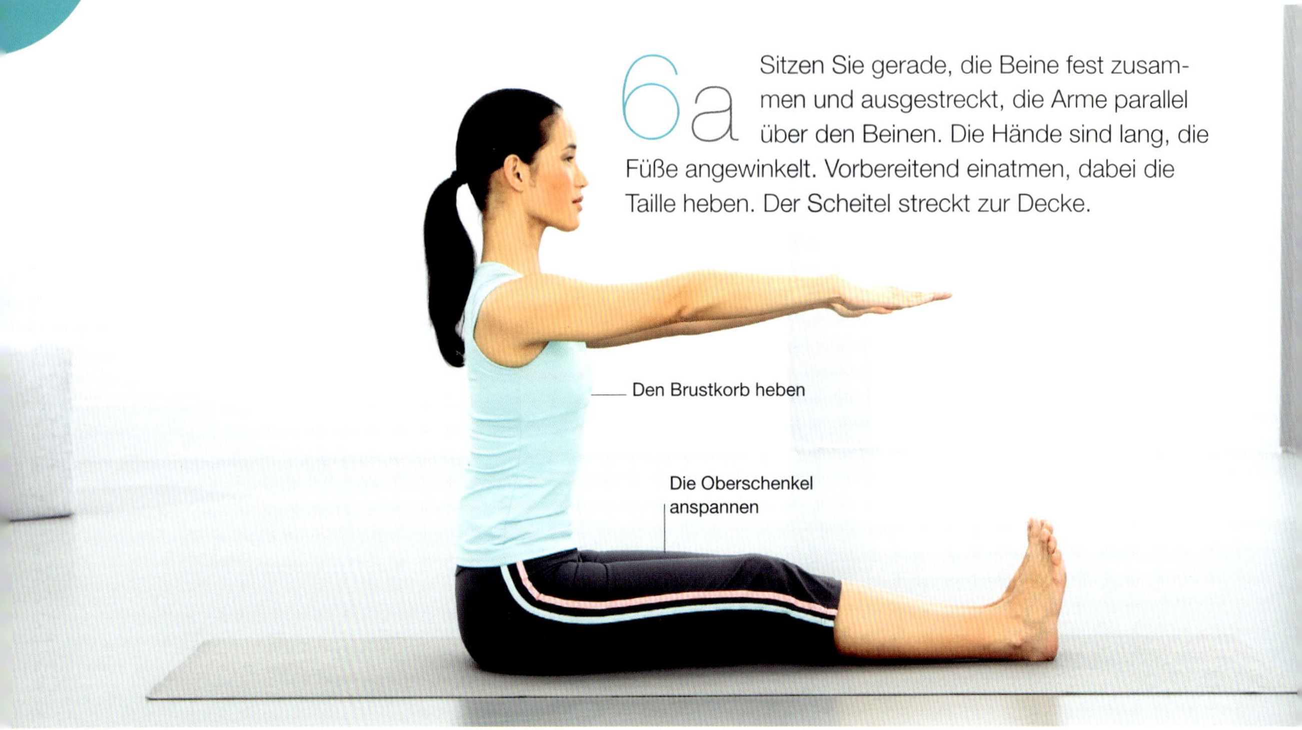
Den Brustkorb heben
Die Oberschenkel anspannen

**6a** Sitzen Sie gerade, die Beine fest zusammen und ausgestreckt, die Arme parallel über den Beinen. Die Hände sind lang, die Füße angewinkelt. Vorbereitend einatmen, dabei die Taille heben. Der Scheitel streckt zur Decke.

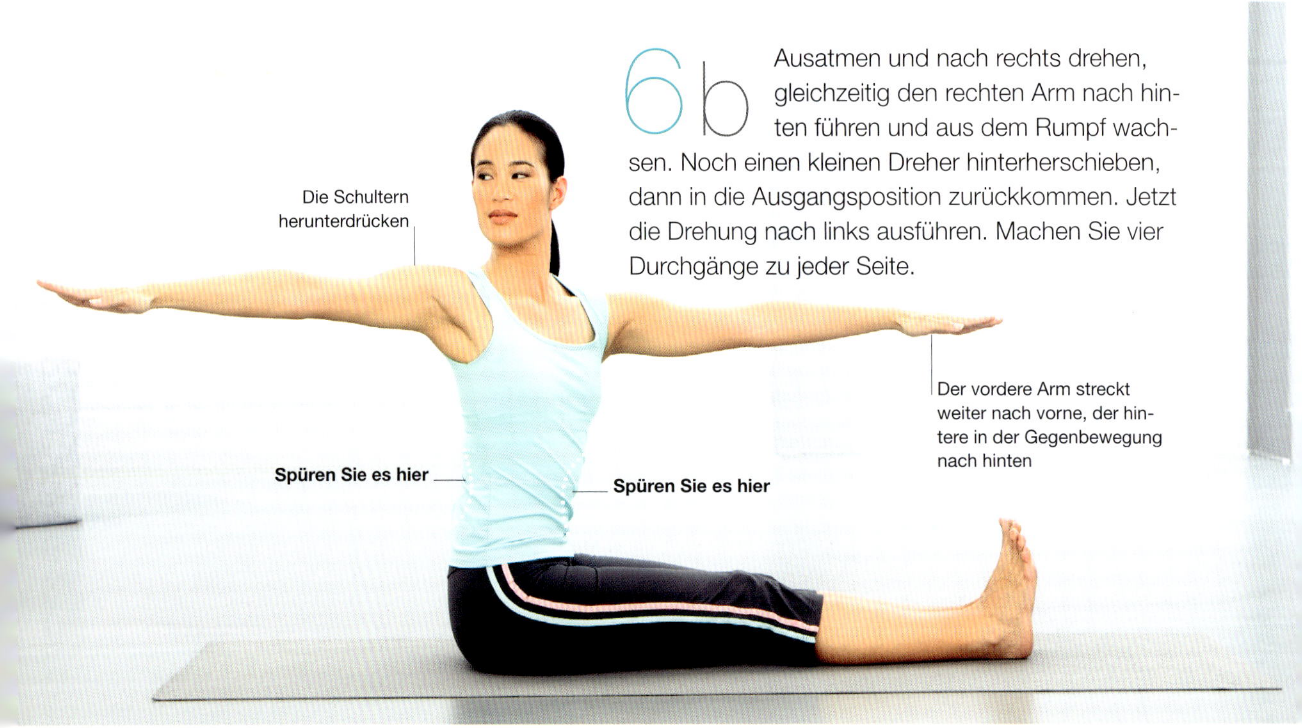
Die Schultern herunterdrücken
Der vordere Arm streckt weiter nach vorne, der hintere in der Gegenbewegung nach hinten
Spüren Sie es hier
Spüren Sie es hier

**6b** Ausatmen und nach rechts drehen, gleichzeitig den rechten Arm nach hinten führen und aus dem Rumpf wachsen. Noch einen kleinen Dreher hinterherschieben, dann in die Ausgangsposition zurückkommen. Jetzt die Drehung nach links ausführen. Machen Sie vier Durchgänge zu jeder Seite.

# The Saw

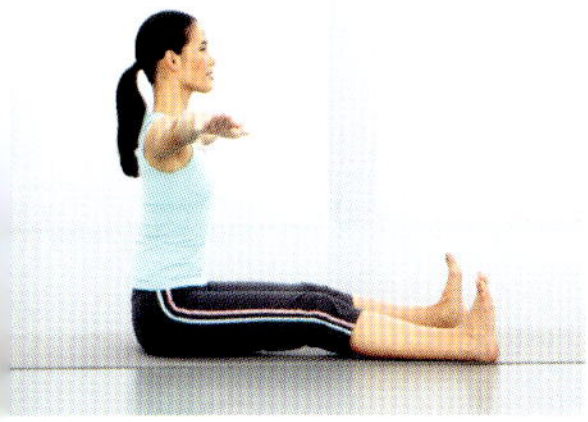

7a Strecken Sie die Arme seitlich aus, die Handflächen zeigen nach unten. Spreizen Sie die Beine etwas weiter als die Matte breit ist, und wachsen Sie aus der Hüfte. Einatmen und nach rechts drehen, die Hüften und Beine bleiben fest auf der Matte.

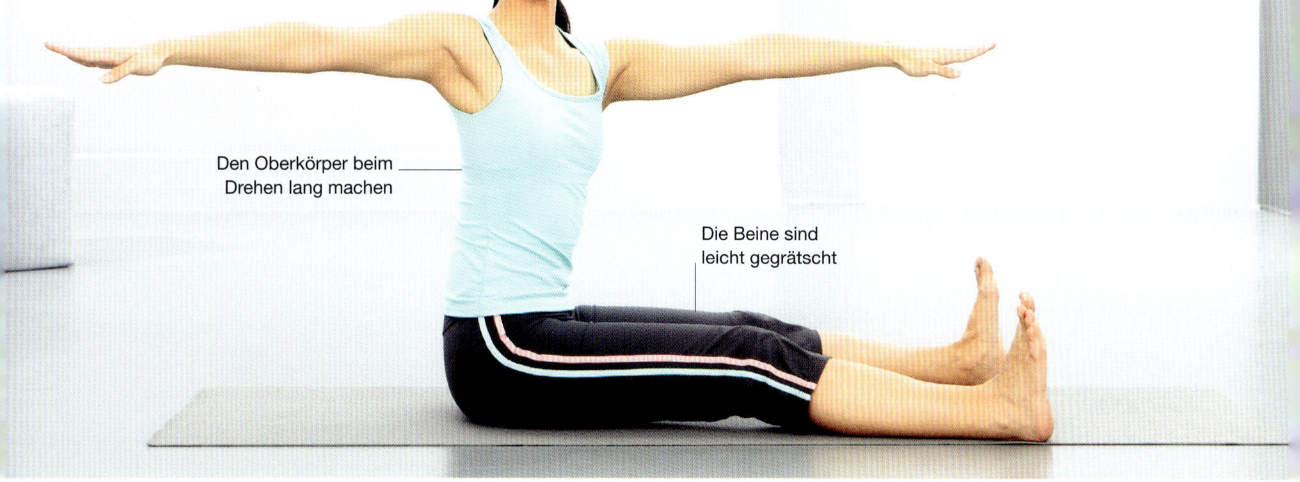
Den Oberkörper beim Drehen lang machen
Die Beine sind leicht gegrätscht

7b Der Blick folgt dem hinteren Arm. »Tauchen« Sie nun nach vorne, und strecken Sie den linken Arm zum kleinen rechten Zeh, als wollten Sie ihn absägen. Ausatmen und noch mehr dehnen. Dann wieder hochrollen, in die Mitte kommen und die Übung nach links machen. Jede Seite dreimal ausführen.

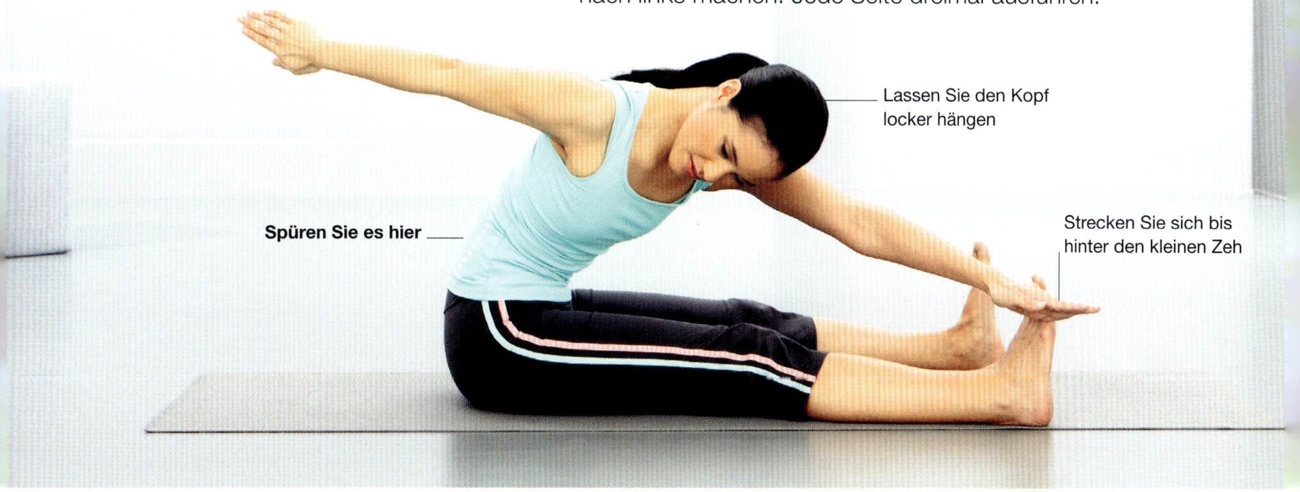
Lassen Sie den Kopf locker hängen
**Spüren Sie es hier**
Strecken Sie sich bis hinter den kleinen Zeh

# >> Lotus

8a Nehmen Sie Ihre Hanteln, und knien Sie sich mit geradem Oberkörper auf die Matte. Die Knie sind etwa hüftbreit auseinander. Die Arme sind zur Seite ausgestreckt, die Handflächen zeigen nach oben. Aktivieren Sie Ihr Powerhouse, und heben Sie den Brustkorb.

8b Jetzt, ohne die Körperhaltung zu verändern, die Arme gerade nach oben heben, bis sie Kopf und Hals in einem Oval einrahmen. Dann die Arme mit kontrolliertem Widerstand (s. S. 17) auf Schulterhöhe senken. Die Ellbogen nicht überstrecken. Insgesamt achtmal wiederhole. Beim Heben der Arme ausatmen und beim Senken einatmen.

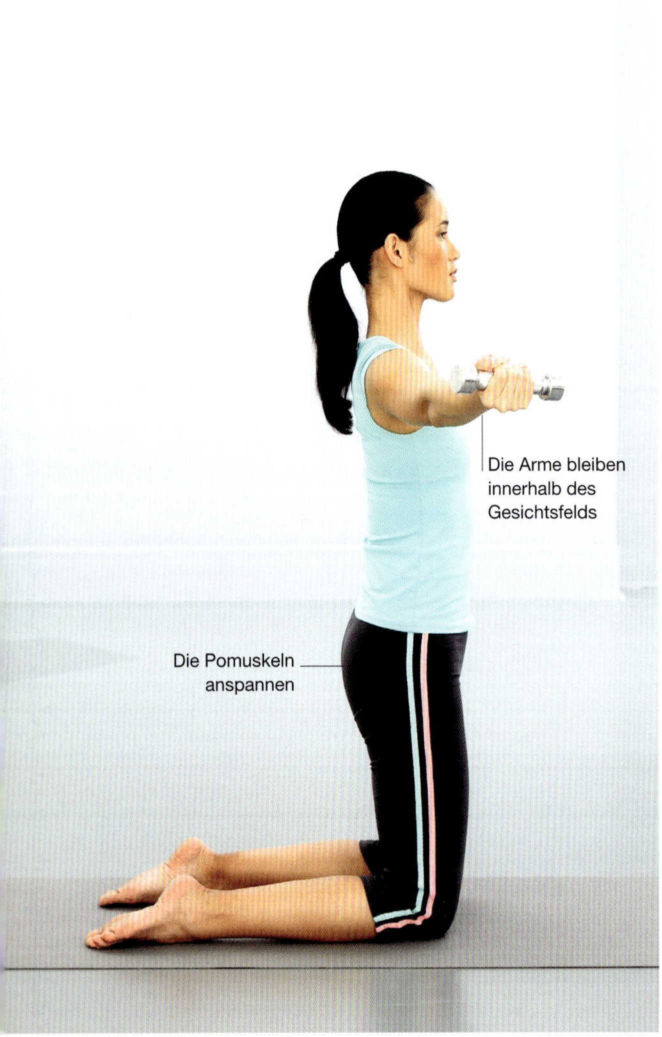
Die Arme bleiben innerhalb des Gesichtsfelds
Die Pomuskeln anspannen

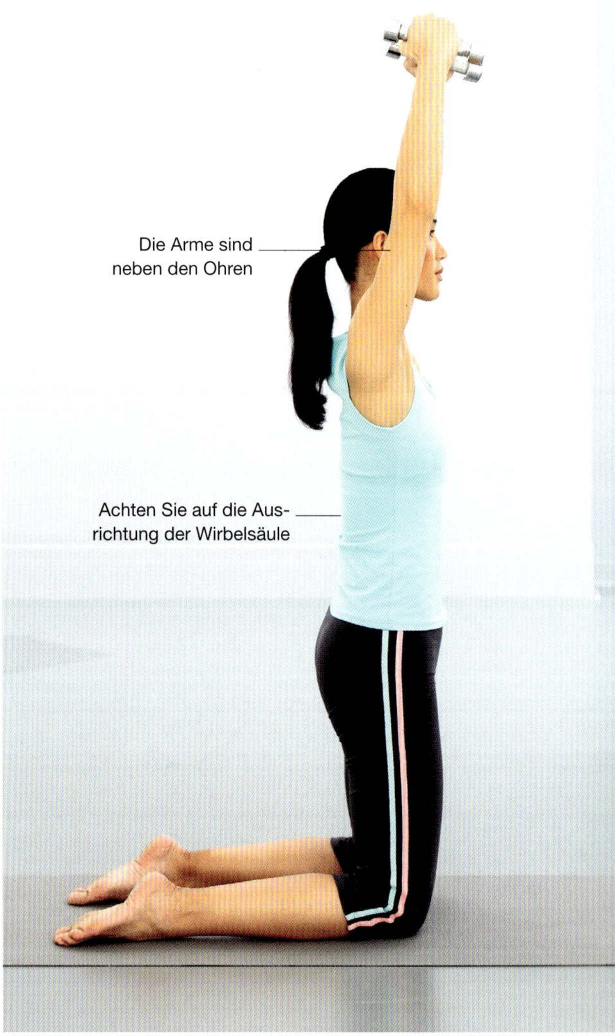
Die Arme sind neben den Ohren
Achten Sie auf die Ausrichtung der Wirbelsäule

# >> Brustkorbdehnung

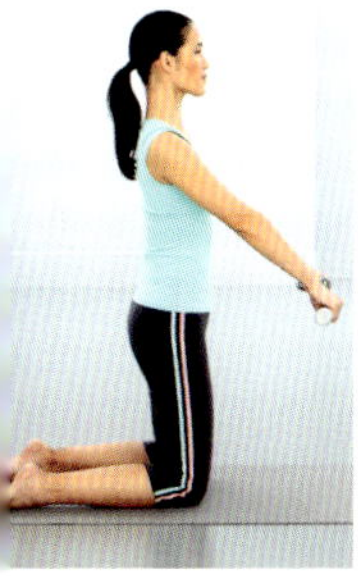

**9a** Bleiben Sie mit geradem Oberkörper auf den Knien, und halten Sie die Hanteln vor sich. Po anspannen, Taille hochziehen, das Powerhouse aktivieren. Einatmen und die Arme mit Widerstand hinter den Körper schwingen, dabei den Brustkorb öffnen und die Schulterblätter zusammenziehen.

**9b** Die Arme bleiben hinter dem Körper, jetzt erst über die rechte, dann über die linke Schulter blicken, anschließend den Kopf in die Mitte drehen. Ausatmen und die Arme wieder nach vorne bringen. Machen Sie noch drei Wiederholungen, und ändern Sie dabei die Reihenfolge, in der Sie den Kopf drehen.

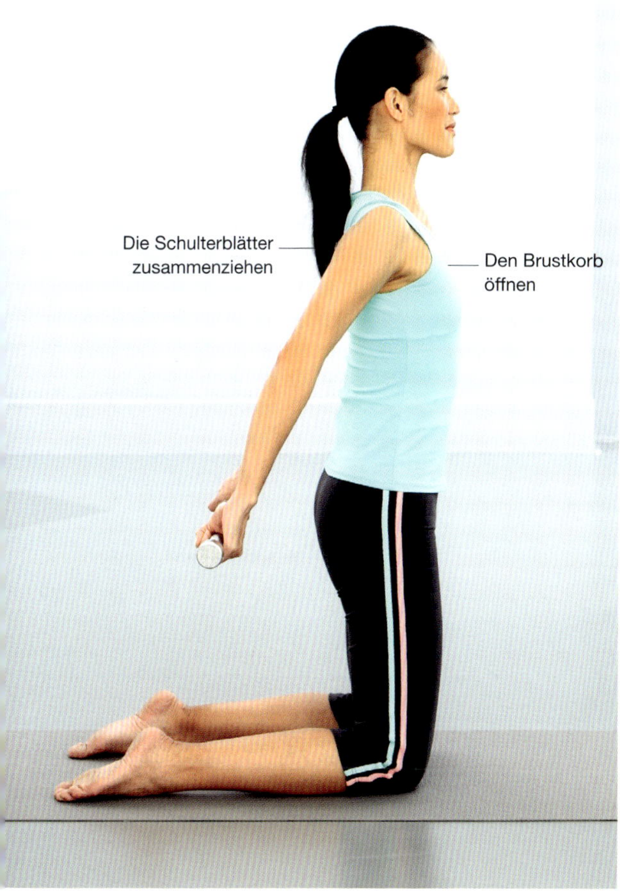


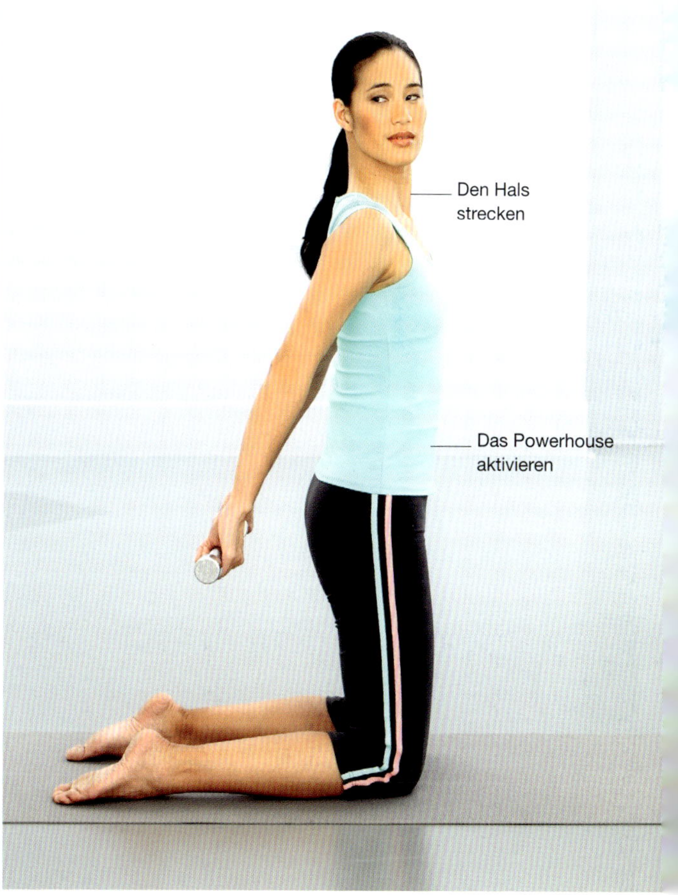

# >> Oberschenkeldehnung

**10a** Bleiben Sie auf den Knien, und halten Sie die Hanteln mit gestreckten Armen vor dem Körper, knapp unter Schulterhöhe. Die Handflächen zeigen nach unten, das Powerhouse ist fest angespannt (s. S. 17). Vorbereitend einatmen.

**10b** Senken Sie das Kinn leicht, und lehnen Sie sich aus den Knien heraus nach hinten, sodass die Oberschenkelvorderseiten gedehnt werden, der Rücken aber gerade bleibt. Am tiefsten Punkt die Pomuskeln anspannen, dann wieder hochkommen und von vorne anfangen. Machen Sie vier Wiederholungen, und atmen Sie immer aus, wenn Sie hochkommen. Dann die Hanteln ablegen, die Zehen aufstellen und in den Stand kommen.

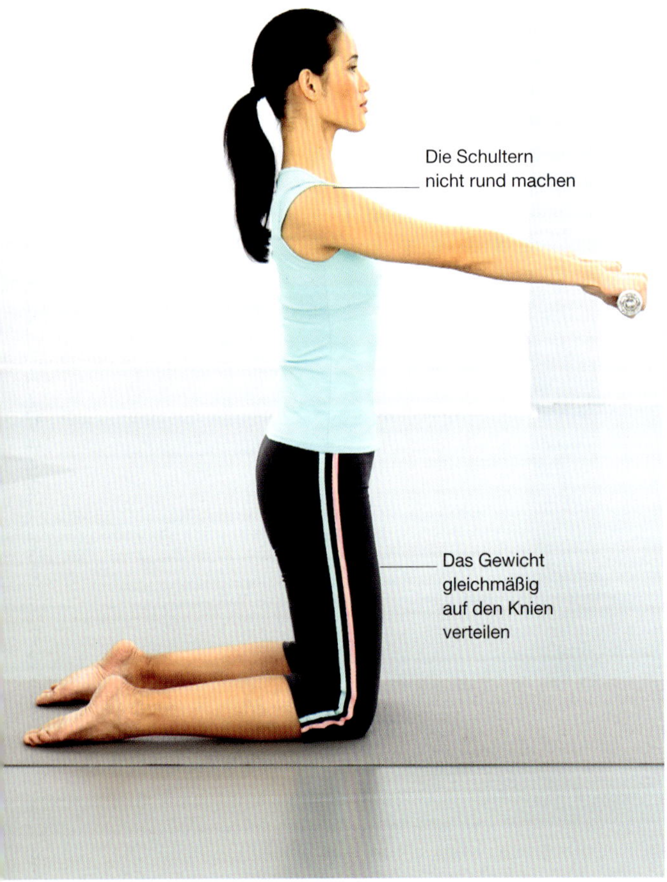
Die Schultern nicht rund machen
Das Gewicht gleichmäßig auf den Knien verteilen

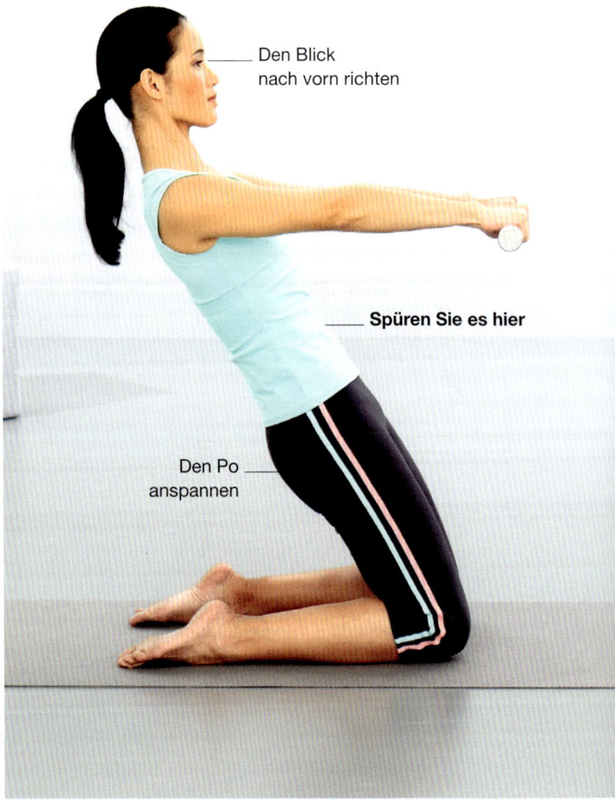
Den Blick nach vorn richten
Spüren Sie es hier
Den Po anspannen

# >> Footwork I & II

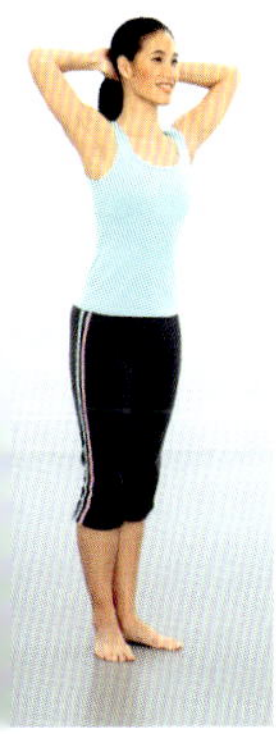

11 Stellen Sie sich in die Pilates-Grundhaltung (s. S. 17). Legen Sie die Hände an den Hinterkopf, die Ellbogen weit geöffnet. Einatmen und die Knie beugen, bis Sie in der Hocke sind, die Fersen dürfen sich vom Boden heben. Wenn Sie unten sind, drücken Sie die Fersen in den Boden, und kommen Sie wieder hoch. Machen Sie die Übung sechsmal. Beim Runtergehen einatmen und beim Hochkommen ausatmen.

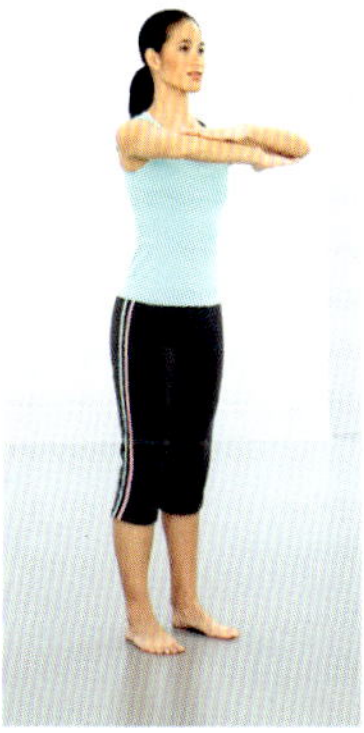

12 Die Füße sind hüftbreit auseinander und parallel. Legen Sie die Arme auf Brusthöhe übereinander. Gehen Sie nun so tief wie möglich in die Knie, dann die Füße in den Boden stemmen und wieder hochkommen. Machen Sie sechs Wiederholungen. Beim Senken einatmen, beim Hochkommen ausatmen.

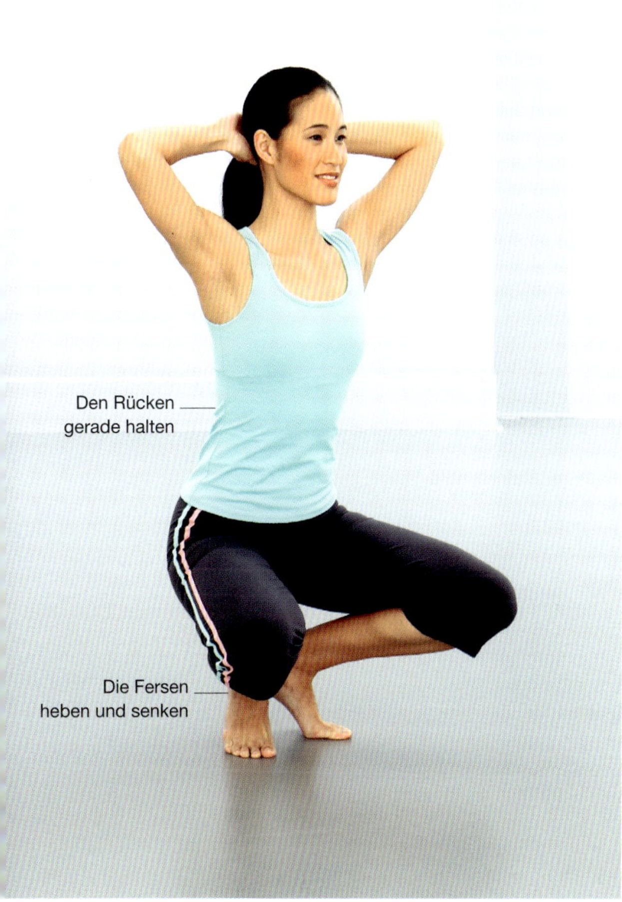
Den Rücken gerade halten
Die Fersen heben und senken

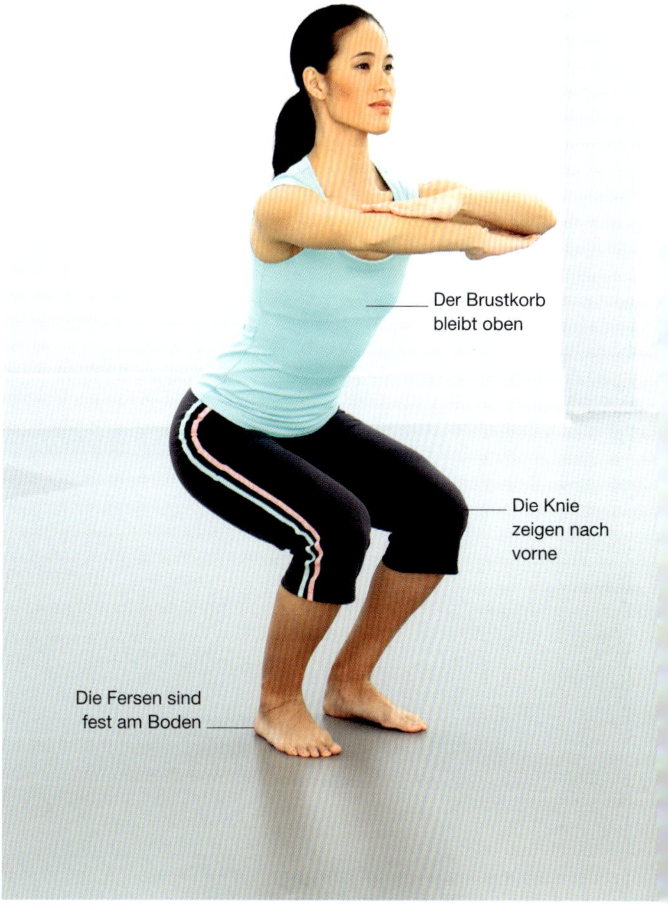
Der Brustkorb bleibt oben
Die Knie zeigen nach vorne
Die Fersen sind fest am Boden

# >> Footwork III/Wadendehnung

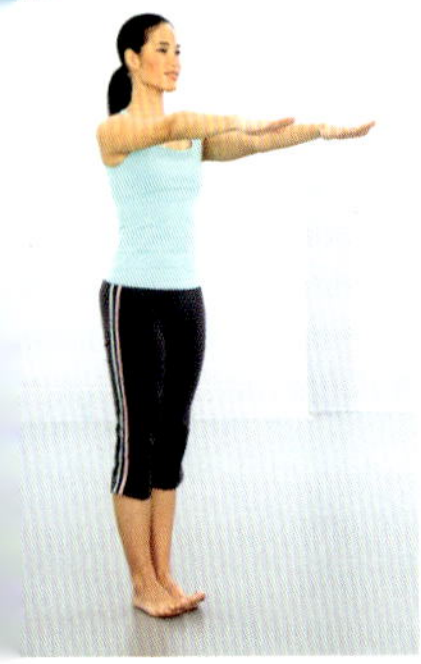

13 Die Füße zusammen, die Arme nach vorne ausstrecken. Ziehen Sie nun die Zehenspitzen zur Decke hoch, der restliche Fuß stemmt in den Boden. Den Nabel einziehen und in die Hocke gehen. Die Fersen sollten am Boden bleiben; versuchen Sie, so gerade wie möglich zu bleiben, kommen Sie mit dem Rücken nicht zu weit nach vorne. Ausatmen und mit Widerstand hochkommen. Schön langsam. Insgesamt sechs Wiederholungen.

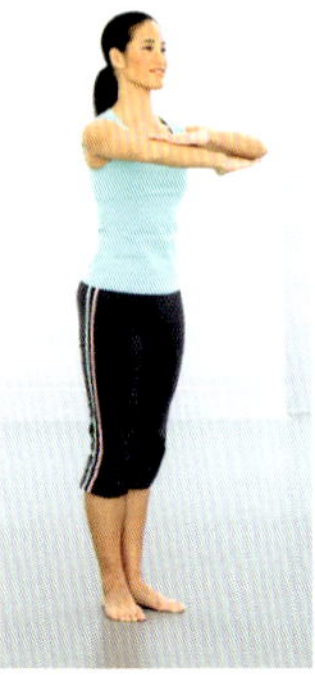

14 Zurück in die Pilates-Grundhaltung, die Arme vor der Brust übereinandergelegt. Drücken Sie Ihre Fußballen fest in den Boden, und kommen Sie mit den Fersen hoch. Zählen Sie bis drei. Kontrolliert senken. Noch sechs Wiederholungen; beim Heben ausatmen und beim Senken einatmen.

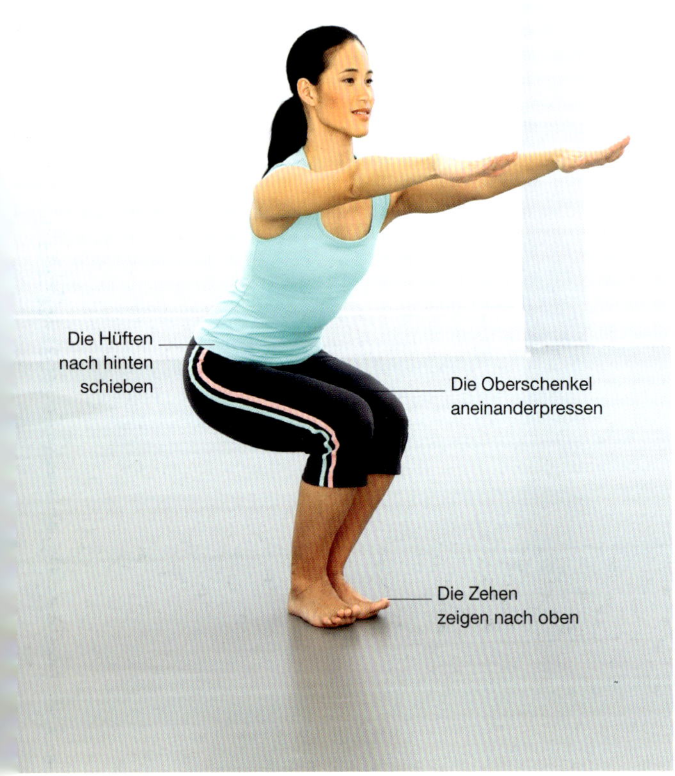
Die Hüften nach hinten schieben
Die Oberschenkel aneinanderpressen
Die Zehen zeigen nach oben

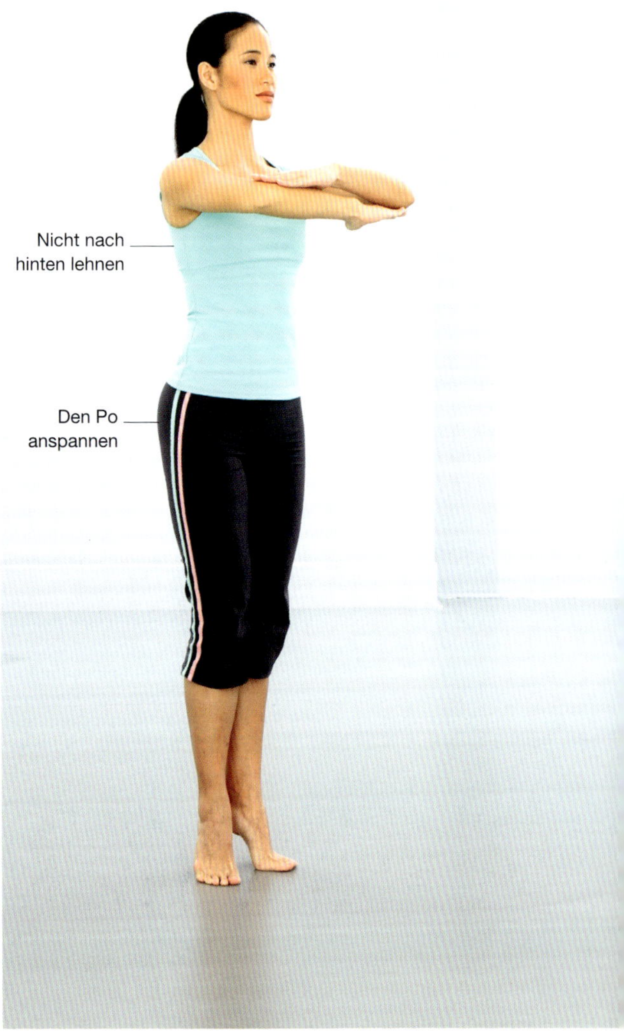
Nicht nach hinten lehnen
Den Po anspannen

# >> Ausfallschritte



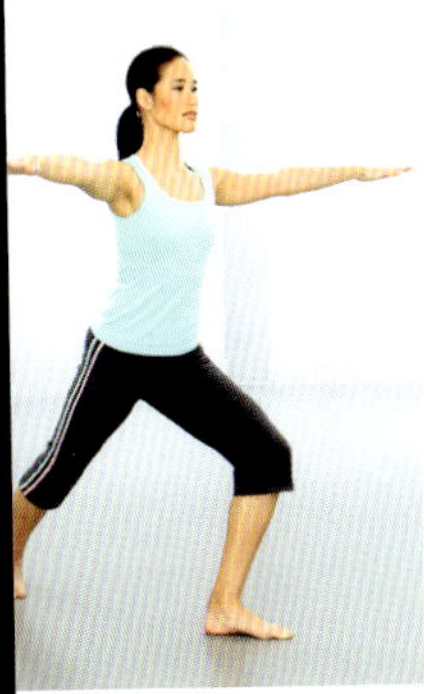

**15** In der Pilates-Grundhaltung die Arme zur Seite ausstrecken. Machen Sie mit dem linken Bein einen großen Schritt nach vorne, und bringen Sie Ihr Gewicht auf den vorderen Fuß. Das rechte Bein ist fest am Boden. Den linken Fuß zum rechten ziehen, die Übung wiederholen. Beim Ausfallschritt einatmen, dann ausatmen. Pro Seite viermal.

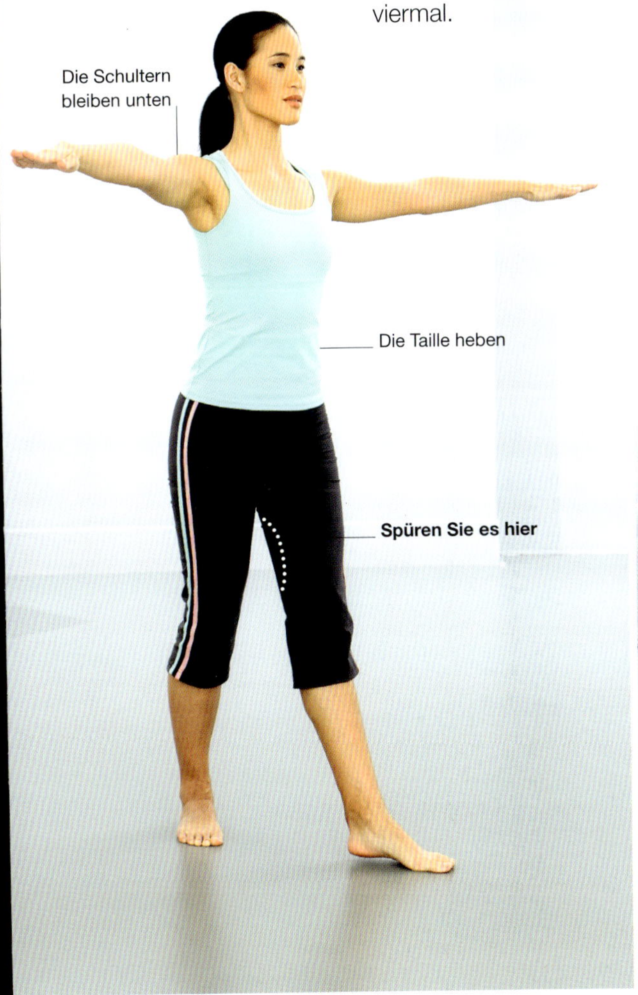
Die Schultern bleiben unten
Die Taille heben
Spüren Sie es hier

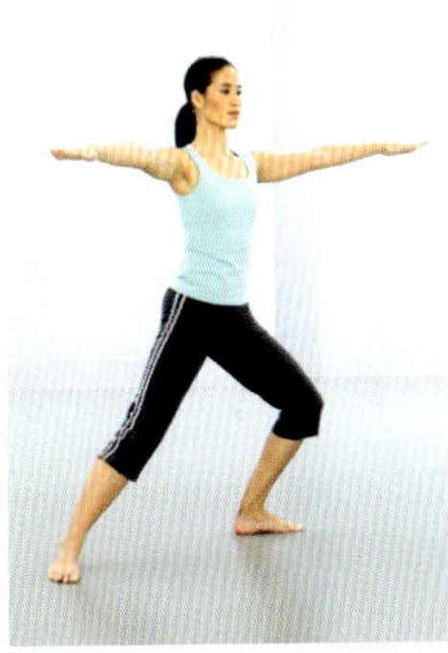

**16** In der Pilates-Grundhaltung die Arme zur Seite ausstrecken. Machen Sie mit dem linken Bein einen großen Ausfallschritt nach links, und ziehen Sie dann das Bein zurück. Das linke Bein so bald wie möglich strecken – das aktiviert die Oberschenkelinnenseiten. Drei Wiederholungen nach links und drei nach rechts.

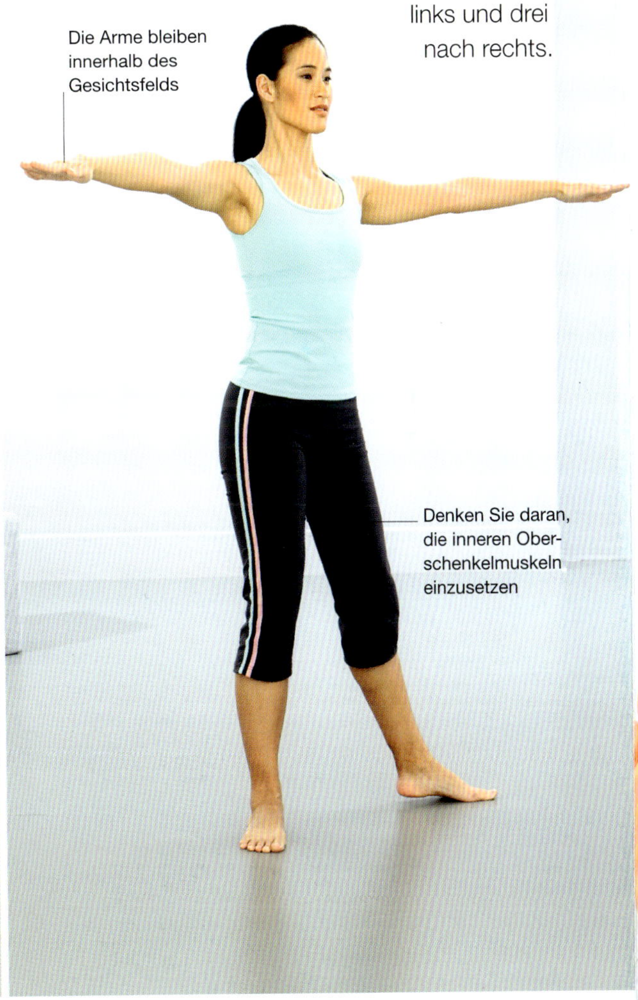
Die Arme bleiben innerhalb des Gesichtsfelds
Denken Sie daran, die inneren Oberschenkelmuskeln einzusetzen



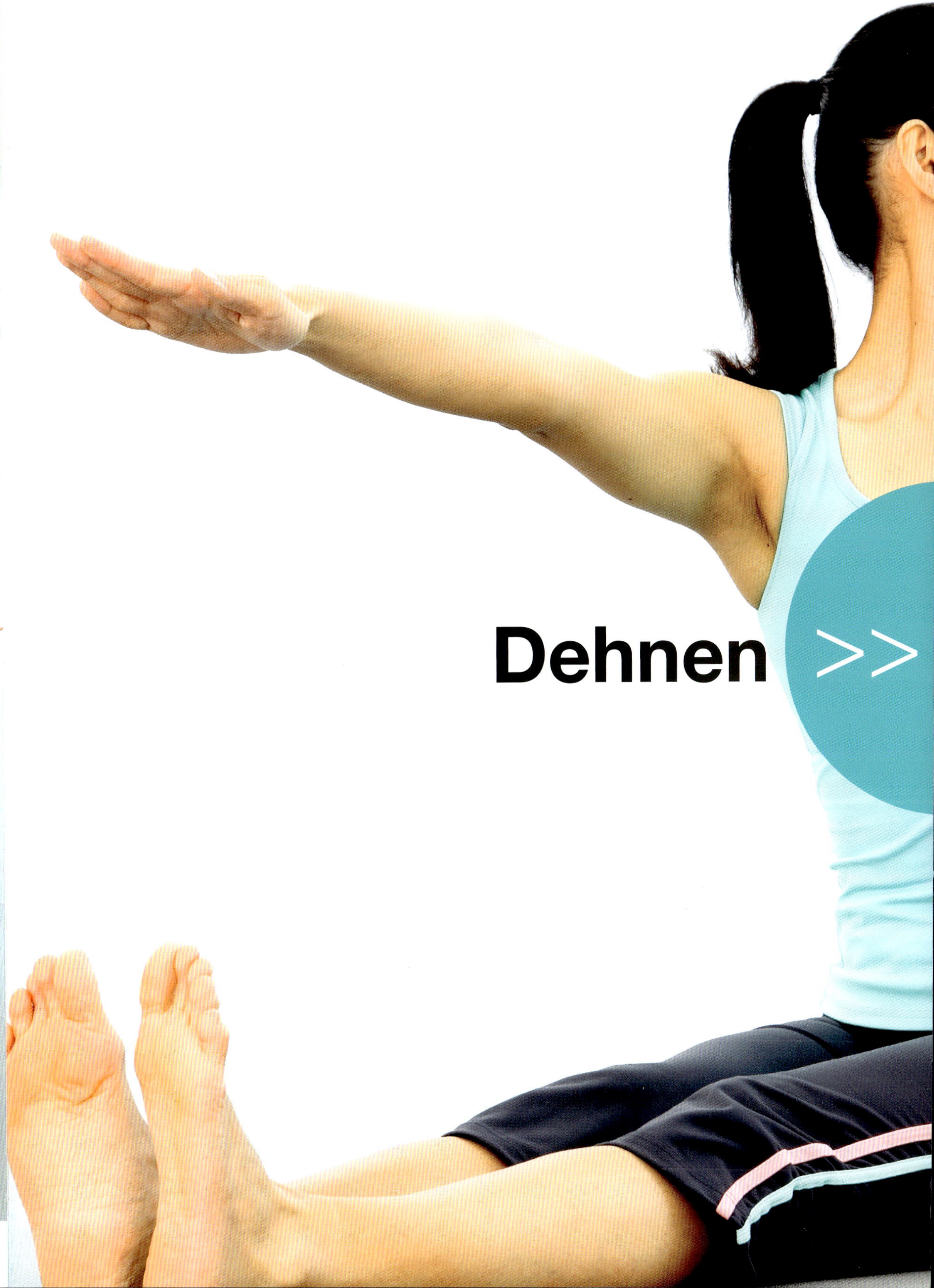

# Dehnen >>

# **Dehnen** auf einen Blick

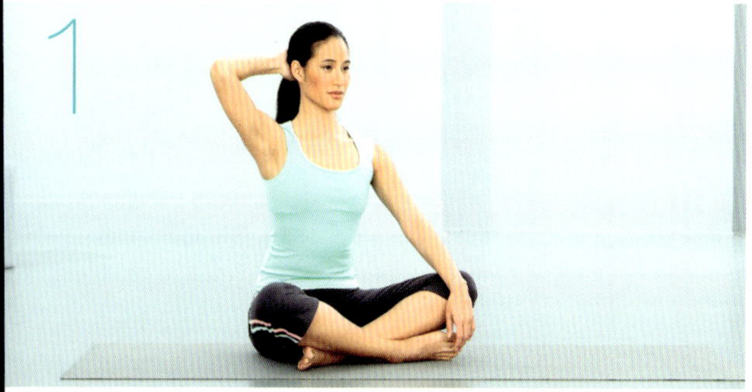


▲ **Nacken-dehnung**, Seite 94

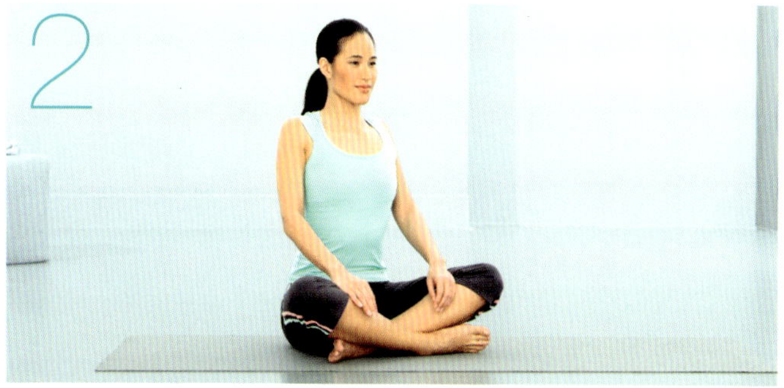


▲ **Schulterrollen**, Seite 94

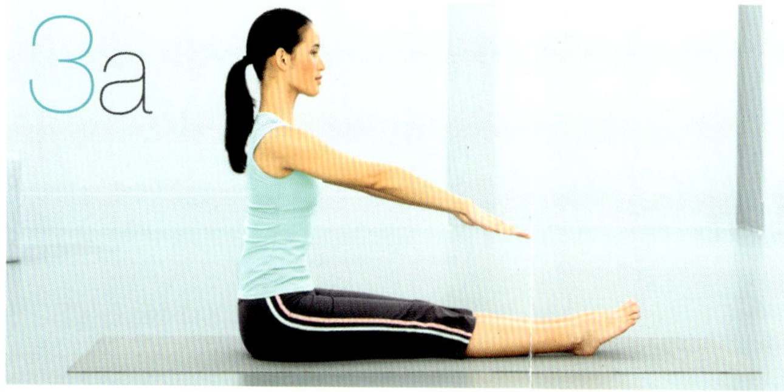


▲ **The Hundred**, Seite 95

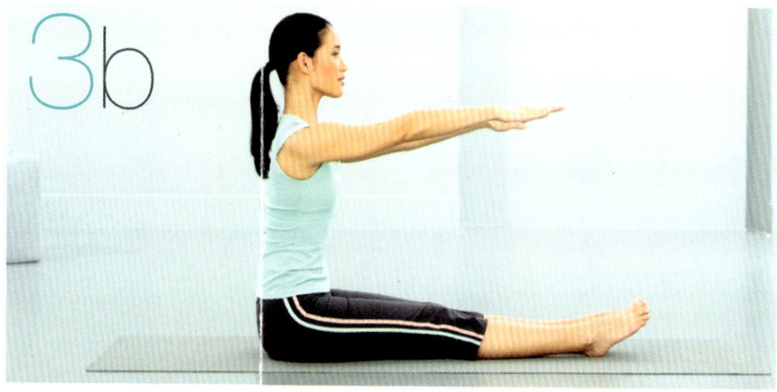


▲ **The Hundred**, Seite 95

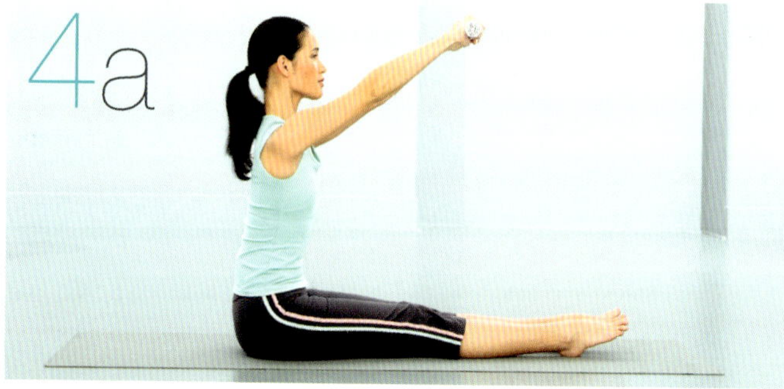


▲ **Rudern I**, Seite 96

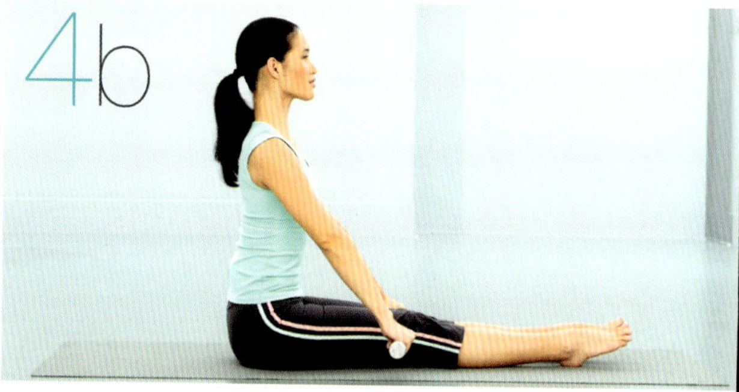


▲ **Rudern I**, Seite 96

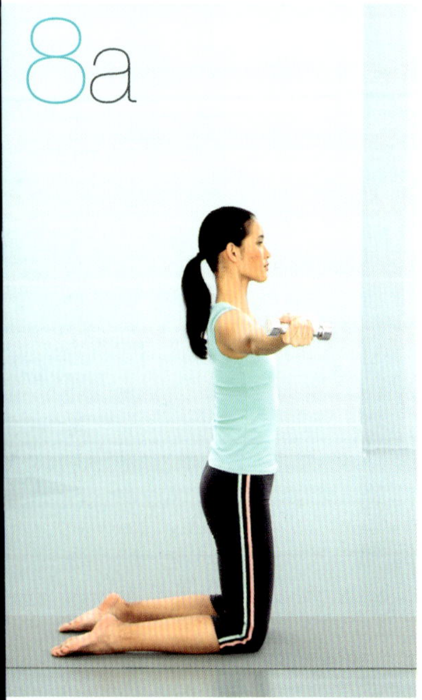


▲ **Lotus**, Seite 100

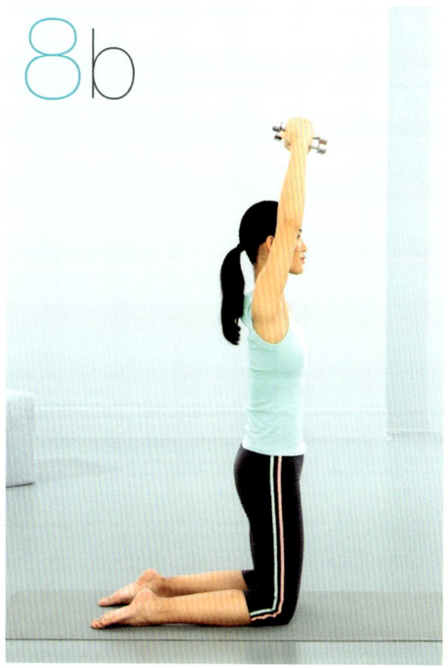


▲ **Lotus**, Seite 100

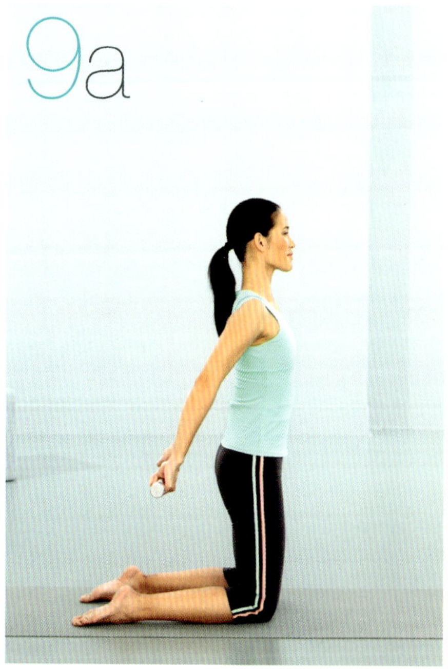


▲ **Brustkorbdehnung**, Seite 101

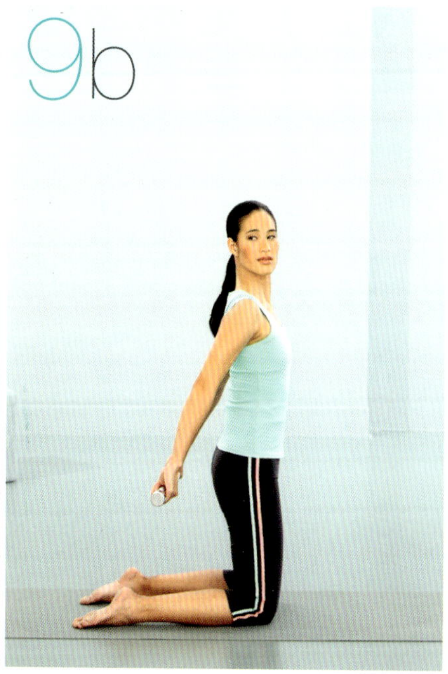


▲ **Brustkorbdehnung**, Seite 101

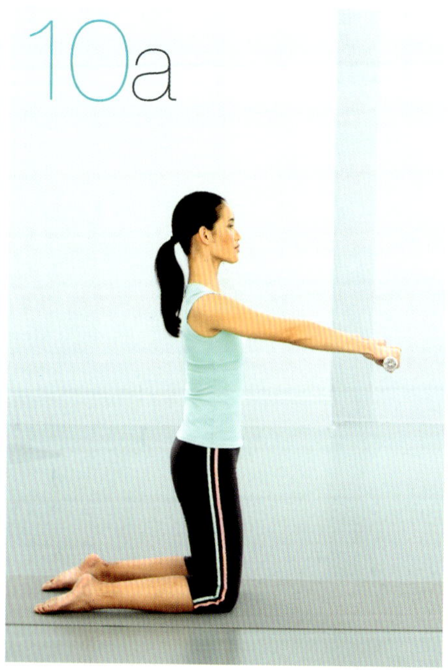


▲ **Oberschenkeldehnung**, Seite 102

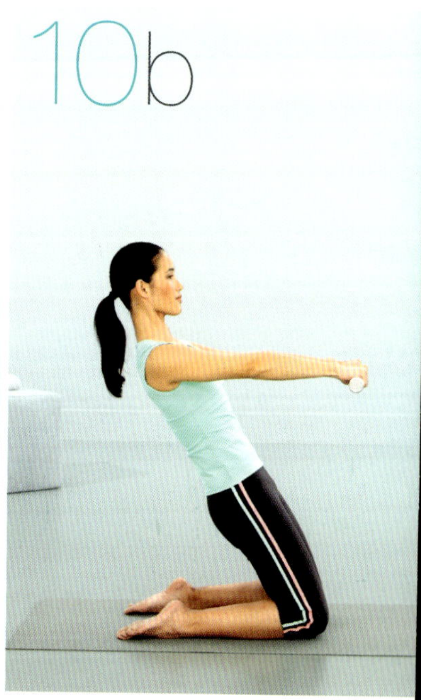


▲ **Oberschenkeldehnung**, Seite 102

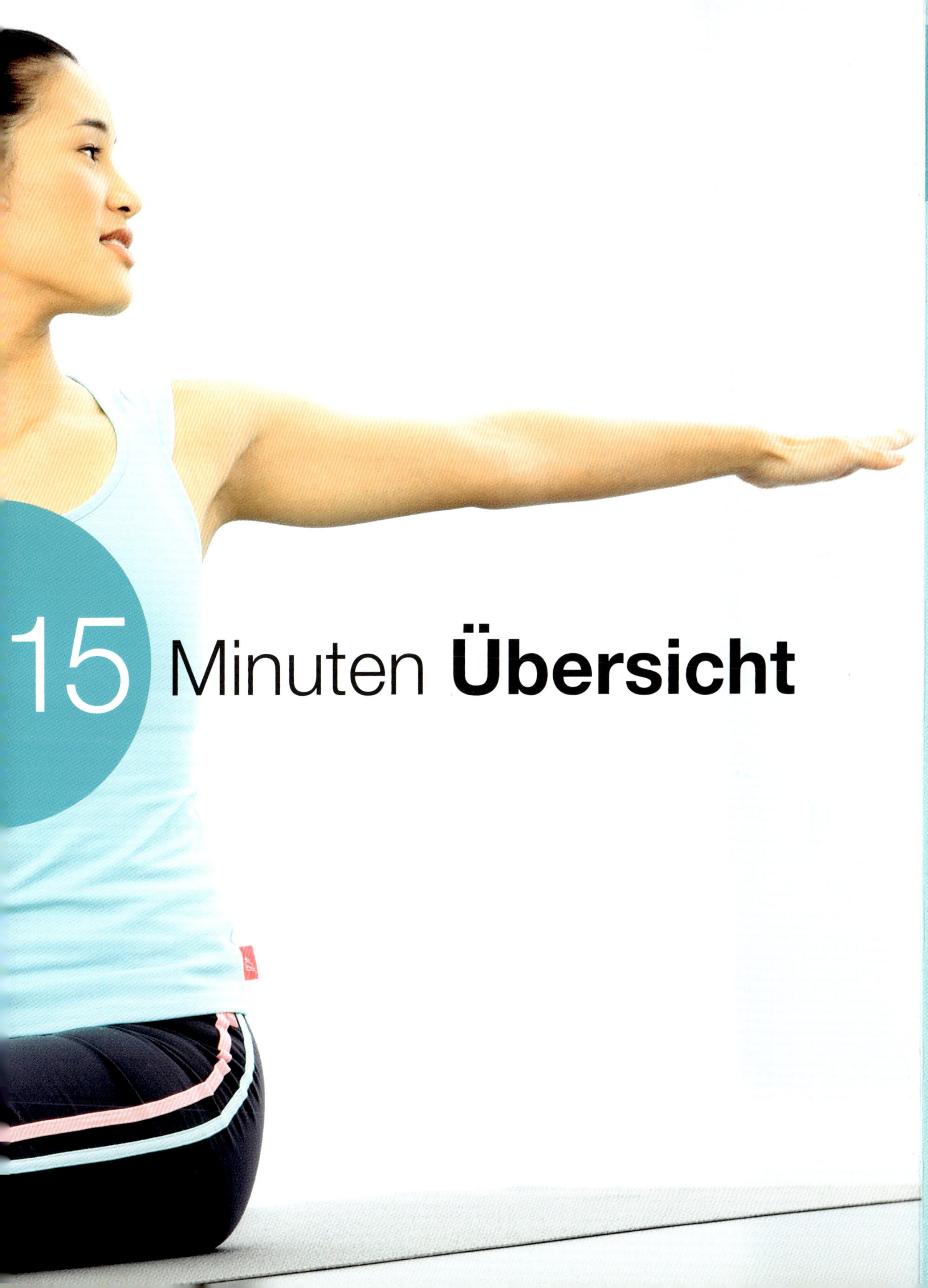

# 15 Minuten **Übersicht**



## Tipps & Tricks

Denken Sie einmal über das Tempo in Ihrem Alltag nach – etwa darüber, ob Sie Zeit haben, um bestimmte Bewegungen, einen Handgriff oder eine Gewichtsverlagerung wirklich vorzubereiten. Wahrscheinlich nicht. Das Leben ist schnell. Das ideale Körpertraining sollte Sie auf diese Schnelligkeit vorbereiten. Dieses Pilates-Programm macht Sie fit für den Alltag.

### Checkliste

Konzentrieren Sie sich nicht zu sehr auf eine einzelne Körperpartie: Alle Muskeln Ihres Körpers sollten arbeiten.

- Haben Sie während der gesamten Übungseinheit auf Ihre Körperhaltung geachtet?
- Gelingt es Ihnen, den Rücken so zu strecken, dass Sie das Gefühl haben, zwischen den einzelnen Wirbeln einen Freiraum geschaffen zu haben?
- Spüren Sie, wie viel Arbeit es ist, die Taille stets zu heben, sodass das gerade Sitzen regelrecht anstrengend wird?
- Gelingt es Ihnen, bei **The Hundred** die inneren Oberschenkel anzuspannen und die Beine zusammenzupressen?
- Gelingt es Ihnen, bei **Rudern I** den Rumpf vertikal zu halten, während die Arme auf- und abschwingen?
- Den hinteren Arm bei der **Wirbelsäulendrehung** zu öffnen ist nicht schwer, doch die gesamte Gegenseite des Brustkorbs nach vorne zu bringen schon. Gelingt es Ihnen, sich um Ihre eigene Wirbelsäule zu drehen und dabei den Rumpf wachsen zu lassen?
- Schaffen Sie es, bei dem intensivsten Teil der **Oberschenkeldehnung**, wenn der Oberkörper nach hinten gelehnt ist, das Gesäß anzuspannen, um die Dehnung der Oberschenkel zu verstärken?
- Bei den **Footwork**-Übungen ist das Timing besonders wichtig. Statt durch die Übungen zu hetzen, sollten Sie lieber langsam arbeiten. Das trainiert die Muskeln intensiver und effektiver.

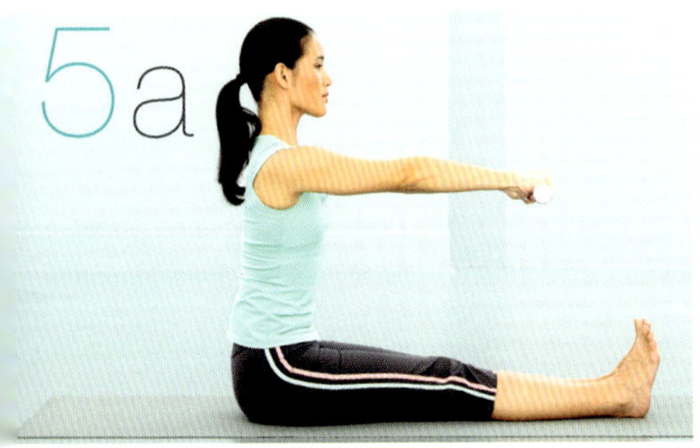


▲ **Rudern II**, Seite 97

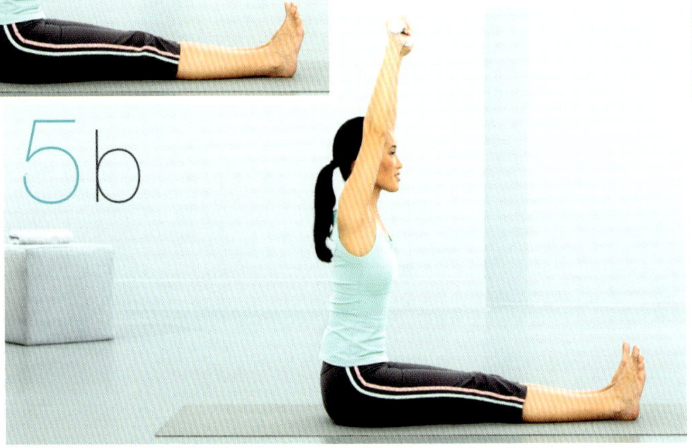


▲ **Rudern II**, Seite 97

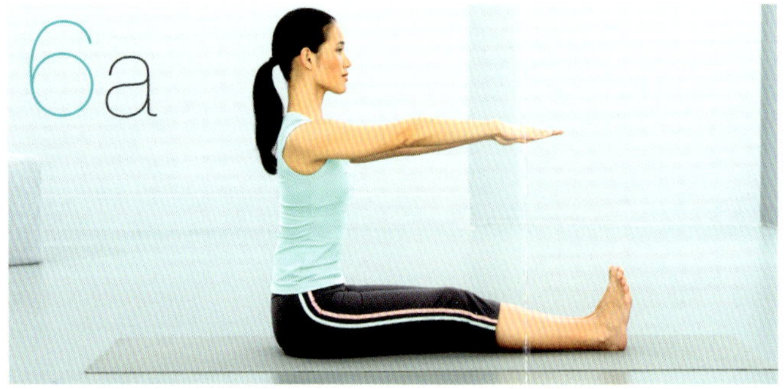


▲ **Wirbelsäulen-drehung**, Seite 98

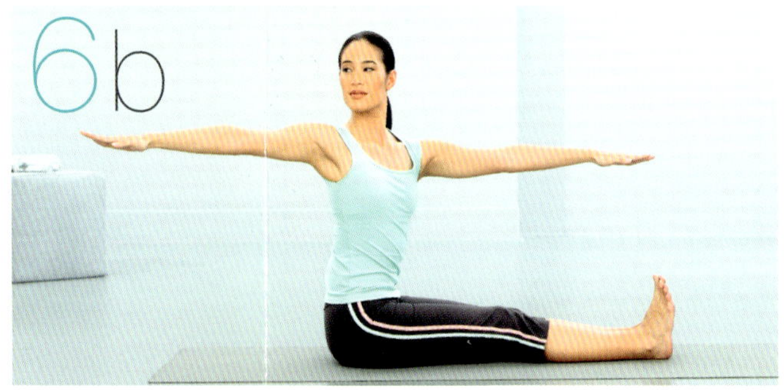


▲ **Wirbelsäulendrehung**, Seite 98

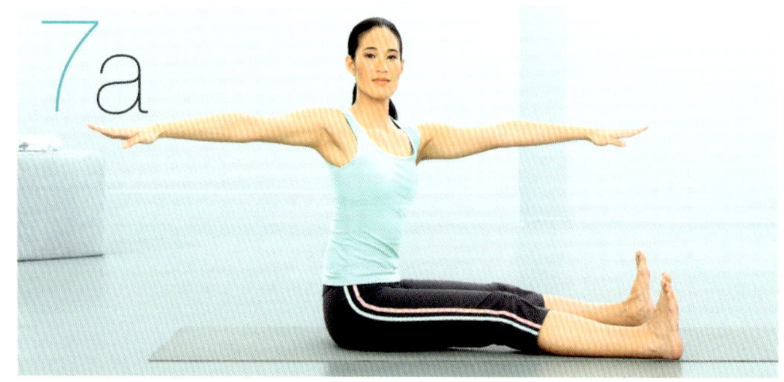


▲ **The Saw**, Seite 99

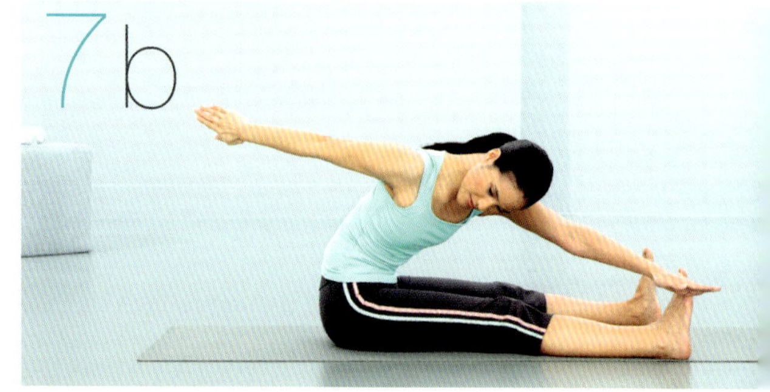


▲ **The Saw**, Seite 99

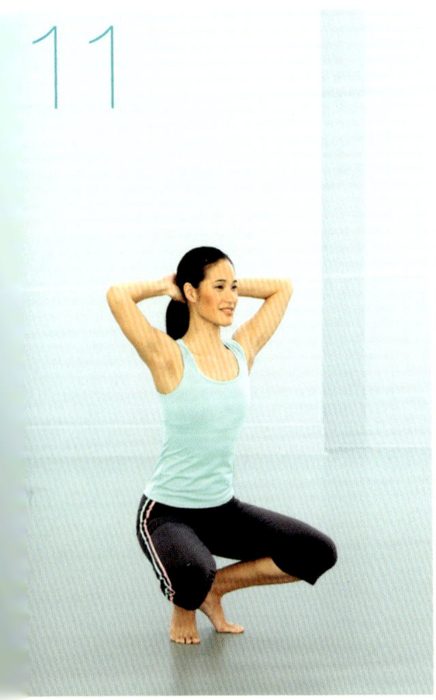


▲ **Footwork I**, Seite 103

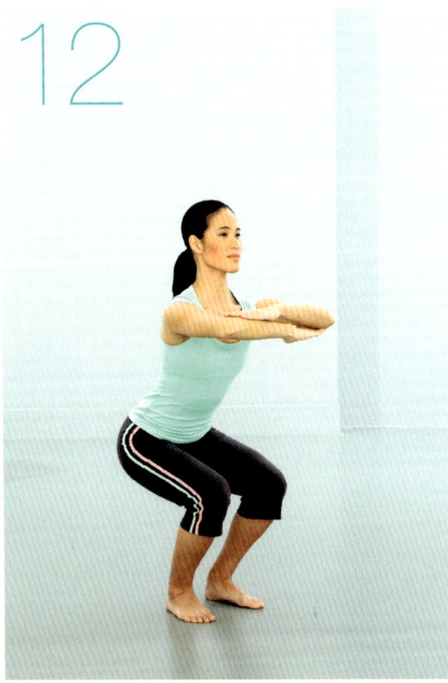


▲ **Footwork II**, Seite 103

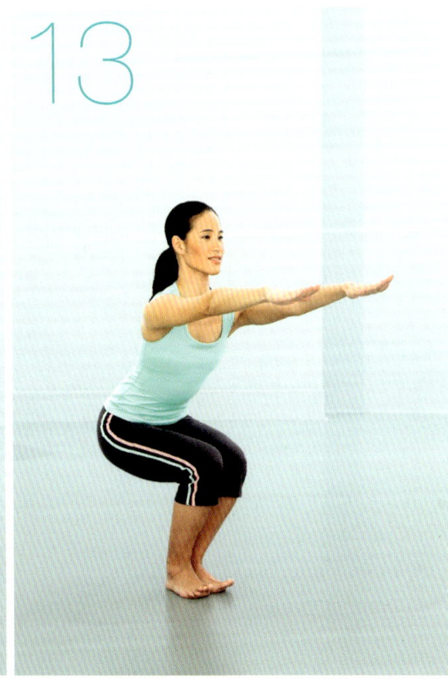


▲ **Footwork III**, Seite 104

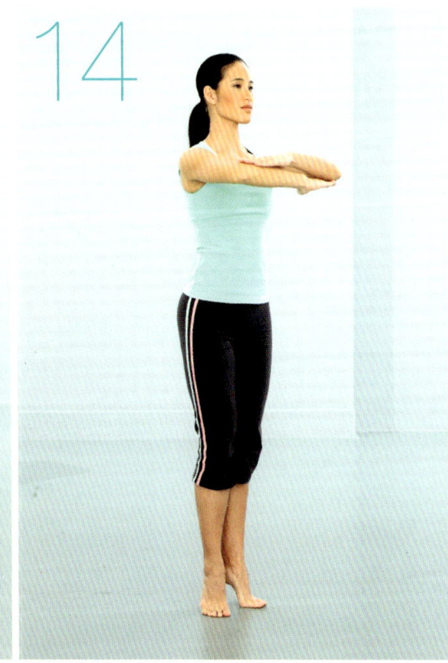


▲ **Wadendehung**, Seite 104

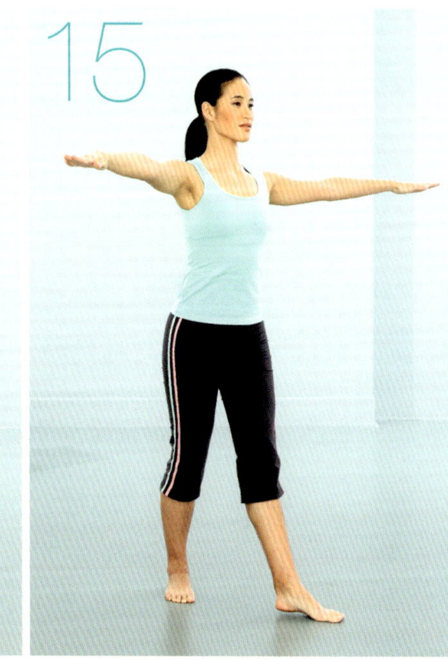


▲ **Ausfallschritt**, Seite 105

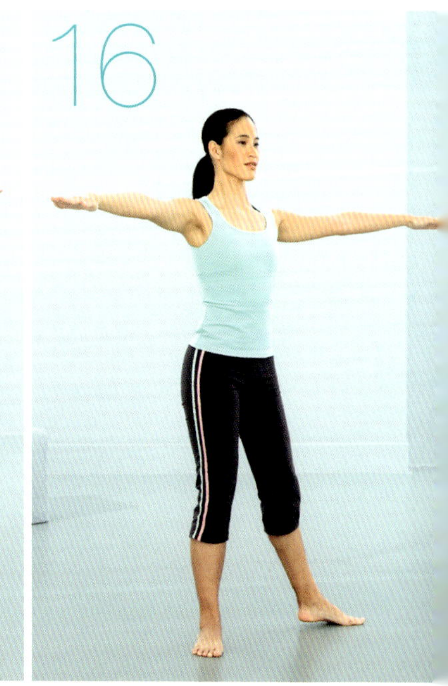


▲ **Ausfallschritt**, Seite 105

## Tipps für Anfänger

Die Hanteln sind eine zusätzliche Herausforderung bei den Übungen. Sie können alle Übungen zunächst ohne Hanteln ausführen.

• Wenn Sie bei den Übungen mit ausgestreckten Beinen Schwierigkeiten haben, können Sie die Knie auch einfach anwinkeln.

• Gehen Sie bei **Footwork I–III** nicht ganz so tief in die Hocke.

• Legen Sie bei den Übungen im Knien ein Kissen unter die Knie.

• Kreuzen Sie die Arme vor der Brust, oder halten Sie sie hinter dem Kopf, um bei der **Wirbelsäulendrehung** die Reichweite zu reduzieren.

## Tipps für Fortgeschrittene

Wenn Sie die Übungen nicht wirklich schwer finden, strengen Sie sich wahrscheinlich einfach nicht genug an.

• Denken Sie daran, dass beim **Rudern I** und **II** der Scheitel die ganze Zeit über Richtung Decke wächst.

• Dehnen Sie in der **Säge** noch tiefer, und kommen Sie erst wieder hoch, wenn Sie Ihre Grenze erreicht haben.

• Versuchen Sie, unermüdlich an den inneren Oberschenkelmuskeln zu arbeiten, wenn Sie Übungen im Sitzen machen.

• Forcieren Sie bei Übungen mit Drehungen die Gegenbewegung.

## Tipps vom Trainer

Denken Sie daran, dass Ihr Schwerpunkt sich in den verschiedenen Haltungen verlagert und Sie Ihr Gleichgewicht entsprechend anpassen müssen.

• Von der Geburt bis zur Kindheit durchläuft der Körper mehrere Entwicklungsstadien: Liegen, Sitzen, Knien und schließlich Stehen. Diese Übungseinheit folgt diesen Stadien und eignet sich, um die eigene Symmetrie zu überprüfen.

• Bei den **Footwork**-Übungen ist das kontrollierte Heben am schwierigsten. Anstatt sich in Gedanken vom Boden abzuheben, stellen Sie sich lieber vor, mit den Füßen ein Loch in die Erde zu stemmen. Je mehr Sie nach unten drücken, desto mehr kommt der Boden Ihnen entgegen.

• Stellen Sie sich bei den **Ausfallschritten** vor, wie Ihre Muskeln nach innen und oben ziehen, während Sie die Beine zusammenbringen.

# 15 Minuten

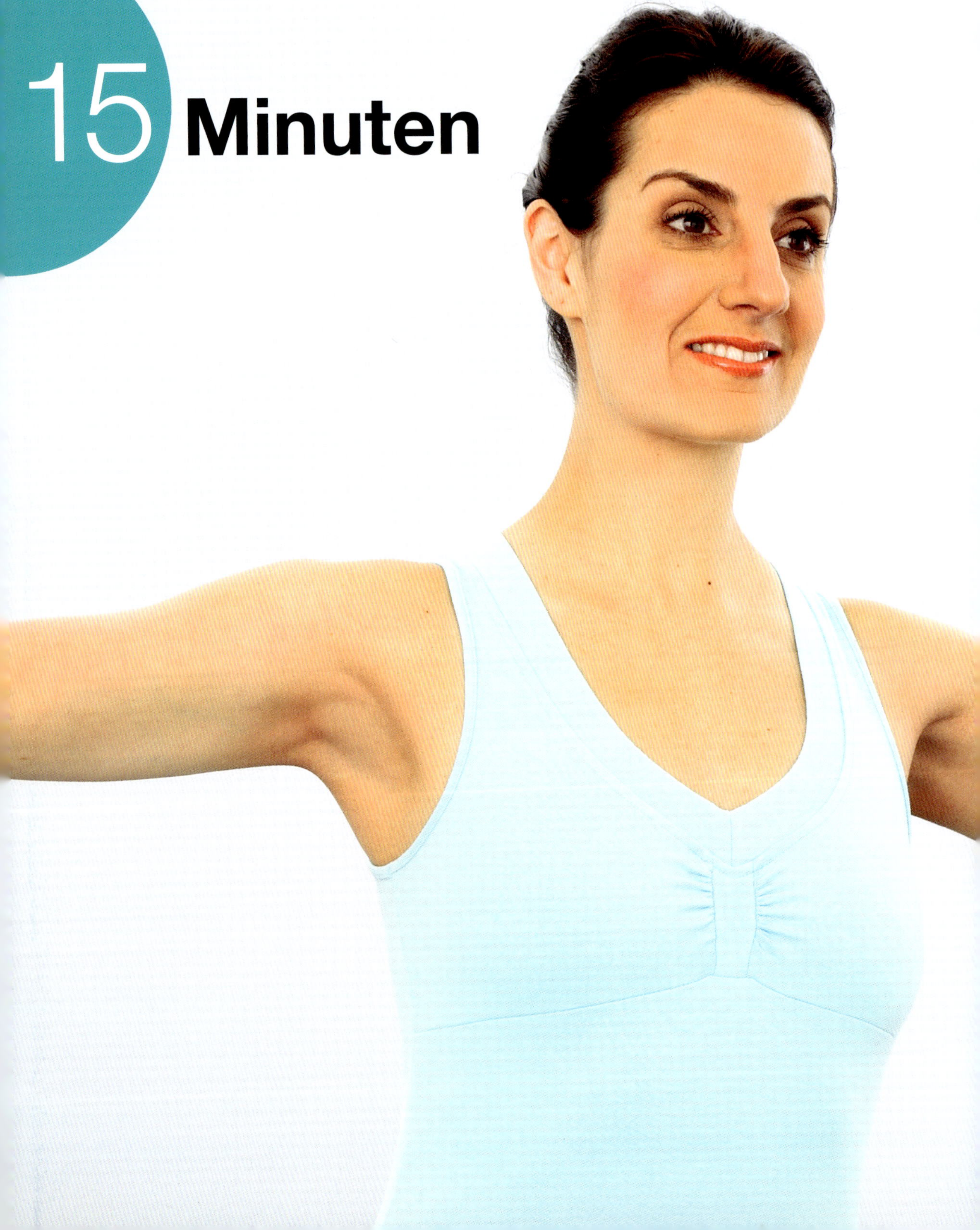

Bleiben Sie am Ball,
dehnen Sie sich nach dem
Training – das ist wichtig –,
und erfahren Sie alles über Pilates.

# So geht es weiter >>

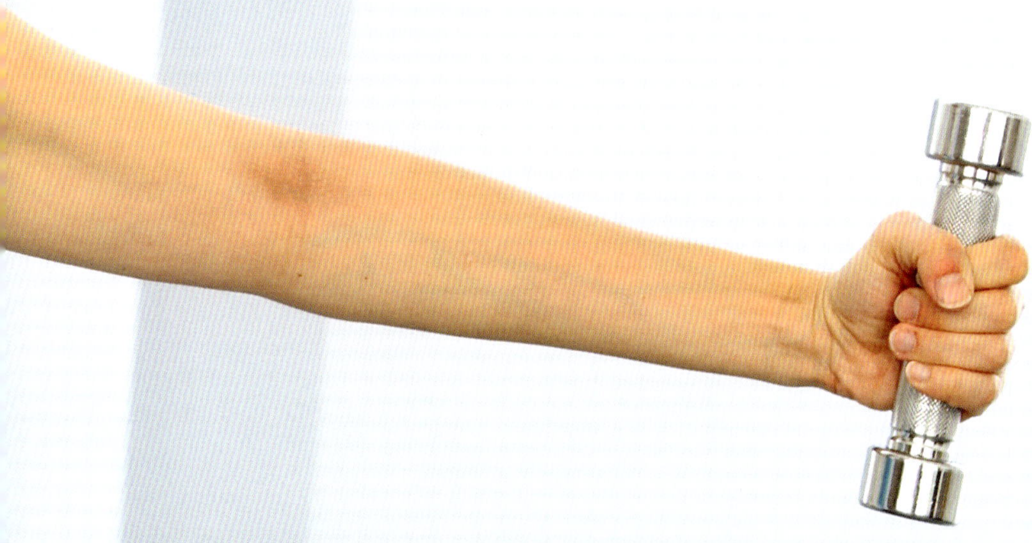

# >> Trainingsplan

*Pilates für jeden Tag* können Sie dreimal pro Woche je 15 Minuten lang trainieren oder täglich 45 Minuten. Mit anderen Worten: Sie können das Training ganz nach Ihren Bedürfnissen organisieren und intensivieren. Finden Sie hier drei Beispiele für einen Pilates-Trainingsplan.

Wenn Sie nur genug Zeit haben, um dreimal die Woche 15 Minuten zu trainieren, machen Sie einfach im Turnus eine Übungseinheit nach der anderen. Wenn Sie 15–30 Minuten am Tag einrichten können, sollten Sie jeden zweiten Tag dreimal die Woche die Basis-Übungen machen, um Ihr Kraftzentrum aufzubauen und zu stärken. Dienstags und donnerstags können Sie dann überprüfen, wie gut Sie die Basisprinzipien und Haltungen in die anderen drei Sequenzen integrieren können, indem Sie jeweils 30 Minuten trainieren. Wenn Sie 30–45 Minuten am Tag trainieren möchten, empfehle ich, jeden Tag die Basis-Übungen zu machen und dann abwechselnde Sequenzen dranzuhängen. An einem Tag in der Woche sollte das Work-out länger sein als an den anderen.

## >> **Pilates**-Trainingspläne

| | **Trainingszeit**<br>**15 Minuten, dreimal pro Woche** | **15–30 Minuten täglich** | **30–45 Minuten täglich** |
|---|---|---|---|
| **Montag** | Basis-Übungen (1. Woche)<br>Dehnen (2. Woche)<br>Übungen am Boden (3. Woche) | Basis-Übungen | Basis-Übungen<br>Übungen im Stand |
| **Dienstag** | | Dehnen<br>Übungen im Stand | Basis-Übungen<br>Dehnen |
| **Mittwoch** | Übungen im Stand (1. Woche)<br>Basis-Übungen (2. Woche)<br>Dehnen (3. Woche) | Basis-Übungen | Basis-Übungen<br>Übungen am Boden<br>Übungen im Stand |
| **Donnerstag** | | Übungen am Boden<br>Dehnen | Basis-Übungen<br>Dehnen |
| **Freitag** | Übungen am Boden (1. Woche)<br>Übungen im Stand (2. Woche)<br>Basis-Übungen (3. Woche) | Basis-Übungen | Basis-Übungen<br>Übungen am Boden |

## Die Vielfalt der Möglichkeiten

Sie können eine Übungseinheit am Tag machen oder alle vier. Es ist aber besser, behutsam anzufangen und zunächst nur ein oder zwei Sequenzen zu machen. Nach zwei bis drei Wochen können Sie Ihr Training nach Wunsch ausbauen.

Um Ihre Fortschritte beobachten zu können, empfiehlt es sich, ein Trainingstagebuch zu führen. Machen Sie Ihr Pilates-Training zu einem festen Termin in Ihrem Kalender.

Es gibt immer wieder Tage, da kommt man nicht zum Trainieren. In diesen Fällen sollte man sich mit dem Training beschäftigen, indem man etwas darüber liest. Es ist erstaunlich, wie effektiv die Beschäftigung mit Sport ist, auch wenn man sich dabei nicht bewegt. Selbst ohne die Übungseinheiten zu machen, können Sie Ihre Körperhaltung verbessern, an der Technik feilen und die Ausführung der Übungen überdenken. Dieses Phänomen nennt man physiologische Empathie. Selbst wenn man dabei keine Muskeln aufbaut und die Taille davon nicht schlanker wird, kann man durch aufmerksames Beobachten viel lernen.

**Nehmen Sie sich Zeit,** das Trainingsprogramm zu studieren. Verbessern Sie sich, indem Sie die Bilder zu den Übungen betrachten und über die Übungen nachdenken.

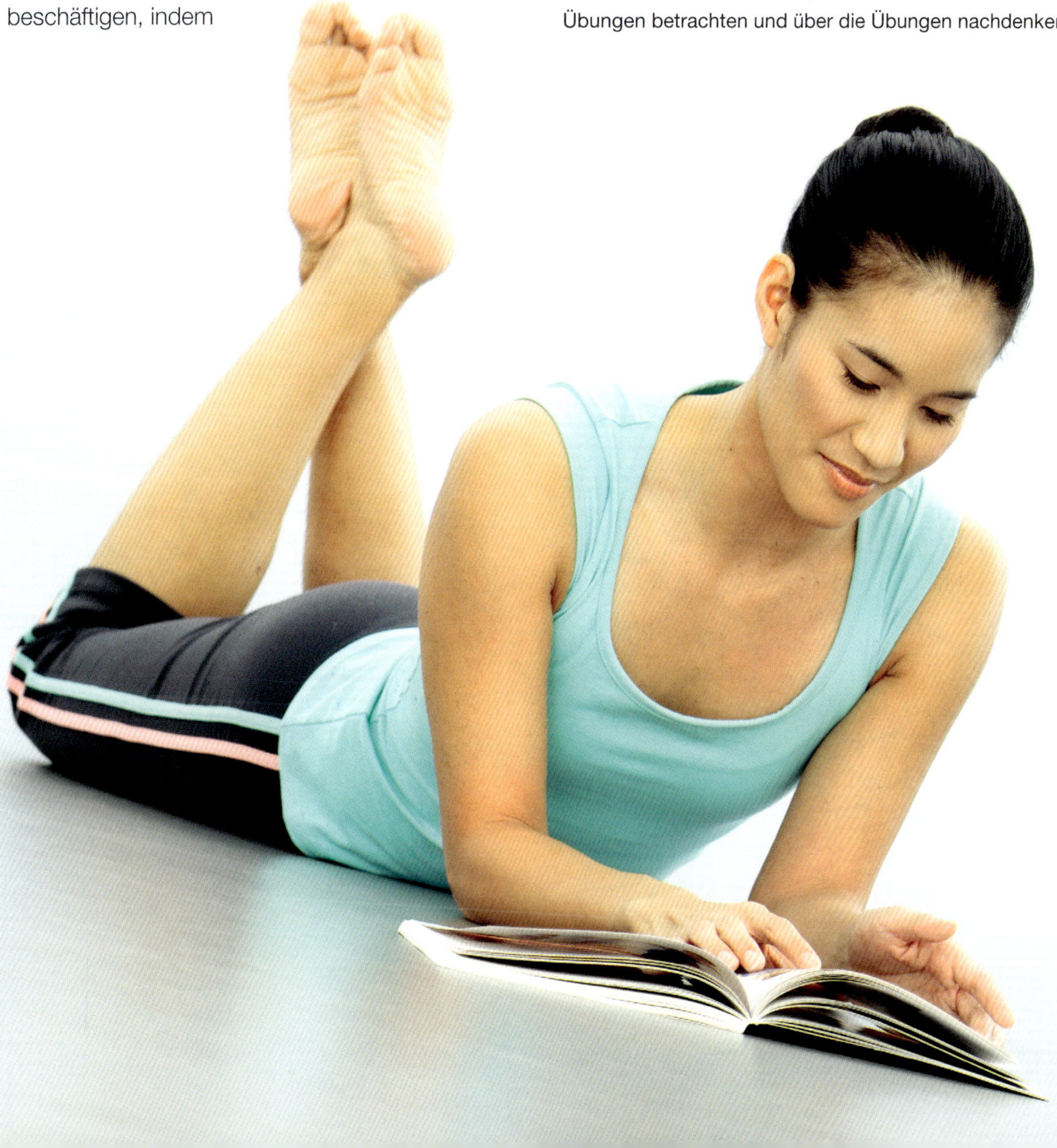

# >> Nach dem Training

Wenn ich in Fitnessstunden gehe, fällt mir immer eine Sache auf: Nach dem Work-out nehmen die meisten Teilnehmer in Nullkommanichts wieder ihre alte Körperhaltung ein und schlurfen mit hängenden Schultern, eingefallenem Brustkorb und Hohlkreuz aus dem Raum. Bei Pilates ist das anders.

Das Pilates-Training unterstützt die Muskeln, die für eine gute Körperhaltung zuständig sind. Die ganze Zeit über arbeiten die Muskeln links und rechts von Ihrer Wirbelsäule, vom Steißbein bis zum Kopf. Leider ist es bei dieser Muskelgruppe so, dass sie nur ausruhen kann, wenn Sie auf dem Rücken liegen. Wenn Sie an diesen Muskeln arbeiten, wird es Ihnen gelingen, automatisch eine bessere Körperhaltung einzunehmen – auch nach dem Training. Dann, wenn es am wichtigsten ist!

Im Alltag achten wir viel zu wenig auf eine gute Haltung. Besonders schlimm ist es, wenn man sich setzt. Da hören die Muskeln gleich auf zu arbeiten. Um diese Muskelträgheit zu bekämpfen, empfiehlt es sich, zwischendurch immer mal aufzustehen, die Arme und den ganzen Körper zu strecken. Langes Sitzen oder Liegen ist unnatürlich und schadet dem Körper. Bewegung ist lebenswichtig und kurbelt nicht zuletzt den Kreislauf an.

Wenn Sie trainiert haben und dann an Ihre Arbeit zurückkehren, nutzen Sie den Schwung und die Energie, die Sie nach dem Training verspüren. Versuchen Sie, statt sich gleich wieder irgendwohin zu setzen, sich so viel wie möglich zu bewegen. Wenn Sie nach dem Training noch mit Bus und Bahn unterwegs sind, versuchen Sie, einen Teil der Fahrt zu stehen, damit Ihre Muskeln sich wieder umgewöhnen können. Wenn Sie sitzen müssen, nutzen Sie die Gelegenheit, und arbeiten Sie an der Pilates-Haltung im Sitzen. Versuchen Sie, den Brustkorb weiterhin zu heben und die Bauchmuskeln angespannt zu lassen.

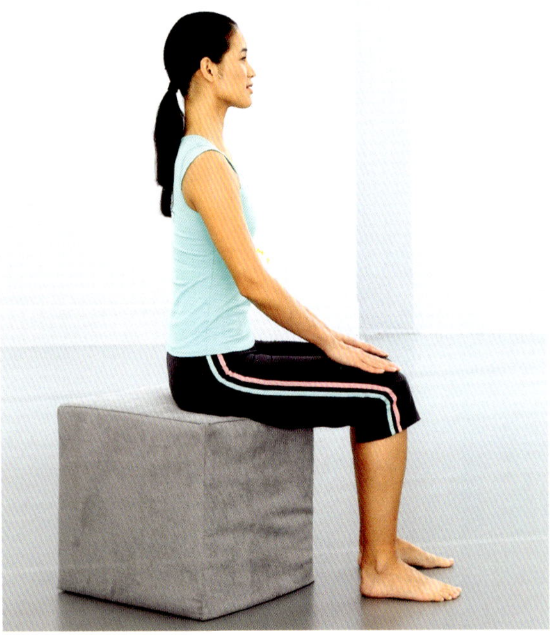

**Gerade sitzen!** Denken Sie immer daran, Ihren Rücken gerade zu halten. Gerade zu sitzen fördert die Funktionsfähigkeit Ihrer inneren Organe und verleiht Ihnen insgesamt mehr Kraft und Energie.

## Dehnen

Dehnen ist wichtig, damit sich die Muskeln nicht verkürzen. Doch dehnen Sie nie vor dem Training! Sie haben dann weniger Kraft, weil die Muskeln einfach die Arbeit verweigern. Nach dem Training ist der richtige Zeitpunkt für die Dehnung. Ich sehe immer wieder Schüler, die mit gegrätschten Beinen, auf- und abwippen, um noch tiefer zu kommen.

Nichts könnte weniger effektiv sein. Diese Art von federnder Dehnung hat sogar den Effekt, dass die Muskeln noch stärker anspannen. Nur lang anhaltendes statisches Dehnen, also stillhalten und sich dabei entspannen, bewirkt, dass Sie noch dehnbarer werden. Nur so können Sie die Dehnbarkeit Ihres Gewebes verstärken. Wenn Sie nach dem Training keine Zeit haben zu dehnen, machen Sie nach dem Duschen ein paar einfache Dehnübungen, wenn die Muskeln schön warm sind.

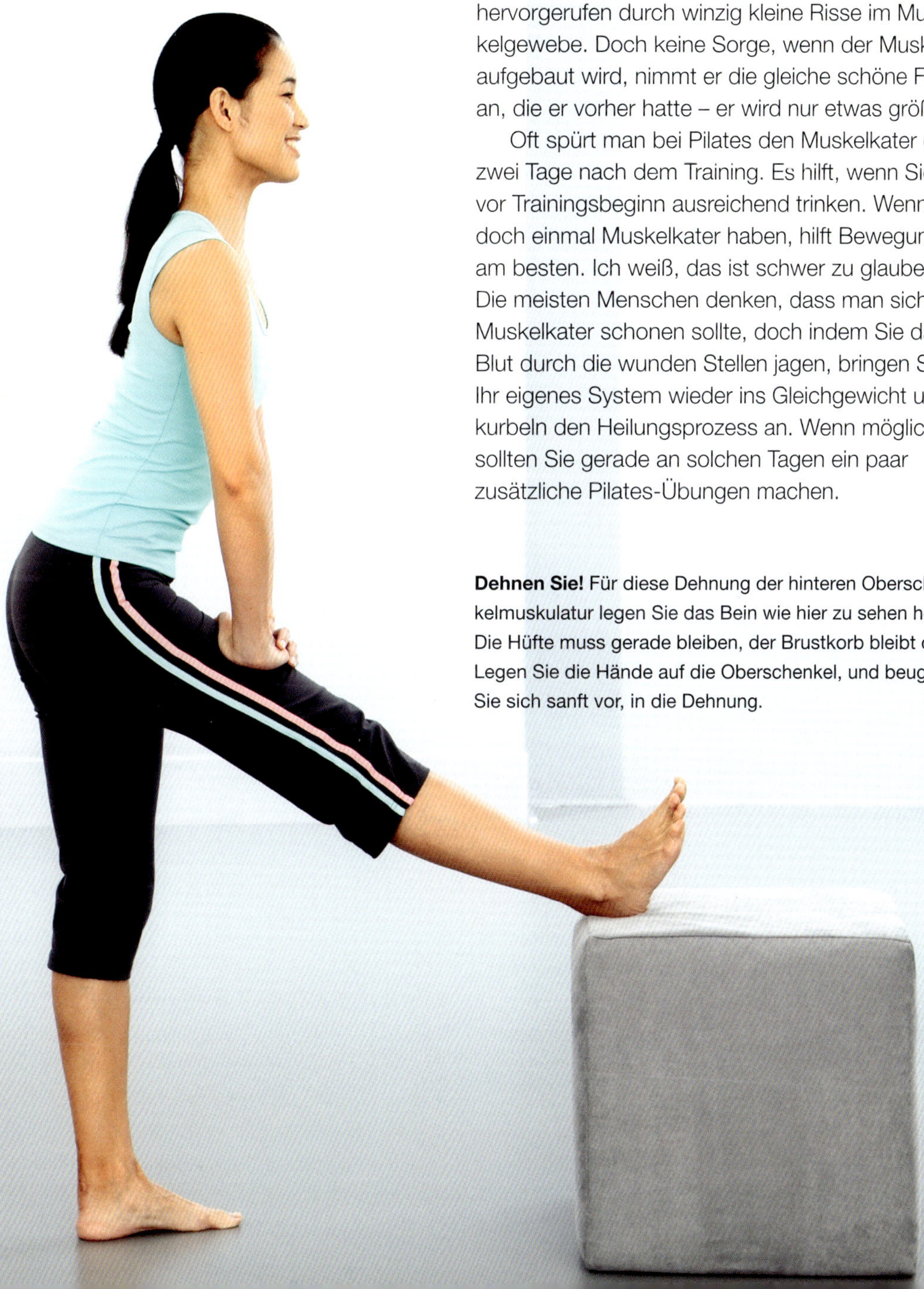

## Muskelkater

Wie bei jedem effektiven Training ist es auch hier völlig normal, wenn Sie Muskelkater haben. Er wird hervorgerufen durch winzig kleine Risse im Muskelgewebe. Doch keine Sorge, wenn der Muskel aufgebaut wird, nimmt er die gleiche schöne Form an, die er vorher hatte – er wird nur etwas größer.

Oft spürt man bei Pilates den Muskelkater erst zwei Tage nach dem Training. Es hilft, wenn Sie vor Trainingsbeginn ausreichend trinken. Wenn Sie doch einmal Muskelkater haben, hilft Bewegung am besten. Ich weiß, das ist schwer zu glauben. Die meisten Menschen denken, dass man sich bei Muskelkater schonen sollte, doch indem Sie das Blut durch die wunden Stellen jagen, bringen Sie Ihr eigenes System wieder ins Gleichgewicht und kurbeln den Heilungsprozess an. Wenn möglich, sollten Sie gerade an solchen Tagen ein paar zusätzliche Pilates-Übungen machen.

**Dehnen Sie!** Für diese Dehnung der hinteren Oberschenkelmuskulatur legen Sie das Bein wie hier zu sehen hoch. Die Hüfte muss gerade bleiben, der Brustkorb bleibt oben. Legen Sie die Hände auf die Oberschenkel, und beugen Sie sich sanft vor, in die Dehnung.

# >> **Motiviert** bleiben

Sportliche Bewegung hilft Ihnen, den Alltag zu meistern. Und wer besser werden will, muss trainieren. Joseph Pilates wusste, dass die Motivation sich steigern lässt, und riet dazu, einfach mit zehn Minuten Training zu beginnen. Ein kleiner Schritt am Anfang kann sehr große Auswirkungen haben.

Eines meiner Lieblingszitate von Pilates ist: »Körperliche Fitness kann man weder sofort erwerben noch kann man sie sich herbeiträumen.« Manchmal ist es schwierig, den inneren Schweinehund zu überwinden. Hier sind einige Vorschläge, um Sie zum Training zu motivieren:

**Man braucht Energie, um Energie zu erzeugen:** Sie werden sich nach dem Training wacher fühlen, nicht müder.

**Ein Training ist nur so hart wie Sie selbst:** Wenn Sie sich schlapp fühlen, dann machen Sie ein leichteres Work-out. Sie müssen nicht jedes Mal bis an die persönliche Grenze gehen. Es ist absolut okay, die Dinge auch mal leichter laufen zu lassen.

**Training ist kein Zwang:** Sehen Sie es als einen Luxus an. Sie tun sich und Ihrem Körper Gutes. Sicher ist es eine Art Instandhaltung, aber es ist keine harte Prüfung für den Körper.

### >> **Tipps,** die motivieren

- **Rhythmus zählt.** Führen Sie die Übungen nach Ihrem persönlichen Herzrhythmus aus. Je fitter, desto schneller werden Sie.
- **Leben Sie mit Pilates!** Wenden Sie die Pilates-Techniken auch im Alltag an. Verteilen Sie Ihr Körpergewicht gleichmäßig auf beiden Beinen. Schlagen Sie die Beine nie mehr übereinander. Machen Sie beim Gehen große Schritte, und drücken Sie die Hüfte nach vorn.
- **Schließen Sie eine Wette ab!** Lassen Sie sich von einer Freundin unterstützen, die Ihnen hilft, auf alle Fälle weiterzumachen.

## Die Motivation aufrechterhalten

Hier einige meiner liebsten Tipps, um die Motivation aufrechtzuerhalten:

**Belohnung:** Belohnen Sie sich für jede Woche, die Sie fleißig trainiert haben. Gehen Sie ins Theater oder ins Kino, oder gönnen Sie sich ein Maniküre.

**Geduld:** Gehen Sie die Sache langsam an. Es reicht, wenn Sie die Übungen ausführen, so gut Sie können. Sie werden Ihrem Körper guttun, auch wenn Sie nicht gleich alles perfekt machen.

**Rhythmus:** Joseph Pilates war dagegen, doch wenn es Ihnen hilft, dann spielen Sie Musik dazu. Legen Sie Ihren Lieblingsmix auf, und los geht's.

**Verstärkung:** Wenn Ihnen eine bestimmte Übung besonders gut gefällt, dann machen Sie diese im Verlauf des Tages noch einmal. Oder Sie zeigen jemandem, wie gut Sie die Übung beherrschen. Positiv bestärkt zu werden ist eine gute Motivation.

## Finden Sie Gleichgesinnte

Wer gemeinsam mit einem Freund trainiert, bleibt länger am Ball. Zu zweit kann man sich gegenseitig motivieren und gibt nicht so leicht auf. Es ist viel schwieriger, einen Freund sitzen zu lassen, als nur das Training ausfallen zu lassen. Und ein bisschen Konkurrenz unter Freunden hat noch nie geschadet. Versuchen Sie, einer Freundin die Übungen beizubringen, die Sie gelernt haben. Unterrichten unterstützt gleichzeitig das eigene Lernen. Während man die Übungen analysiert und jemand anderem erklärt, bekommt man selber Einsichten.

## Verpflichten Sie sich

Es heißt, es dauert 21 Tage, bis sich eine Gewohnheit eingestellt hat. Nach einmal Training werden Sie keine Veränderung sehen, aber Sie werden etwas spüren! Verpflichten Sie sich zu 21 Tagen Training. Ich gehe davon aus, dass Sie die letzten Tage gar nicht mehr zählen werden – stattdessen werden Sie zählen, wie viele Wiederholungen Sie inzwischen schaffen, und schließlich werden Sie die Stunden zählen, bis Sie wieder trainieren können.

## Zusätzliche Aktivitäten

Schwimmen, Yoga und Krafttraining ergänzen Pilates perfekt. Schwimmen ist ein äußerst schonendes Herz-Kreislauf-Training, Krafttraining kräftigt die Muskeln und ist gut für den Stoffwechsel, Yoga bringt Ruhe. Der Trick ist, diese Elemente zu kombinieren. Ihr Körper gewöhnt sich an die geforderte Belastung, also ist es gut, immer mal wieder etwas Neues zu machen. Egal, welchen Sport Sie außerdem machen, versuchen Sie, die Pilates-Prinzipien auch dort anzuwenden. Und vergessen Sie nicht: Das beste Training ist das, das Spaß macht!

**Bleiben Sie nicht allein!** Ändern Sie Ihre Trainingsroutine, und nehmen Sie eine Freundin mit. Anstatt sich auf einen Kaffee zu treffen, gehen Sie zusammen zum Work-out.

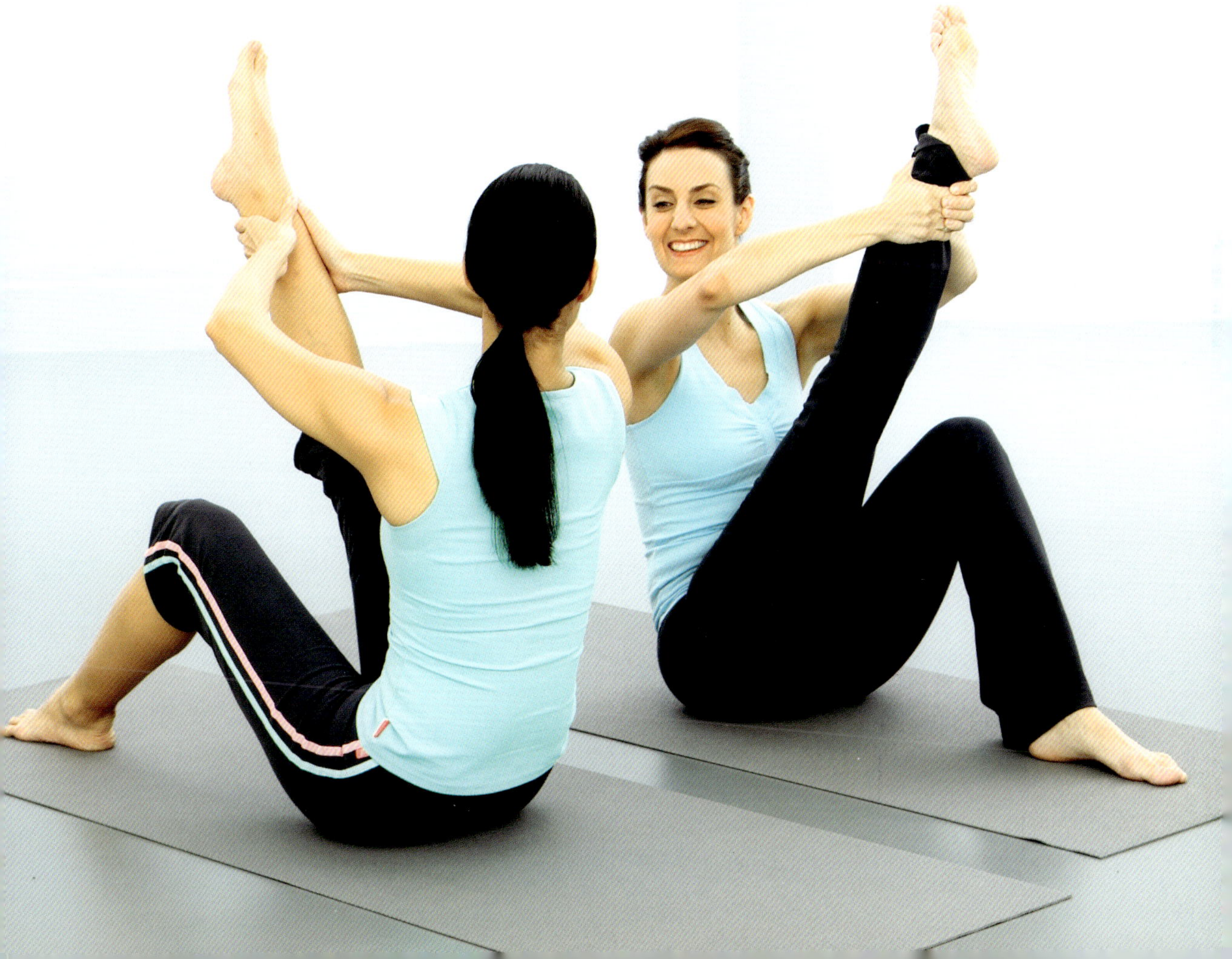

# >> **Pilates** – die Geschichte

Viele Fitnesstrends kommen und gehen, nur wenige überdauern. Joseph Pilates entwickelte seine Methode in den 1920er-Jahren – heute ist sein System der Körperformung beliebter als je zuvor. Etwa zehn Millionen Menschen auf der ganzen Welt praktizieren Pilates. Kein Zweifel, Pilates funktioniert!

Es gibt so viele Legenden rund um Pilates. Hier möchte ich mit einigen davon aufräumen:

- **Pilates ist für Tänzer.** Falsch. Richtig ist, dass viele Tänzer Pilates praktizieren. Joseph Pilates hatte jedoch keine bestimmte Zielgruppe vor Augen, als er seine Methode entwickelte.
- **Pilates selbst war ein Tänzer.** Nein. Joseph Pilates hat viele Sportarten betrieben: Er tauchte, machte Gymnastik, war Boxer und Akrobat, aber er war kein Tänzer.
- **Pilates ist so was wie Stretching.** Nein. Aber jede Übung hat etwas mit »Länge schaffen« zu tun. Sicher kann man Pilates-Übungen dazu nutzen, verkürzte Muskeln zu dehnen, aber darin liegt nicht das Hauptaugenmerk der Methode.
- **Für Pilates braucht man Geräte.** Ja und nein. Für die Pilates-Übungen auf der Matte braucht man keine Geräte, und doch wird jeder Teil des Körpers trainiert. Wenn man allerdings das umfassende Pilates-System kennenlernen möchte, braucht man ein spezielles Pilates-Studio mit den Geräten.
- **Pilates ist ein Training für Frauen.** Ganz sicher nicht. Joseph Pilates hat diese Methode nicht für Frauen erfunden. Tatsächlich entdecken heutzutage immer mehr Männer Pilates für sich, und es gibt mehr männliche Pilates-Trainer als je zuvor.

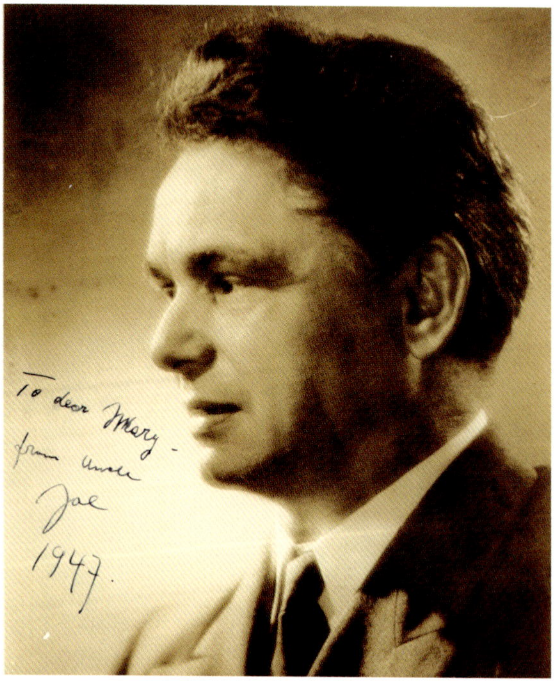


**Pilates** war ein Fitnesspionier, der aus seinen Erkenntnissen aus antiken und fernöstlichen Sportarten und mit moderner Technik neue Trainingsmethoden entwickelte.

## Der Mann

Joseph Pilates wurde 1880 in Mönchengladbach geboren. Schon seine Eltern beschäftigten sich mit Sport und Fitness: Sein Vater war Turner, die Mutter war in der Naturheilkunde tätig. Pilates, der ein kränkliches Kind war, begeisterte sich früh für Anatomie und Bewegung, beschäftigte sich mit Yoga und Zen und mit antiken griechischen und römischen Sportarten. Mit 14 Jahren war er bereits so gut in Form, dass er für anatomische Schaubilder Modell stand.

Wenn man die Äußerungen von Joseph Pilates und seinen Lebenslauf betrachtet, wird schnell klar, dass dieser Mann ein Visionär war. Und das beschränkte sich keinesfalls nur auf körperliche Aktivitäten. Man könnte sagen, dass er mit seinem *Wunda Chair* – der sowohl als Sportgerät als auch als Sitzmöbel genutzt werden konnte – das erste Fitnessstudio für daheim entwickelt hatte. Er nahm auch eine Art Informationssendung auf, in der er seine Geräte und sein System erklärte. Er machte grundsätzlich Fotos von seinen Kunden, vor und nach dem Training, um die erstaunlichen Ergebnisse zu dokumentieren. Leider hat Pilates den weltweiten Erfolg seiner Methode nicht mehr erlebt.

Sein größter Wunsch war es, dass seine Methode überall auf der Welt unterrichtet werden würde. Inzwischen gibt es weltweit zahlreiche Schulen, in denen man Pilates lernen kann.

## Die Geräte

Obwohl Joseph Pilates zunächst Bodenübungen entwickelte, begann er bald, spezielle Geräte für seine Methode zu erfinden. Er ließ sich aus verschiedenen Quellen inspirieren, und es gibt viele Geschichten rund um seine Kreativität. So erzählt man sich, dass Pilates seinen *Magic Circle* (eine Art Oberschenkel-Trainingsgerät) von den Stahlreifen ableitete, mit denen Holzfässer gehalten werden. Die federbetriebenen Maschinen entwickelte er in der Kriegsgefangenschaft auf der Isle of Man. Pilates trainierte mit den Mitgefangenen, von denen viele bettlägerig waren. Aus den Sprungfedern der Krankenbetten bastelte er eine Mechanik, mit deren Hilfe man die Muskeln im Liegen trainieren konnte.

Aus dieser Idee entstand der heutige Trapeztisch. Was Anwendungsvielfalt und Nutzbarkeit betrifft, übertraf Pilates sich noch mit einem Gerät, das aus einem hölzernen Rahmen mit einer beweglichen Sitzfläche und zahlreichen Sprungfedern besteht – er nannte die Maschine *Universal Reformer*. Der Reformer ist heute das am meisten benutzte Gerät der Pilates-Methode – es gibt kaum ein Pilates-Studio, das dieses Gerät nicht besitzt.

Als Joseph Pilates 1967 starb, hatte er mehrere Dutzend Spezialgeräte entwickelt.

## Die Methode

Heute hat beinahe jeder schon mal etwas von der Pilates-Methode gehört. Nahezu alle Fitnessstudios bieten Pilates an. Viele Übungen, die Joseph Pilates entwickelt hat, haben Eingang in die unterschiedlichsten Trainingsmethoden gefunden. Es gibt Abwandlungen, Kombinationen mit anderen Methoden oder Cross-Training-Ansätze, die alle ganz oder teilweise auf der Pilates-Methode aufbauen.

Die Pilates-Tradition wird von fünf ehemaligen Schülern von Joseph Pilates an Pilates-Lehrer in der ganzen Welt weitergegeben. Diese Meister haben ihr Leben der Lehre von Pilates gewidmet und geben ihre eignen Versionen der Übungen weiter, wodurch die Hinterlassenschaft von Pilates stets weiterentwickelt wird. Es ist aber, je weiter diese Trainingsmethode verbreitet wird, ebenso wichtig, dass die Originalübungen nicht in Vergessenheit geraten, sondern erhalten bleiben.

Doch was sich einmal aus der Pilates-Methode entwickeln wird, ist weniger wichtig, als dass, was Pilates heute für Sie bedeuten kann. Wenn Sie Pilates so erleben wie ich – als umfassende Trainingsmethode, die einem jene Kraft, Stabilität und Beweglichkeit bringt, die man braucht, um gesund zu bleiben –, dann gibt es überhaupt keinen Grund, Pilates nicht zu machen.

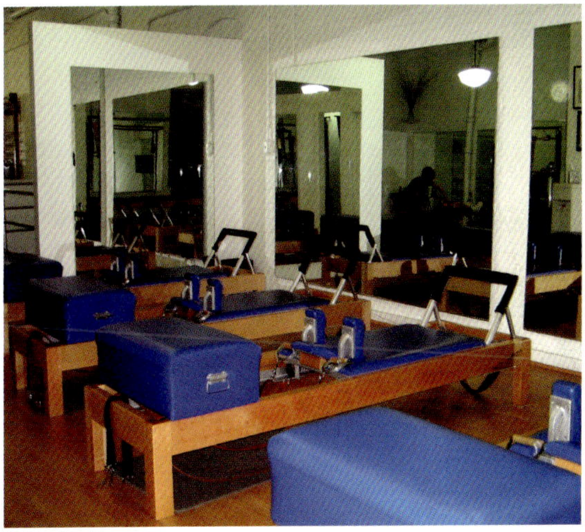

**Moderne *Universal Reformer*** in einem Fitnessstudio. Dieses Gerät ist das bekannteste und am weitesten verbreitete Pilates-Gerät überhaupt.

# Nützliche Adressen und Medien

Pilates wird immer beliebter. Kein Wunder, dass es inzwischen hunderte von Produkten rund um Pilates gibt. Vergewissern Sie sich beim Kauf von Pilates-Geräten, dass der Anbieter seriös ist und auf langjährige Erfahrung zurückblicken kann. Ich habe hier einige nützliche und zuverlässige Adressen für alles, was mit Pilates zu tun hat, für Sie aufgelistet:

## Weitere Bücher von Alycea Ungaro

*Pilates* (Dorling Kindersley, 2002)
Die Trainingsmethode für mehr Balance und Beweglichkeit.
60 Übungen für Anfänger und Fortgeschrittene.

*Pilates-Training. Sanftes Bodystyling – Das 10-Wochen-Programm* (Dorling Kindersley, 2004)
Joseph Pilates war davon überzeugt, dass er jedem Menschen in 30 Sitzungen zu einem neuen Körper verhelfen kann. Alycea Ungaro ging dem Warheitsgehalt dieses Versprechens auf den Grund. Sie stellt Ihnen drei unterschiedliche Frauen vor, ihre Fortschritte und die beeindruckenden Resultate.

*Portable Pilates™* (Pilates Center of New York, 2000)
Englischsprachiges Set mit sehr anschaulichen Illustrationen und einer CD, die ein 38-minütiges Work-out enthält. Ein idealer Begleiter auf Reisen.

## Bücher von Joseph Pilates

Pilates hat ausgesprochen viel publiziert. Originaltexte von ihm sind aber im Augenblick nur in englischer Sprache erhältlich. Hier zwei Buchempfehlungen:

*The Complete Writings of Joseph H. Pilates: Return to Life Throug Contrology and Your Health*
Zusammengestellt und herausgegeben von Sean P. Gallagher, P. T. und Romana Kryzanowska. In englischer Sprache und über amazon.de erhältlich.

*Your Health*
(Presentation Dynamics, 2000)
Hier empfielt Pilates u. a. Trockenbürsten und Tiefenatmung. Ein umfassender Wellnessratgeber – seiner Zeit weit voraus. Über amazon.de erhältlich.

## Downloads (englisch)

Digitale Downloads sind praktisch: So haben Sie Ihr Training immer dabei. Im Internet finden Sie jede Menge Übungsanleitungen und Trainingsprogramme, meist in englischer Sprache.

**www.iamplify.com**
Hier kann man viel über Fitness und Lifestyle erfahren und verschiedene Trainingseinheiten direkt auf den Rechner, auf MP3 oder iPod laden. Es gibt auch Work-outs mit Alycea Ungaro (in englischer Sprache).

**www.podfitness.com**
Auf Podfitness finden Sie Workouts der besten Trainer der Welt zu den unterschiedlichsten Sportarten. Hier können Sie die Work-outs Ihres Lieblingstrainers downloaden. Podfitness bietet nicht zuletzt Pilates-Übungssequenzen von Alycea Ungaro für alle Niveaus: vom Anfänger bis zum Fortgeschrittenen (in englischer Sprache).

## Downloads (deutsch)
Leider gibt es noch nicht sehr viele Downloadmöglichkeiten für Pilates-Übungssequenzen von deutschsprachigen Anbietern. Es lohnt sich aber auf jeden Fall, ab und zu auf den folgenden Internetseiten vorbeizuschauen:
www.fitforfun.de
www.menshealth.de
www.vital.de

**www.dehag.de**
Bietet zwei Downloads zum Thema Pilates von Marc Enkelmann und Oliver Wodnik.

## Kostenlose Downloads und Pilates-Übungen zum Ausdrucken von Alycea Ungaro
www.realpilatesnyc.com

## Pilates Blog
Haben Sie Fragen oder möchten Sie sich mit Gleichgesinnten austauschen? Ein Blog bietet eine große Vielfalt an Informationen; viele sind in englischer Sprache.

## Deutscher Pilates Verband
www.pilates-verband.de
Der Deutsche Pilates Verband bildet Pilates-Lehrer aus und gewährleistet einen hohen Ausbildungsstandard. Ferner gibt der Verband seinen Mitgliedern die Möglichkeit, sich kontinuierlich weiterzubilden. Erkundigen Sie sich, ob der Pilates-Lehrer Ihrer Wahl nach den Standards dieses Verbands ausgebildet ist. Die Internetseite ermöglicht Interessierten die Suche von zertifizierten Pilates-Lehrern nach Postleitzahlenbereich.

## Bekleidung
Für das Pilates-Training gibt es keine spezielle Kleidung – tragen Sie, was bequem ist und Ihnen gefällt. Wer noch nach geeigneter Fitnesskleidung sucht, wird auf den folgenden Websites fündig:

**Lululemon**
www.lululemon.com
Funktionale und modisch Fitnessbekleidung speziell für das Pilates-Training.

**Marika**
www.marika.com
Hippe Outfits nicht nur für die Pilates-Stunden.

## Geräte
Wenn Sie so weit fortgeschritten sind, dass Sie das nächste Level in der Welt des Pilates erreicht haben und an Geräten trainieren möchten, kann ich die folgenden Adressen empfehlen (Lieferbedingungen für Europa erfragen).

**Balanced Body**
www.pilates.com
Biete die ganze Bandbreite der Pilates-Geräte für daheim und im Fitnessstudio.

**Gratz Pilates**
www.pilates-gratz.com
Diese Geräte werden gemäß den speziellen Anweisungen von Joseph Pilates hergestellt.

**Xtend Pilates**
www.xtendpilates.com
Online-Vertrieb von Pilatesgeräten mit Verbriebsnetzt in Deutschland, Österreich und der Schweiz.

## Zeitschriften
Folgende englischsprachige Zeitschrift ist sehr zu empfehlen:
**Pilates Style Magazine**
www.pilatesstyle.com
Aber auch im deutschsprachigen Raum finden sich Magazine:
www.health-and-beauty.ch
www.pilates-forum.de

## Die Schüler von Pilates
Unzählige Menschen haben bei Joseph Pilates trainiert. Einige arbeiten noch heute selbst als Pilates-Trainer. Es ist eine Ehre und ein großes Privileg, mit ihnen arbeiten zu dürfen.
Ron Fletcher
www.ronfletcherwork.com
Kathy Grant
http://dance.tisch.nyu.edu/object/GrantK.html
Romana Kryzanowska
www.romanaspilates.com
Lolita San Miguel
www.lolitapilates.com
Mary Bowen
www.pilates-marybowen.com

# Register

# Dank


## Dank der Autorin

Als ich mich an dieses Projekt heranwagte, wurde mir bald bewusst, dass man eine solche Aufgabe nicht alleine bewältigt. Ich möchte vielen Menschen für ihre Unterstützung danken, allen voran meiner Mutter Susan Baylis und meinem Mann Robert Ungaro. Beide sind für jeden Erfolg verantwortlich, der mir je gelungen ist. Ich möchte auch meinen wunderbaren Töchtern Emma und Estelle danken, die wochenlang eine viel beschäftigte Mutter aushalten mussten – alles für dieses Projekt.

Ich danke den unvergleichlichen Pressebetreuern von D2Publicity, die dafür gesorgt haben, dass der Rest der Welt uns kennt, und meiner äußerst fähigen Agentin Laurie Liss @ Sterling Lord Literistic. Dem Beauty-Einsatzkommando möchte ich ebenfalls danken: Anton Thompson und Mary Schook sowie Kent Mancini, Victoria Barnes und Roisin Donaghy.

Bei DK möchte ich Mary-Clare Jerram, Miranda Harvey, Penny Warren und Hilary Mandelberg danken, die schnell verstanden, warum lange Hosen der Schlüssel zum Glück sein können. Weiterer Dank gebührt dem großartigen Team von Real Pilates™, vor allem den Lehrern, die mich täglich mit Wort und Tat inspirieren. Meine tiefe Bewunderung gilt dem Verwaltungsteam, das meinen Betrieb führt und eigentlich auch mein Leben organisiert, während ich mich zurückziehe, um zu schreiben und Neues zu erschaffen. Es sind: Casey Kern (Oberboss), Jan Phillips (Herrscher über alles) und Shelley Hardin (Grafik-Göttin).

Ich bin Joel Mishcorn sehr dankbar für seine Visionen und Anleitungen, und natürlich Charlie Arnaldo, die ihren Körper, ihr Augenmaß und ihr Talent für dieses Projekt gab und es letztendlich erst möglich gemacht hat.

Herzlich danken möchte ich Amara Leyton, weil sie mir ihre Mami Melody geliehen hat, während ich jeden Tag arbeiten ging, sowie Benjamin und Adeline Teolis dafür, dass ich stundenlange Telefonberatungen mit deren Mutter Loren führen durfte.

## Dank des Verlags

Dorling Kindersley dankt der Fotografin Ruth Jenkinson und ihren Assistenten James McNaught und Vic Churchill; Sweaty Betty für die Leihgabe der Trainingsbekleidung; Viv Riley von den Touch Studios; den Models Rhona Crewe und Sam Johannesson; Roisin Donaghy und Victoria Barnes für Frisuren und Make-up; sowie YogaMatters für die Bereitstellung der Matte.


# Über Alycea Ungaro

Alycea Ungaro ist Physiotherapeutin und besitzt das Alycea Ungaro's Real Pilates™ Studio in New York City. Sie hat mehrere Bestseller zum Thema Pilates geschrieben, darunter *Pilates* und *Pilates-Training: Sanftes Bodystyling*. Es ist Alyceas persönliches Anliegen, jedem Menschen Pilates nahezubringen, unabhängig von Alter und der körperlichen Fitness. Darum bietet sie Pilates-Produkte in den unterschiedlichsten Medien an. Sie gibt Seminare und Workshops in den USA und ist auch als Beraterin für die US-amerikanische Zeitschrift *Fitness Magazine* tätig. Einige von Alyceas Workouts kann man auch aus dem Internet über podfitness.com oder iamplify.com auf den Computer oder den iPod downloaden. Alycea Ungaro lebt mit ihrer Familie in New York. Um mehr über Alycea oder Real Pilates™ herauszufinden, besuchen Sie die Website www.realpilatesnyc.com.